WIRKLICH KOMISCH

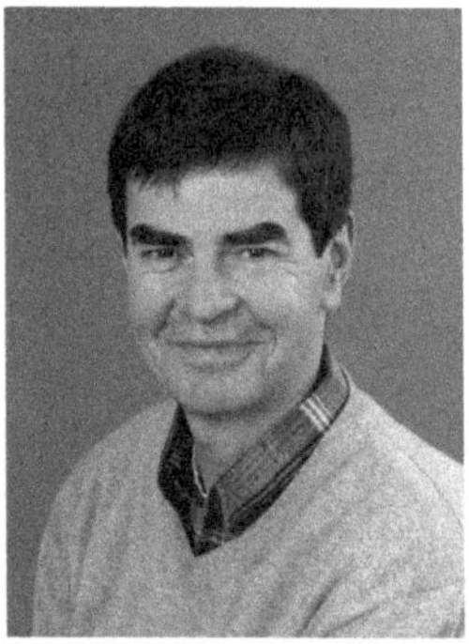

Ulrich Fey war erst Lehrer und Redakteur ehe er Clown wurde. Er absolvierte die Vollzeitausbildung der Clownschule TuT in Hannover und besucht seit 1999 als Mitglied der Clown-Doktoren Kinderkliniken im Rhein-Main-Gebiet. Zudem ist er als Clown Albert seit 2003 in Altenheimen unterwegs. Über diese Arbeit hat er das Buch geschrieben „Clowns für Menschen mit Demenz", das im Mabuse-Verlag bereits in dritter Auflage erschienen ist. Seine Erfahrungen als Clown in Klinik und Altenheim gibt er seit langem in Vorträgen und Kursen weiter: www.clownsundmehr.de
Dietmar Bertram ist zu erreichen unter: www.dietmarbertram.de, und Wonge Bergmann unter: wongebergmann@gmx.de

Ulrich Fey

Wirklich komisch

Wenn Clowns Kinder im Krankenhaus besuchen

Fachliche Begleitung:
Michael Jetter, Diplom-Psychologe, Idstein
Dr. med. Christian Walter, Kinderarzt,
Bad Homburg

Zeichnungen:
Dietmar Bertram

Fotos:
Wonge Bergmann

Mabuse-Verlag
Frankfurt am Main

Bibliografische Information der Deutschen Nationalbibliothek
Die Deutsche Nationalbibliothek verzeichnet diese Publikation in der Deutschen Nationalbibliografie; detaillierte bibliografische Angaben sind im Internet unter http://dnb.d-nb.de abrufbar.

Informationen zu unserem gesamten Programm, unseren AutorInnen und zum Verlag finden Sie unter: www.mabuse-verlag.de.

Wenn Sie unseren Newsletter zu aktuellen Neuerscheinungen und anderen Neuigkeiten abonnieren möchten, schicken Sie einfach eine E-Mail mit dem Vermerk „Newsletter“ an: online@mabuse-verlag.de.

Kasseler Straße 1a
60486 Frankfurt am Main
Tel.: 069-70 79 96-13
Fax: 069-70 41 52
verlag@mabuse-verlag.de
www.mabuse-verlag.de
www.facebook.com/mabuseverlag

Lektorat: Claudia Weingartner, Ickingen
Satz: ffj Büro für Typografie und Gestaltung, Frankfurt am Main
Umschlaggestaltung: Marion Ullrich, Frankfurt am Main
Umschlagbild: © REUTERS/Yves Herman

Druck: CPI books GmbH, Leck
ISBN: 978-3-86321-387-9
Printed in Germany

„Das ist eine in Vergessenheit geratene Sache“, sagte der Fuchs. „Es bedeutet: sich ‚vertraut machen‘.“

Antoine de Saint-Exupéry: Der Kleine Prinz

Don’t give up.

Peter Gabriel

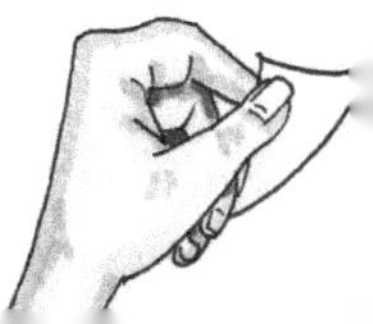

Inhalt

Vorwort

Stellen Sie sich vor, Sie werden auf einer Party jemandem vorgestellt als Humortrainer. Was werden die ersten Fragen sein? Kann man davon leben? Haben Sie was Richtiges gelernt? Oder: Jetzt mal im Ernst, was machen Sie wirklich? Ich träume davon, dass es in einer Generation gelingen wird, die Humorforschung in eine anerkannte Wissenschaft überführt zu haben, mit mehreren Lehrstühlen in Deutschland, als Inhalt in allen pflegerischen, medizinischen und therapeutischen Berufen, und mit Partys wo man sich eher schämt, wenn man Jurist, Verwaltungsdirektor oder Steuerberater ist.

Ulrich Fey hat viele ehrbare Berufe ausgeübt: Er war Lehrer, Redakteur bei der FAZ, dann wurde er Clown und besucht seit 1999 Kinder in Kliniken des Rhein-Main-Gebietes. In all diesen Berufen hat er sich Kompetenzen angeeignet, die er nun für dieses Buch bestens nutzt: Er kann recherchieren, schreiben und dies mit seiner Erfahrung als Klinikclown verbinden. Ein Glücksfall. So zeigt er hier vielen Menschen zum ersten Mal, wie viel Geschichte, wie viele Geschichten, wie viele handwerkliche und menschliche Qualitäten hinter dem scheinbar so naiven Clownsspiel stecken. Und damit weitet er den Blick und das Herz für die kostbare Arbeit der Clowns in Krankenhäusern.

Ulrich habe ich kennengelernt als Dozent auf einer HUMOR HILFT HEILEN-Akademie, wo er anderen Clowns vermittelt hat, was er unter Clownerie bei Kindern und alten Menschen versteht: Kontakt und Begegnung auf einer zutiefst mitfühlenden, in der Klinik bisweilen absurden Ebene. Davon ist viel in diesem Buch zu lesen. Ulrich leuchtet die Tiefen der besonderen Beziehung zwischen krankem Kind und Klinikclown aus: die Gefühle der Kinder im Krankenhaus, ihr Verhältnis zu Schmerz und Humor und deren Veränderung – je nach Alter. Warum können Fünfjährige es kaum abwarten, bis die Clowns auf die Station kommen und wie wird es auch für Pubertierende cool, Quatsch zu erleben? Erstmals werden hier auch die Innenwelten der Klinikclowns beschrieben, ihre Gefühle, ihre Grenzen. Denn oft, wenn man erzählt von der Arbeit mit zum Teil schwer kranken Kindern, kommt: „Boah, was die machen, das könnte ich nicht." Kann man auch nicht ohne fundierte künstlerische Ausbildung und hohes Maß an Menschlichkeit und Reflexion.

Ulrich ist ein Buch gelungen, das es bisher so nicht gab, das erlebte Praxis mit fundierter Theorie verknüpft, das Interessierten neue Einblicke und echte Argumentationshilfe bietet. Damit verfolgen wir ein gemeinsames Ziel: Gute Clowns können noch besser werden, und mehr Krankenhäuser sollen diese Ideen einsetzen und mitfinanzieren.

Da meine Wurzeln nicht im Fernsehen, sondern sowohl in der Medizin als auch in der Zauberei, dem Varieté und der Wortkomik liegen, war mir Lachen als eine Form der „Heilkunst" immer sehr nahe. Ich hatte vor 25 Jahren ein Erlebnis: Im Rahmen einer Zaubershow in der Kinderpsychiatrie saß ein Kind mit „Mutismus", das durch seelische Nöte über Wochen verstummt war – und plötzlich wieder anfing zu sprechen. Dabei wurde mir klar, wie wichtig die uralten Künste Musik, Theater und Zauberei sind, um die Magie von positiven Geschichten und Erlebnissen als Mittel der Selbstheilung zu wecken. Zuerst gründete ich in Berlin einen regionalen Verein mit, und vor zehn Jahren die bundesweit aktive Stiftung HUMOR HILFT HEILEN. Wir fördern Clowns, machen Workshops für Pflegekräfte und unterstützen Forschungsprojekte.

Einer der Pioniere der Humortherapie war der Österreicher Viktor Emil Frankl. Wegen seiner jüdischen Herkunft kam er ins KZ. Er verabredete dort mit anderen Häftlingen, sich jeden Tag einen Witz zu erzählen und sagte im Nachhinein, dass die gezielte Beschäftigung mit Humor zusammen mit der Gemeinschaft und dem Glauben an übergeordnete Werte ihn gerettet habe.

Aufgrund seiner Erfahrungen begründete er die „Logotherapie", die Wert darauf legt, sich mit dem Sinn (gr. logos) im Leben und Leiden zu beschäftigen. Auf seinen Gedanken bauten weitere Revolutionäre der Psychotherapie auf wie Paul Watzlawick, dessen „Anleitung zum Unglücklichsein" sich immer wieder zu lesen lohnt. Frankl ist in Deutschland viel zu wenig bekannt, dabei ist er für mich einer der bedeutendsten Psychologen und der Begründer von all dem, was heute unter „Resilienz" verhandelt wird.

Der erste echte Klinikclown, wie Sie gleich bei Ulrich viel genauer lesen werden, war Michael Christensen vom New Yorker Big Apple Circus, der als „Dr. Stubs" die ersten Clownsvisiten für Kinder startete.

Eine seiner Mitarbeiterinnen, Laura Fernandez, brachte diese Idee vor knapp 25 Jahren nach Deutschland. Ulrich ist ein Urgestein dieser Bewegung.

Die Arbeit trägt viele Früchte und so ist Humor längst nicht mehr so schräg angesehen wie zu den Anfangszeiten. Auch für echte Ärzte wird der gerade akademisch. Gemeinsam mit HUMOR HILFT HEILEN und dem Deutschen Institut für Humor aus Leipzig werden Medizinstudenten für die besondere Arzt-Patienten-Kommunikation sensibilisiert. Seit 2017 ist an der Uniklinik Münster das Humortraining fest ins Curriculum für alle Studenten integriert. Ein dickes Brett bekommt kleine Löcher, durch die man ein Stück Himmel sehen kann.

Die Humorarbeit wird oft mit Clowns im Krankenhaus gleichgesetzt. Das war zwar historisch der Beginn, aber es ist nur ein Teil des Potenzials. Inzwischen gibt es neben den Klinikclowns viele Humortrainer, gut ausgebildete Humor-Therapeuten und Profis, was den helfenden Einsatz von Humor angeht. Auch da ist Ulrich aktiv.

„Pflegezeit ist Lebenszeit!" Und das sollte für beide Seiten gelten, für Patienten und Pflegende. Aber wer hat noch Zeit? Wenn Zeit Geld ist, wird am grausamsten an Zuwendung gespart, denn das fällt erst einmal nicht so auf. Sich um kranke Menschen zu kümmern, war ursprünglich im christlichen Abendland ein Akt der Barmherzigkeit. Ein Patient ist kein Kunde, sondern ein leidender Mensch. Und die wichtigste Frage sollte auch nicht sein, wie mache ich mit dem Rendite, sondern: Wie kann ich dem helfen?

Clowns nenne ich gerne „die Joker der Zuwendung". Weil sie außerhalb der Hierarchie, Dokumentation und Zeitzwänge stehen wie die Freiwilligen in der Sterbebegleitung. Deshalb glaube ich auch, dass es kein Zufall ist, wenn die Gegenbewegungen zur kommerzialisierten Medizin etwa zeitgleich vor 25 Jahren entstanden sind. Sowohl die Humor- als auch die Hospizarbeit wollen das Humane in der Humanmedizin stärken. Denn überraschenderweise wird auch auf Palliativstationen und in Hospizen viel gelacht. HUMOR HILFT HEILEN finanziert ein Forschungsprojekt auf der Palliativmedizin der Universitätsklinik Bonn und in Jena. Wer möchte schon am Ende seines Lebens den Humor verlieren?

Warum zahlt das alles nicht die Kasse? Gute Frage. Bevor etwas in die Regelleistung übernommen wird, braucht es gute Studien, die Nutzen und Wirksamkeit belegen. Aber wer soll die bezahlen? Meist wird nur geforscht, wenn es etwas zu verdienen gibt. Solange Lachen aber nicht in Pillenform zu pressen ist, sind Forschungsgelder schwer aufzutreiben. Deshalb braucht es Idealisten, die für wenig Geld professionelle Arbeit leisten – und es braucht externe Spender, die den Wert dieser Arbeit erkennen. Dieses Buch trägt dazu bei.

Ich hoffe, Sie können nun leichter erkennen, dass Humor mehr ist, als ein Lächeln oder eine rote Nase aufzusetzen. Viel mehr. Möge die Kraft der heiteren Gelassenheit immer mit Ihnen sein.

Eckart v. Hirschhausen

Arzt, Komiker und Gründer der Stiftung HUMOR HILFT HEILEN

HUMOR HILFT HEILEN

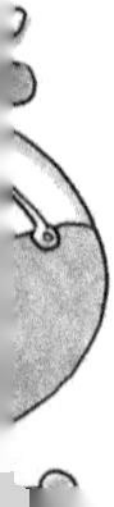

Einblick

Clowns und Kinder, das ist für viele eine passende Verbindung, etwas fürs Herz. Clowns und kranke Kinder, das passt noch besser, bewegt viele Menschen noch mehr. Einerseits. Andererseits: Einige erleben Clowns überdreht und albern, manche fürchten sich gar vor den Figuren mit Schminke und roter Nase im Gesicht. Doch Clowns lassen die wenigsten Menschen kalt, polarisieren häufig allein durch ihre Anwesenheit. Denn eines ist unstrittig besonders im Rahmen der klinischen Hygiene und Hierarchie: Clowns fallen auf.

Dieses Buch wirft auf diese auffälligen Figuren einen differenzierten Blick. Oft genug unterbleibt der, werden Clowns in der Klinik als Heilsbringer überhöht oder als lustige Störfaktoren diffamiert. Dabei sind sie weder das eine noch das andere. Klinik-Clowns können keine Blinddarmentzündung heilen und schon gar keine Leukämie oder Mukoviszidose. Dennoch wirken sie.

Interaktion verstehen

Die unmittelbar Beteiligten stehen im Mittelpunkt dieses Buches: Kinder und Clowns. Um die Interaktion zwischen beiden besser nachvollziehen zu können, muss man verstehen, wie Kinder und Clowns sich und ihre Situation im klinischen Rahmen erleben. Wie fühlen sich Kinder und Jugendliche bei ihrem erzwungenen Aufenthalt im Krankenhaus? Kleinkinder reagieren ganz anders als Pubertierende. Wie gehen Kinder und Jugendliche mit Schmerzen um? Was hilft, was schadet ihnen? Wie ausgeprägt ist in welchem Alter ihr Verständnis von Humor, ihre Offenheit für Clowns? Fünfjährige können sich über eine clowneske Aktion schieflachen, die bei Vierzehnjährigen nur Stirnrunzeln auslöst.

Diesen unterschiedlichen Kindern mit ihren unterschiedlichen Krankheitsbildern stehen die Clowns und damit deren Darsteller gegenüber. Auch die sind unterschiedlich – mal jung, mal alt, mal weiblich, mal männlich, mal entspannt, mal gestresst. Alle sind zudem mit unterschiedlichen Talenten, unterschiedlichem Können und Wissen ausgestattet. Um zu verstehen, wieso Clowns manchmal umwerfend komisch sind und manchmal eher nicht, wird in diesem Buch versucht, den Außenansichten eines Clowns ein paar Innenansichten hinzuzufügen. Was macht einen guten Klinik-Clown aus? Was sollte, müsste er für Kompetenzen haben? Als Künstler? Als Mensch? Wie wirken sich die offenen Arbeitsbedingungen im Krankenzimmer aus, wo Clowns fast alles dürfen, aber fast nichts müssen? Welche Grenzen erleben Clowns und ihre Darsteller?

Da wenig Literatur zu diesen Themen vorhanden ist, habe ich mich in benachbarten Fachrichtungen umgesehen, zudem viele Beispiele aus eigenen Erfahrungen herangezogen. Und ich habe versucht, dieses Erfahrungswissen mit den Ergebnissen wissenschaftlicher Studien zu verbinden.

Selbstbewusstsein stärken

So wendet sich dieses Buch an Clowns, die in einer Kinderklinik arbeiten (oder das planen). Vielleicht verstehen sie dann besser, wieso ein vergleichbares Spiel in dem einen Zimmer gelingt, in dem anderen aber gar nicht. Vielleicht erkennen sie ihre inneren Grenzen (an). Vielleicht werden ihnen aber auch ihre Fähigkeiten bewusst, ihr clowneskes Handwerkszeug. Vielleicht wirkt sich das auf ihr künstlerisches Selbstbewusstsein aus, im besten Falle stärkend.

Dieses Buch wendet sich auch an Eltern, die den Wert von Clowns in der Kinderklinik dann vielleicht kundiger einschätzen können und sich entsprechend für oder gegen ein Krankenhaus entscheiden.

Dieses Buch wendet sich außerdem an alle Pflegekräfte und Ärztinnen, Therapeutinnen und Reinigungskräfte, die den Clowns mal begeistert, mal entgeistert gegenüberstehen. Es wird dargestellt wie auch sie ganz unmittelbar von den Clowns profitieren können. Im besten Fall sehen sich alle als Mitglieder eines Teams, das insbesondere eins im Blick hat: Die Kinder und ihre Gesundheit.

Das vielleicht fünfjährige Kind hatte gerade die Clown-Doktoren zu Besuch und schaut noch ganz beglückt. Auf dem Flur begegnet es einem Assistenzarzt. „Bist du auch Clown-Doktor?“, fragt es interes-

siert den jungen Mann. „Nein", entgegnet der leicht entschuldigend, „ich bin nur ein normaler Doktor."

Ausflüge in die Geschichte

Vielleicht sind hier kleine Ausflüge in die Geschichte aufschlussreich. Denn Clowns, so wie wir sie heute in Krankenhäusern erleben, sind nicht vom Himmel gefallen, sie haben uralte Wurzeln, die ihre Rolle, ihr Selbstverständnis bis heute prägen. Ähnliches gilt für die Struktur in den Kliniken, deren hierarchische Prägung. Auch die hat ihre Geschichte, auch die wirkt bis heute.

In diesem Buch werden viele Beispiele dargestellt, und immer wird vom Clown in der dritten Person gesprochen, obwohl ich viele dieser Szenen selbst so oder ähnlich erlebt habe. Denn ich schildere diese als Autor, nicht als Clown. Manche Beispiele haben mir Kolleginnen beschrieben, manche sind der Literatur entnommen. Immer sind die Namen aller Beteiligten verändert und frei erfunden.

Da Clowns in den Kliniken meist zu zweit arbeiten, schreibe ich meist in der Mehrzahl. Inhaltlich gilt alles Beschriebene natürlich ebenso für die Clowns, die alleine unterwegs sind. In Einzelfällen weise ich auf einen alternativen Umgang hin. Noch weniger erheblich ist die Frage, ob Clowns nun als Clown-Doktoren oder Klinik-Clowns kommen sollen. Die Entscheidung für das eine oder gegen das andere hat fast immer pragmatische Gründe. Und die Kinder unterscheiden allein, ob ihnen der Clownsbesuch gefallen hat.

„Nein" und „Ja"

Vorbeugend sollen die zwei FAQs, die Frequently Asked Questions, also meistgestellte Fragen, gleich zu Beginn geklärt werden. Die Antworten lauten: „Nein" und „Ja".

„Nein" – die Clown-Doktoren sind keine verkleideten Ärzte, sondern als Ärzte verkleidete Clowns. Und „Ja" – sie werden bezahlt (die meisten jedenfalls) und können davon leben. Je nach Ansprüchen unterschiedlich gut.

Die Zeichnungen stammen von Dietmar Bertram, der nicht nur ein prima Kollege bei den Clown-Doktoren ist, sondern auch ein großartiger Zeichner. Außerdem ist er Vater. Insofern stellt er die Idealbesetzung dar für die Aufgabe, dieses Buch mit Zeichnungen zu bereichern. Wonge Bergmann habe ich gebeten, die Fotos zu machen, weil ich ihn schätze für seinen besonderen Blick und für seine besondere Zurückhaltung bei der Arbeit.

Ich habe also versucht, ein Buch zu schreiben, das informiert, differenziert, das die Theorie mit der Praxis verschränkt, neue Bezüge herstellt, schön ist – und nicht zuletzt Spaß macht zu lesen. Ich hoffe, es ist gelungen.

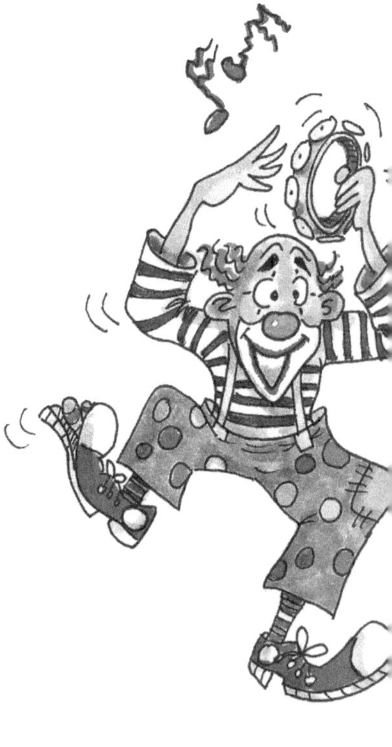

Kapitel 1
Annäherung

Der Clown ist schon eine komische Figur. Wo er auftaucht, ist er sehr präsent – und dennoch schwer greifbar. Clownerie zählt zu den darstellenden Künsten, nur: Was stellt ein Clown dar? Bei nahezu allen anderen darstellenden Künsten weiß jeder auf Anhieb, was jemand dieser Profession kann. Ein Jongleur jongliert – wahlweise mit Bällen, Keulen, Kettensägen oder anderem, je mehr und ungewöhnlicher, desto besser. Akrobaten machen Handstände, Salti oder Flickflacks – am besten mit- und übereinander. Ein Zauberer lässt Dinge oder Menschen verschwinden, auftauchen oder sich verändern – und uns an unserem Verstand zweifeln. Ein Schauspieler hat zum Beispiel die Rolle des Hamlet auswendig gelernt und verkörpert den Prinzen von Dänemark nun auf der Bühne. Diese Liste ließe sich verlängern und deutet eine Schwierigkeit an bei den Künstlern der Gruppe Clowns: Welche besonderen Fertigkeiten sind ihnen zuzuordnen? (Gemeint sind natürlich nicht diejenigen Clowns, die jonglieren, zaubern oder ähnliches vollbringen.) Komische Klamotten tragen? Stolpern können? Lustig sein?

Alle anderen darstellenden Künstler verbindet zudem, dass sie gewisse Voraussetzungen mitbringen müssen, um in ihrem Metier erfolgreich zu sein: Wer zwei linke Hände hat, wird sich weder dem Jonglieren noch dem Zaubern widmen; für die Akrobatik sind Beweglichkeit, Kraft und Mut unerlässlich; ein Schauspieler muss sich in fremde Charaktere versetzen können – und eine Menge Text auswendig lernen. Womit eine weitere, elementare Gemeinsamkeit angedeutet ist: Trainingsfleiß.

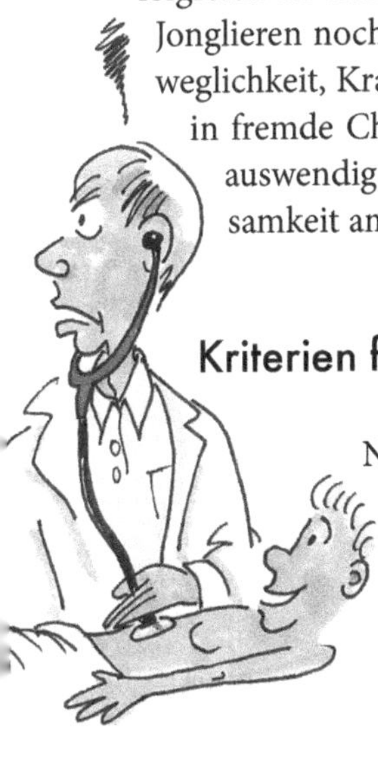

Kriterien für Clowns?

Niemand, der sich als professioneller Jongleur anpreist, aber mit Mühe drei Bälle in der Luft halten kann, wird als Jongleur ernst genommen und Aufträge erhalten. Auch Akrobaten, die nicht mehr als ambitionierte Schulturner sind, oder Zauberer, die lediglich Kunststücke aus den Zauberkästen eins bis drei beherrschen, sich allesamt aber als professionell verkaufen, werden bald als wenig professionell erkannt. Bei Schauspielern, insbesondere im Fernsehen, sind die Konturen schon nicht mehr so klar. Bei Clowns aber sind die Kriterien noch diffuser. Zwar existieren handwerkliche Techniken, die für das improvisierte Clownsspiel hilfreich sind (dazu später mehr), aber eben nicht unerlässlich. So scheint es immer wieder zu genügen, möglichst schrille Kleidung zu tragen (am besten kombiniert mit absurd großen Schuhen) und in dieser Aufmachung, überzeugt von sich und seiner „Lustigkeit", flache Späße und Spiele zu produzieren. Viel üben muss man dafür nicht.

Es gibt solche Clowns, die auf Festen, in Kliniken und Altenheimen auftreten – und Honorar dafür erhalten.

Nur kein Neid können Kritiker entgegnen: Wenn diese Clowns jemanden finden, der sie bezahlt? Gut. In der Tat geht es weniger um diese Art Clowns, als darum deutlich zu machen, welch diffuser Außensicht und welch fragilem Rollenverständnis professionelle Clowns ausgesetzt sind. Vielleicht nützt folgendes Beispiel:

> *Die Klinik-Clowns, zu deren Gruppe ich gehöre, hatten die Einladung, in der Pause eines großen Neujahrsvarietés um Spenden bitten zu dürfen. Wie alle anderen Künstler zogen auch wir uns in der gemeinsamen Garderobe um, schminkten uns dort, bereiteten uns für unseren Auftritt vor. Der war – zugegeben – nicht sonderlich anspruchsvoll, dennoch sind wir professionelle Clowns. Mehr als nur einmal saß ich dort in der Umkleide und es schoss mir – mit Blick auf die muskulösen Akrobaten aus Südamerika oder die filigranen Jongleure aus China – durch den Kopf: Eigentlich kann ich – nichts.*

Das sagt einmal natürlich einiges über mich aus, wenngleich mir in meinen anderen Professionen nach zwanzig Berufsjahren dergleichen nie passiert. Zum anderen stimmt dieser Gedankenblitz in gewisser Weise sogar. Denn meine Akrobatik- oder Jonglierkünste sind im Vergleich zu denen dieser Athleten internationaler Klasse natürlich ein Witz. Dennoch kann ich natürlich nicht Nichts. Als Clown brauche ich andere Fähigkeiten und habe andere Fertigkeiten erlernt als Jongleure, Akrobaten, Schauspieler oder Zauberer. Doch wie erkläre ich die? „Mach doch mal was Lustiges", war der ebenso hilf- wie erfolglose Versuch mancher Bekannter, mein damals neues Berufsfeld Clown zu begreifen.

Vielleicht hilft weiter, dass ein Clown vor allem das ist oder darstellt, was den Erfahrungen seiner Betrachter entspricht. Die einen lachen, wenn sie nur eine rote Nase sehen, andere fanden diese Typen schon immer irgendwie unheimlich. Der Clown lässt sich romantisieren in Form dieser weißgesichtigen Harlekine aus Porzellan (am besten mit Träne), reduzieren auf lustige Gesellen oder überhöhen als Zivilisationskritiker.

Bunte Typisierungen

Auch in der Literatur findet sich ein heiteres Sammelsurium an Typisierungen: Der Clown ist ein Symbol, ein Archetypus[1], ein existenzieller Spieler, bei dem es um Leben und Tod geht[2]. Er präsentiert einen großen Kulturkritiker, der sich auflehnt gegen simple Nützlichkeit und hingibt an das vermeintlich Zwecklose.[3] Im Clown tritt das spielende, unverletzte Kind auf: „unbekümmert und naiv, weil ungebildet und unverbildet".[4] Clownerie stellt damit die bewusste, spielerische Rückführung der Erwachsenen in die frühe Kindheit dar[5]. Seine Heimat ist das Nichts, das Niemandsland[6]. Er ist ein Grenzgänger, spielt entlang der Grenzen und darüber hinweg – im konkreten wie übertragenen Sinne, er löst Grenzen gar auf[7]: Zwischen sich und den Zuschauern, zwischen Vergangenheit, Gegenwart und Zukunft, sogar zwischen Gut und Böse[8].

Das alles stimmt irgendwie, doch verlören Clowns womöglich jede Spielfreude, hätten sie dies stets im Bewusstsein. Vielleicht nützt es sogar, nicht alles über Clowns zu wissen. Damit bleibt immer ein Rest von Magie, von Überraschung erhalten, der beim Sezieren eines Phänomens verloren geht. Dennoch: Ein Blick zurück fördert das Verständnis für diese facettenreiche Figuren von Narren, Clowns, Hanswursten und wie sie alle hießen. Denn so vielfältig die Auffassungen von Clowns heute sind, so zahlreich und unterschiedlich sind ihre

Vorfahren. Allein ein Umstand eint alle narrenhaften, clownesken Charaktere: Sie gehören nirgendwo hin, zu keiner Gruppe, keiner Gesellschaft. Doch statt sich verloren zu fühlen und einsam, verleiht dieser Einzelstatus der Figur Kraft und Freiheit: Mit niemandem zwanghaft verbunden zu sein bedeutet auch, sich mit jedem verbinden zu können, der Unterstützung bedarf. Außerhalb der Gesellschaft zu stehen bedeutet auch, außerhalb von Zwängen zu sein, sich nicht Regeln und Normen unterwerfen zu müssen. Der Narr verliert nicht den Kontakt zu seiner Umgebung, schließlich ist das sein Spielfeld. „Er ist genug Teil dieser Welt, dass er wiederholt erscheinen kann – und zugleich fremd genug, dass er einfach verschwinden kann und vergessen wird, wenn das Spektakel vorüber ist."[9]

Keine lustige Geschichte

Dabei beginnt die Geschichte der komischen Figuren nicht lustig. Sie ist vielmehr geprägt von Härte und Brutalität, Armut und Not, Hunger und Tod.

Die ersten Narren waren keine freiwilligen. Sie gaben sich aus Not der Lächerlichkeit preis. Denn alle irgendwie Behinderten, Verkrüppelten oder Kleinwüchsigen konnten wenig bis gar nicht arbeiten, waren ausgestoßen, dem Spott ausgesetzt, auf Almosen angewiesen. Da stellte es immerhin einen Ausweg dar, als Hofnarr ein Auskommen zu finden. Denn Könige und Adelige umgaben sich nicht nur wegen des komischen Kontrasts zur Normalität gerne mit Zwergen und Krüppeln. Sie nutzten den Gegensatz auch dazu, selbst schöner, großartiger, irgendwie mächtiger zu wirken[10]. Der erste überlieferte offizielle Spaßmacher dieser Art soll ein Zwerg am Hofe des ägyptischen Pharaos Pepi I. (ca. 2295 – 2250 v. Chr.) gewesen sein[11]. Zwerge zum Zwecke der Belustigung waren auch im frühen chinesischen Kaiserreich beliebt, ebenso im vorkolumbianischen Amerika. Auf römischen Märkten wurden Krüppel und Irre gar zum Verkauf angeboten, damit der Plebs, das gemeine Volk, ein bisschen Spaß haben konnte.[12]

Zu diesen frühen Unterhaltern aus Not zählten außerdem Blinde, Gelähmte, Amputierte, Kleinwüchsige, Buckelige, aber auch Kriminelle, Prostituierte und Quacksalber. Kurz: Vorrangig jene, die das damals vorherrschende Bild des Menschen durch eine physische oder psychische Deformation verletzten und einen „Modus vivendi" fanden, indem sie ihr Anderssein zur Schau trugen.[13]

Vor vielen Jahren nahm ich an einem Buffonen-Kurs teil. Buffone (übersetzt: Hofnarr) hießen in Italien und Frankreich etwa vom 16. Jahrhundert an verkrüppelte oder verstümmelte Menschen, die ausgestoßen waren und versuchten, als Spaßmacher zu überleben. Eine nicht ausschließlich elende Situation, in die wir uns hineinversetzen sollten. Unser Kursleiter, ein Engländer, hatte dazu einen großen Eimer Tennisbälle mitgebracht. Die Aufgabe war nun folgende: Nacheinander sollte jeder einzeln hinter dem Vorhang versuchen, sich in die Gefühlswelt der Ausgestoßenen zu versetzen, um sich dann den Zuschauern zu zeigen. Diese sollten den „Buffonen" nun mit Tennisbällen bewerfen. Und bei jedem Treffer war der Buffone-Darsteller geheißen, sich zu verbeugen und bedanken für die Ehre, beworfen worden zu sein. Es waren fast nur Männer im Kurs. Alle warfen und trafen wirklich gut. Und jeder Treffer tat wirklich weh. Keine ernsthafte Verletzung, aber realer Schmerz. Der Effekt war überraschend: Im Verlauf des Kurses habe ich mich beim Improvisieren so frei gefühlt wie nur selten. Mir konnte ja nichts passieren, ich war gefühlt ja schon ganz unten.

Parallel zu den Spaßmachern aus Not gab es (wenige) gewollt komische Darsteller. Im Römischen Reich fanden Kultorgien zu Ehren des Gottes Dionysos statt, in denen komische Figuren auftraten als „Macchus" oder „Mimus albus". Im frühmittelalterlichen Mysterienspiel wandelten sich diese dann in kirchliche Spielfiguren, die der Verkörperung der guten und bösen Seelen von Verstorbenen dienten. Es gab wilde Szenen in den Kirchen, Spott auf Kosten der kirchlichen und weltlichen Fürsten. Gegen Ende des 16. Jahrhundert war damit Schluss, der Karneval blieb als Rudiment. Die komischen Figuren der Kirchen mussten sich weltliche Bühnen suchen.[14]

Im Mittelalter wurden Jahrmärkte zur Heimat der frühen Narren, so sie keinen Zugang zu Hofe hatten.[15] Diese Jahrmärkte waren damals wichtigster Tausch- und Treffpunkt für Menschen niederen Standes. Dort wurde alles Mögliche zum Verkauf angeboten – von Hühnern bis

Tüchern, von Schmiedewaren bis zu seltenen Gewürzen. Es wurde gefeiert und getrunken, Musiker, Gaukler und Narren fanden dort ein Publikum. Zum Teil wurden sie von Händlern als Marketinggag engagiert, um Wundermittel gegen Bauchweh oder Haarausfall anzupreisen. Nie wurden diese frühen Clowns aber als Künstler angesehen, sondern immer als minderwertig, als Bettler, wenn auch als unterhaltsame.[16]

Arlecchino als Prototyp

Aus diesen losen und eher zufälligen Auftritten entwickelte sich im Italien des 16. Jahrhunderts eine erste Form des Theaters auf der Straße, die Commedia dell'arte. Es gab eine mehr oder minder festgelegte Spielhandlung und ihre Figuren waren in einer klaren Hierarchie miteinander verbunden. Einer der bekanntesten Charaktere ist Arlecchino, der Harlekin – ein Vorläufer der modernen Clowns. Arlecchino darf auf der Bühne fast alles, legt sich auf grotesk-naive und doch erfolgreiche Art mit dem Adel an. Vorrangig am Essen interessiert – in Zeiten des damals allgegenwärtigen Hungers von zentraler Bedeutung – lebt er die Wünsche des einfachen Volkes aus.[17] Im 19. Jahrhundert verlieren die Jahrmärkte dann an Bedeutung. Der Handel wird sesshaft, die Gaukler und Narren finden Arbeit in einem neuen Feld, dem Zirkus.[18]

Eine erste Form von Zirkus entstand im industrialisierten England Mitte des 18. Jahrhunderts. Dort entwickelte sich eine neue Reitkunst, die sich unabhängig von höfischem oder militärischem Hintergrund an ein breiteres Publikum wandte. Kunstreiter traten in einer Art Manege unter freiem Himmel auf. Um das Interesse an diesem „Zirkus" wachzuhalten, wurden mit der Zeit die Nummern differenzierter. Es etablierte sich zudem ein komisches Element, das in den Pausen von den Umbauten ablenkte oder als eine Art Blitzableiter dem Publikum half, seine Spannung abzulachen – die ersten Zirkusclowns, die oft „Claude, der Bauer" genannt wurden. Ausgehend vom französischen „colon" für Bauer (lateinisch „colonus") und dem Namen Claude, soll der Begriff „claune" entstanden sein, der zum ersten Mal 1817 in einer Reiterparodie angekündigt wurde. Dieser „claune" wurde dann im

Englischen zum „clown". Der Begriff Clown setzte sich von der Mitte des 19. Jahrhunderts an als Bezeichnung für Komiker in der Manege auch in anderen Sprachen durch. Anderen Theorien zur Folge soll der Begriff durch verschiedene Stücke von Shakespeare geprägt worden sein, in denen tölpelhafte Bauern als Stereotype des Komischen dargestellt werden.[19]

Shakespeare war nicht der einzige, der seine Stücke der Welt der Narren öffnete. Die Tölpel und Toren, Fools und Jesters, Arlecchini und Pagliacci waren in der europäischen Kulturgeschichte immer wieder vertreten. So beschrieb Erasmus von Rotterdam 1511 in seinem Buch „Lob der Torheit" das glückliche Leben der Toren und wie die Welt von ihnen profitieren könne.[20] Shakespeare hingegen legte Wert auf die dunkle Seite der Narren[21] und ließ in „Hamlet" zwei Clowns in der Funktion von Totengräbern auftreten.[22]

Weißclown, Rotclown

Das Antagonistische, Gegensätzliche zählte immer zu den Grundzügen der Narren. Sie versteckten diese Pole menschlichen Verhaltens nicht, sondern legten sie bloß, spielten damit. Das machte die Narren nur interessanter. So verwundert es nicht, dass diese Pole im Zirkus der neueren Zeit ihre Verkörperung fanden: im Weißclown und im Rotclown, dem dummen August. Wann genau dieser „clowneske Dualismus"[23] in der Manege umgesetzt wurde, bleibt unklar. Der Weißclown soll erstmals als Figur von dem englischen Clown Joseph Grimaldi um 1790 genutzt worden sein[24]. Die Geburt des Augusts lässt sich etwas genauer datieren: Um das Jahr 1865 herum in Berlin. Dort ließ der amerikanische Clown Tom Belling bei einem Auftritt im Zirkus Renz das Publikum warten. Das wurde unruhig und fing an zu rufen: „Aujust, Aujust".[25] Belling stolperte dann in die Manege und erntete ob seiner Tollpatschigkeit viele Lacher. Er soll betrunken gewesen sein. Doch die Figur und ihr typisches Verhaltensmuster waren geboren. Die später für ihn charakteristische rote Nase soll der US-amerikanische Clown Albert Fratellini um 1910 zuerst getragen haben. Wann die rote Nase als Maske entstand – sie wurde schon deutlich vor Fratellini verwendet – und warum sie rot ist, bleibt im Dunkeln.[26]

August, dieses wilde, ungezogene Kind konnte man natürlich nicht alleine in die Manege lassen – als Regulativ diente erst der Stallmeister oder der Zirkusdirektor, später der Weißclown. Während der die gesellschaftliche Norm, die Autorität verkörpert, lehnt sich August dagegen auf, ist der konstruktive Anarch.[27] Der Weißclown, gekleidet in Samt und Seide, liebt es, bewundert zu werden. August hingegen weiß gar nicht, was das ist und trägt die unförmigen Klamotten auf, die er gefunden hat. Der Weißclown kennt das Leben, begreift es vom Ende her. In seinem Gesicht spiegelt sich gar die Blässe des Todes, er erscheint als Bote aus dem Totenreich, als Reisender zwischen den Zeiten.[28] August hingegen kennt nur das Hier und Jetzt, für ihn ist alles neu, er weiß nichts, steht stets am Anfang. Nach dem Freud'schen Modell der menschlichen Psyche verkörpert der Weißclown das Über-Ich, während August für die Trieb- und Naturhaftigkeit steht – das Es.[29]

Für das Spiel der Clowns von heute, gleich ob im Zirkus, in Varietés oder Kliniken, bleibt das antagonistische Spiel dieser Statuspartner unerlässlich. Beide brauchen sich: Ohne August wäre der Weißclown schön, aber langweilig, ohne Weißclown hätten die Zuschauer Sorge, August würde seine frechen Späße auf ihre Kosten machen. Die elementaren Kräfte des Lebens sind so fein gebündelt – und gezähmt.

Schwarze Clowns

So brav und harmlos wie manch einer die Clowns gerne sieht und darstellt, waren sie also nie. So ekelhaft, gemein und brutal, wie sie in bestimmten Sonderformen zum Ausgang des 20. Jahrhunderts auftauchten, aber auch nicht. Diese sogenannten schwarzen oder Horrorclowns machen sich einen Spaß daraus, Menschen wirklich zu erschrecken. Manche der meist jungen Männer hinter der Gruselmaske nutzten gar ihre Tarnung, um reale Straftaten zu begehen. Ob nun Trunkenheit, Sadismus oder kriminelle Energie ihr Motiv darstellt, lässt sich hier nicht klären. Viel interessanter aber ist die Frage: Warum verstecken sie ihr Gesicht hinter einer Clownsmaske? „Wieso verschrecken sie nicht als Chirurgen verkleidet mit einem Skalpell in der Hand? Wieso nicht als Extrembergsteiger mit einem Eispickel?"[30]

Vielleicht liegt es an der mangelnden Fantasie dieser Sadisten, vielleicht aber auch an den Wurzeln der Clowns, dass sie ausgerechnet diese Figur gewählt haben. Denn die Narren der Geschichte waren vor allem durch eines vereint, durchs Anderssein. Das garantierte Aufmerksamkeit. Und dieses Unangepasste, ja Unberechenbare prägt die Figur des Clowns bis heute – was ihren Reiz ausmacht, aber auch Unruhe erzeugen kann. Auf dieser Basis lässt sich wirksam aufbauen. Nächster, wesentlicher Teil ist die Maske. Alle Gruselclowns sind hässlich, mit verzerrtem Lächeln und bis zur Unkenntlichkeit geschminkt. Das ruft Unbehagen und Angst hervor. Denn lässt sich die Mimik des Gegenübers nicht erkennen, fehlt etwas, das zwingende Voraussetzung für unmittelbaren Kontakt ist, nämlich die intuitive Einschätzung: Kann ich mich gefahrlos nähern oder soll ich Abstand halten? Wer schon einmal versucht hat, mit Menschen zu plaudern, die uns aus Sonnenbrillen mit verspiegelten Gläsern anschauen, weiß, wie irritierend allein dies schon sein kann.

Und zuletzt sind die Menschen geschockt, weil niemand derartig geschminkte und kostümierte Kunstfiguren abends in einem Parkhaus oder der Fußgängerzone erwartet. Sobald grell geschminkte Clowns ihre üblichen Bezugsrahmen verlassen, wirken sie nicht komisch, sondern befremdlich, beängstigend, schockierend. Das wäre ähnlich, wenn Kinder mit Masken von Totenschädeln nicht an Halloween, sondern an Heilig Abend klingeln würden.

Beginn in den USA

Die Horrorclowns begannen in den USA, ihr Unwesen zu treiben – vermutlich kein Zufall. Denn das Land steht für eine brutale Zäsur in der Geschichte der Clowns.

Den Beginn markierte ein Mann namens John Wayne Gacy. Dieser missbrauchte und ermordete in den siebziger Jahren des vergangenen Jahrhunderts 33 Jungen und junge Männer. Selbst in den USA ein Skandal des Schreckens – wenn auch mit absonderlichen Blüten. Da Gacy immer wieder als Clown namens Pogo bei Festen aufgetreten war, machten ihn die Medien zum „Killerclown“. Aus dem Gefängnis heraus verkaufte Gacy dann selbst gemalte Clownsbilder und an dem

Tag seiner Hinrichtung gab es vor dem Gefängnis sogar Gacy-T-Shirts und andere Gacy-Artikel zu kaufen.

Natürlich machte sich Hollywood diese spektakuläre Realität des „Killerclowns" zu eigen, auch wenn erste Filmbeispiele älter sind. Stephen Kings Roman „Es" mit dem grausamen Clown Pennywise wurde 1990 (acht Jahre nach Erscheinung des Buches) und ein weiteres Mal im Jahr 2017 verfilmt. Viele weitere Filme mit Gruselclowns folgten, wie bei „Batman" mit dessen Gegenspieler Joker. Auch in TV-Serien, in der populären Musik (Punk, Rock) wurde und wird diese Gestalt thematisiert. In Wellen kommt sie dann auf die Straße. Und trifft auf ein sensibilisiertes, meist junges Publikum. Denn: Größere Aufmerksamkeit finden Horrorclowns nur, weil sie im Internet eine ideale Plattform besitzen. So werden sie nicht nur als lokale Randnotiz wahrgenommen, sondern millionenfach angeklickt. Was wiederum weitere Versuche befeuert. Ein Kreislauf, der inzwischen den Klinik-Clowns in den USA zu schaden beginnt.

Sheffield-Studie

Es braucht also keine Coulrophobie, eine krankhafte Angst vor Clowns, um zu diesen auf Abstand zu bleiben. Denn dass Clowns anders, irritierend, ambivalent sind, merkt schon jedes Kind. Und je kleiner es ist, desto weniger beruhigende Erklärungen findet es dafür. So verwundert es nicht, dass kleine Kinder immer wieder verunsichert bis ängstlich reagieren, wenn ihnen im Krankenhaus ein Klinik-Clown begegnet.

Soweit die Realität. Eine Fiktion steht dem hartnäckig gegenüber.

Im Jahr 2008 veröffentlichte die Universität Sheffield eine Studie: 255 Kindern zwischen vier und 16 Jahren waren im Zuge der Untersuchung über Kinderstationen in Krankenhäusern geführt worden, um herauszufinden, ob die Dekoration dort kindgerecht sei.

Das Ergebnis kennt kaum jemand, ein verzerrendes Detail aber viele. Den Kindern wurden unter anderem Clownsbilder gezeigt, die an den Wänden der Krankenhausgänge hingen. Diese stellten Zirkusclowns dar, deren Gesichter stark geschminkt waren. Kein Wunder: Die Kinder fanden diese Portraits nicht komisch, manche fürchteten sich gar. Das allein schien medial interessant und wurde von Journalisten publiziert. Seitdem heißt es immer wieder: Die Universität Sheffield habe nachgewiesen, Kinder hätten Angst vor Krankenhausclowns. Was falsch und fahrlässig ist. Clowns waren nie Thema der Untersuchung. Die damals leitende Wissenschaftlerin Professor Penny Curtis fühlt sich seit Jahren davon verfolgt – und hat inzwischen resigniert.[311]

Nun ist vielleicht das Verständnis für Clowns gewachsen, doch die Kriterien für einen Clown, zumal einen guten, bleiben diffus. Noch.

Der kleine Junge, vielleicht fünf Jahre alt, schaut schüchtern aus seinem Bett heraus, als der Vater die beiden Clowns ins Zimmer bittet. Denen ist klar, hier müssen sie vorsichtig, behutsam sein. Leise fragt die Clownin: „Dürfen wir ein Lied singen?" Der Junge schüttelt den Kopf. Der Kollege fragt: „Dürfen wir zaubern?" Der Junge schüttelt wieder den Kopf. „Dürfen wir Musik machen?" Kopfschütteln. Kopfschütteln auch bei der Frage nach Jonglieren, Rülpsen, Pupsen. Dann stellt die Clownin die Frage: „Dürfen wir gehen?" Der Junge nickt. Die beiden Clowns beginnen, im Zimmer hin und her zu gehen. „Ist das so richtig?" fragt einer. Wieder Kopfschütteln. „Ach so, wir sollen rausgehen?" Der Junge nickt. Also verlassen die Clowns das Zimmer so vorsichtig wie sie gekommen waren. Kurz bevor sie die Türe schließen, hören sie noch, wie der Junge zu seinem Vater sagt: „Die waren aber lustig."

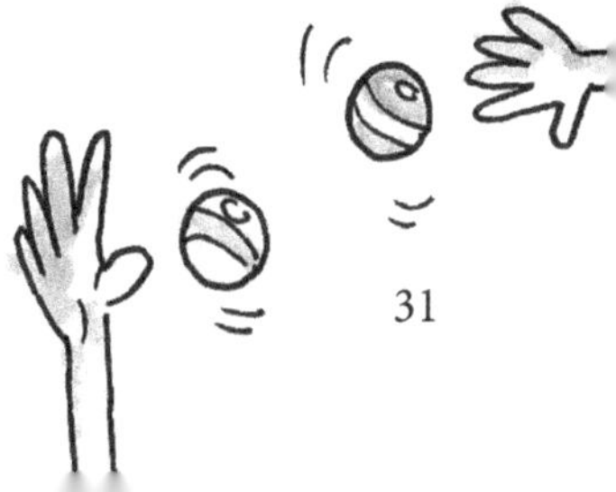

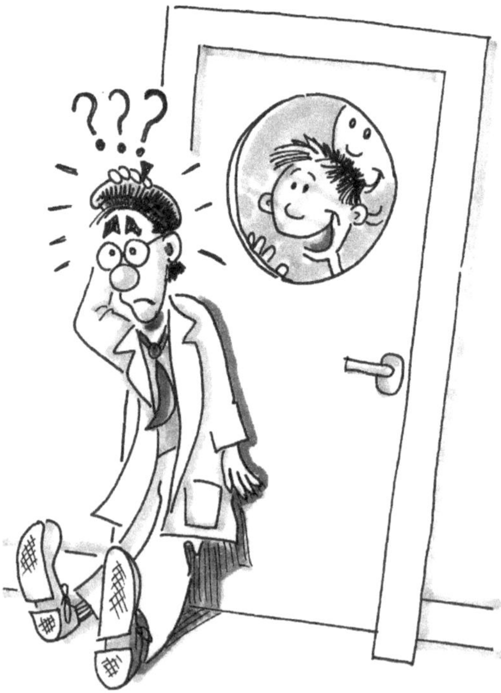

Kapitel 2
Besondere Kompetenzen

Den Clown, wie ich ihn sehe und viele ihn heute erleben, lässt sich am einfachsten verstehen über den Vergleich zu seinen engsten Seelenverwandten, den Kindern. Er hat zwar die Statur eines Erwachsenen, benimmt sich aber nicht entsprechend. Er ist kein Kind mehr, verhält sich aber sehr kindlich. Ähnlich wie (seelengesunde) Kinder begegnet der Clown den Menschen neugierig, offen, unbekümmert und absichtslos. Das gibt ihm im Kontakt ein hohes Maß an Freiheit: Er wertet nicht, wer oder was ihm auch begegnet, spürt keinen Widerstand. Regeln bricht er – ähnlich wie die Kinder – weil er sie nicht kennt, nicht, weil er sie brechen möchte.

Wie für ein Kind stellt das Leben auch für einen Clown ein großes Spiel dar. Er präsentiert damit ein wesentliches Element des Lebens.[32] Stets ist er auf der Suche nach Abenteuern, nach neuen Lösungen für bekannte Situationen oder nach neuem, bisher nicht Erlebtem – immer ohne Vorsatz, ohne Geschichte, ohne Taktik und Strategie, ganz mit Hingabe[33]. Damit hält der Clown wach, was allen Menschen evolutionär gegeben ist, wozu wir als Erwachsene aber häufig den Kontakt verloren haben: Durch neu Erlebtes uns psychisch, physisch, sogar neurologisch zu entwickeln.[34]

Welche Kompetenzen also benötigt heute jemand, der sich einem Publikum als Clown präsentiert? Insbesondere als Clown, der improvisierend unterwegs ist und nicht geplante, zigfach geübte Abläufe nachspielt?

Das Spiel im Blick

In jedem Fall bedarf es dazu eines geteilten Blickes: Einmal benötigt man den des Menschen, der die Figur spielt und die Möglichkeiten des Clownsspiels möglichst rasch, am besten intuitiv abschätzen kann. Zum anderen den des Clowns, der sich – im besten Falle – wirklich im Spiel verlieren kann wie ein Kind.

Clowns sind außerordentlich neugierig. Sie suchen immer und überall nach Spielideen und Spielsituationen – auch im Krankenhaus: Auf dem Flur, unter dem Bett, im Rucksack der Besucherin. Das ganze Leben ist ein Spiel. Man muss die Spiele nur finden.[35] „Look for the game“, wie Michael Christensen, der Begründer der Klinik-Clownerie, in seinen Workshops immer wieder betont. Vielleicht liegt darin der wesentliche Unterschied zu allen anderen darstellenden Künstlern: Während Jongleur oder Schauspieler vorgeben zu spielen, in Wirklichkeit aber einer ernsthaften Arbeit nachgehen, spielt der Clown wirklich. Er verkörpert „die aufrichtigste und wahrhaftigste Figur der Manege und des Theaters“.[36]

Anders sehen

Ein Clown – auch hier ganz Kind – sieht die Welt mit anderen Augen. Für ihn ist sie in ihrer Gesamtheit lebendig, Mensch und Objekt, Kind wie Colaflasche. Alles kann er mit Emotionen und Aufmerksamkeit aufladen, zum Leben erwecken.[37] Mühelos verbindet er anscheinend Absurdes mit Realem. Clowns wissen gar nicht um eigene Probleme. Hanna, die Figur der Schweizer Clownin Gardi Hutter, besitzt weder Komplexe noch Selbstzweifel. Sie ist nicht dick, der Spiegel nur zu klein.[38]

> *Die beiden Clowns dürfen den vielleicht sechsjährigen Jungen in dem Zimmer der onkologischen Tagesklinik besuchen. Der sitzt auf einem Behandlungsstuhl, am Arm eine Infusion angeschlossen. Die Clowns treten ein Stück näher heran, um sich vorzustellen, da tritt eine der beiden versehentlich auf die Fußraste des großen Mülleimers. Der Plastikdeckel springt lärmend auf und wieder zu. Alle sind überrascht. Gleich tritt die Clownin wieder auf die Fußraste, der Deckel hebt sich wieder, und sie macht dazu das laute Geräusch eines Ungeheuers: „Uahh!“ Der Kollege weicht ängstlich zurück. Immer wieder lässt die Clownin den Deckel hochschnellen, macht dem Kollegen Angst, verfolgt ihn gar mit dem Mülleimer. Der ängstliche Clown wendet sich hilfesuchend an den Jungen, versteckt sich hinter dessen Stuhl. Das Mülleimer-Ungeheuer erhöht die Frequenz von Deckelhe-*

ben und Rufen – bis der Junge schließlich „Uahh“ brüllt. Nun bekommt die angstmachende Clownin Angst und verlässt fluchtartig das Zimmer. Der Kollege bedankt sich bei dem Kind und verlässt zufrieden den Raum.

Empathie

Clowns sind (meist) nicht verstrickt in die Emotionen der Beteiligten. Sie fühlen, aber leiden nicht mit. Jenseits von Dramatisieren oder Bagatellisieren können sie den Betroffenen mit unmittelbarer, schlichter Empathie begegnen: Ein Kind hat einen Arm gebrochen, deswegen ist es traurig – verständlich –, aber laufen und lachen kann es noch. Ein anderes Kind ist wegen eines Keims im Zimmer isoliert, durch das Fenster in der Tür können die Clowns es dennoch sehen, Späße machen, Kontakt haben. Einem an Krebs erkranktem Kind geht es ganz schlecht – die Clowns schauen kurz herein und signalisieren: Wir sehen dich und dein Leid, wir nehmen Anteil, vergessen dich nicht. Diese Empathie gilt uneingeschränkt all denen, die in irgendeiner Form bedrückt sind, leiden, Not empfinden. Von der Putzfrau bis zum Chefarzt.

Die Pause des Neujahrsvarietés, auf der die beiden Clowns Spenden sammeln, hat noch nicht begonnen. Im Foyer des Theaters steht ein abendlich elegant gekleideter Mann und spricht mit den Empfangsdamen der Veranstalter. Seine Frau habe im Saal ihr Mobiltelefon verloren, ob es vielleicht gefunden und abgegeben wurde? Leider nicht. Der Mann entfernt sich – trotz des Verlustes noch recht entspannt. Ein Clown, Zeuge des kurzen Gespräches, läuft ihm hinterher. „Hier“, sagt er, „eine Nase als kleiner Glücksbringer“, und steckt ihm eine rote Nase zu. Der Mann freut und bedankt sich. Am Ende der Pause geht er strahlend an dem Clown vorbei. Das Handy wurde gefunden.

Jango Edwards, einer der Erneuerer der Clownsbewegung in den achtziger Jahren des vergangenen Jahrhunderts, schreibt: Clownerie sei eine Kunstform auf der Basis des Gebens im Zeichen der Liebe.[39]

Emotionalität und Verletzlichkeit

Elementare Voraussetzung für empathisches Verhalten ist der gute Kontakt des Clownspielers zu sich selbst, zu seinen Gefühlen. Nur wer sich spürt, kann andere Menschen spüren.

Was schön klingen und Zustimmung finden mag, hat leider eine schwierige Seite. Emotionalität beschränkt sich nicht nur auf das Schöne und Gute, sondern gilt für alle Gefühle, auch die, die uns nicht so freuen: Wut, Schmerz, Kummer, Angst – und Verletzlichkeit. Wir haben alle erlebt, verletzt zu werden, und wollen eine Wiederholung partout vermeiden. Sehr verständlich. Nur: Das eine ist ohne das andere nicht zu haben. Die Figur des Clowns hilft uns beim Umgang damit – als Spieler wie als Zuschauer. Denn der Clown unterscheidet nicht bei den Gefühlen, wertet nicht, lässt alle gleichberechtigt zu, kann alles nutzen für das große Spiel des Lebens. Deshalb muss er auch nichts vortäuschen, kann auch sonst versteckte Gefühle zeigen – was eine große Nähe zum Publikum herstellen kann.

Die Clowns kennen den kleinen Jungen mit schwersten Behinderungen von früheren Besuchen. Immer wieder muss der Siebenjährige in der Klinik behandelt werden, um weiterleben zu können. Die Mutter sitzt wie so oft neben dem Bett und nickt den Clowns aufmunternd zu. Sie wissen, dass der Junge Musik mag. Während ein Clown sich dem Bett nähert und ihn streichelt, beginnt der andere eine kleine Melodie auf der Mundharmonika zu spielen. Er schaut den Jungen an, der scheint zurückzublicken – und auf einmal gibt es nur diesen Kontakt und sonst nichts. Diese Töne sind nur für ihn, es gibt nur diesen Moment. Der dauert eine kleine Melodie lang, dann löst er sich auf. Vergessen hat der Clown ihn nie.

Doch Clownsgeschichten in der Klinik sind nicht nur Erfolgsstorys. Auch das reale Scheitern gehört zum Alltag.

Die Zwillinge im Behandlungsraum der hämatologischen Ambulanz sind noch kein halbes Jahr alt. Doch muss ihnen Blut abgenommen werden. Ein Baby liegt schon auf der Untersuchungsliege und schreit, als ginge es um sein Leben. Die Mutter versucht es zu beruhigen, die

Clowns auf dem Flur werden dazu gerufen. „Vielleicht hilft's ja", sagt die Ärztin. Sie hat die schwere Aufgabe, genügend Blut für die Untersuchung im Labor zu sammeln. Die Angst im Raum ist greifbar – die des Babys, der Mutter, sogar der Ärztin. Auch die der Clowns. Doch können sie nichts tun, außer die Situation auszuhalten und diese mit Musik versuchen zu entspannen. Die Wirkung bleibt begrenzt.

Gespür für den Moment

Als Clown zu improvisieren setzt voraus, die eigene Aktion immer in Relation zu den Reaktionen derer zu setzen, die an der Szenerie beteiligt sind. Da niemand vorhersehen kann, was passieren wird, auch die Clowndarsteller selbst nicht, braucht es ein gutes Gespür für den Moment, die Komik darin.[40] Idealerweise agieren die Clowns aus einer Unmittelbarkeit heraus[41], jede Reaktion des Zuschauers, jede Wendung im Spiel nutzend. Dabei haben sie die Absurdität des Alltags, den Norm- oder Tabubruch im Blick, stellen jegliches soziales Fehlverhalten in den Dienst der Komik.[42] Sie ziehen Chaos magisch an und nutzen dann diese Gabe.[43] Denn mit all diesen Brüchen und Grenzüberschreitungen zu spielen, bringt ihnen den meisten Spaß und macht für das Publikum einen wesentlichen Teil der Komik aus.

Der dreijährige Justin war unglücklich gefallen und muss mit einer Gehirnerschütterung ein paar Tage im Krankenhaus bleiben. Als die beiden Clowns die Köpfe durch den Türspalt stecken, klettert er gleich auf den Schoß des Papas. Der Junge schaut ängstlich, aber nicht abweisend. Der eine Clown zieht seinen Kopf zurück und wenig später erscheint stattdessen eine Schnecke. Die Kollegin begrüßt die Handpuppe und weist auf das Kind. „Das ist Justin." Und zeigt für Justin auf die Schnecke: „Das ist Frieda." Da fällt der Clownin ein Frühstücksbrötchen auf, das angebissen auf einem Teller liegt. Und sie fragt Kind und Vater: „Darf ich Frieda auch ihr Frühstück geben?" Die Angesprochenen nicken – und die Schnecke bekommt Seifenblasen. Immer wieder neue, immer wieder ziemlich viele. Frieda schnappt und schnappt und schluckt und schluckt, bis sie innehält und ziemlich laut rülpsen muss. Das Kind lacht, die Clownin er-

mahnt. Doch Frieda rülpst mehr und mehr, kann gar nicht mehr aufhören. Da wird die Clownin ärgerlich und weist die Schnecke an, zu verschwinden. Justin freut sich.

Mut

Vielleicht mag es komisch klingen, aber als Clown muss man mutig sein. Die Absurdität von Norm und Tabu in einer Situation zu spüren, die Enge oder Angst, die vielleicht damit verbunden ist, stellen ja nur einen Teil des Spiels dar. Dem Spüren muss – soll es sichtbar sein – ein entsprechendes Handeln folgen. Dazu bedarf es Mut. Mut, Widerspruch hervorzurufen; Mut, das Risiko einzugehen, echte Fehler zu machen, keine zustimmende Heiterkeit zu erhalten; Mut, sich über eigene, alte, private Scham und Verletzung hinwegzusetzen.[44] Denn wer hat nicht als Kind (oder Erwachsener) erlebt, ausgelacht zu werden, wie andere mit dem Finger auf einen zeigten, einen lächerlich machten? Es bedarf einer Menge Zeit und Energie des Aufarbeitens dieser alten, schmerzhaften Schamerlebnisse, ehe man sich als Clown wirklich offen und frei fühlen kann. Ehe man sich improvisierend immer wieder (und mit Lust) einer gewissen Lächerlichkeit preisgeben kann.[45] Der Zuschauer fühlt sich dabei überlegen, lacht über den Clown – und gleichzeitig über sich und das eigene, oft erlebte Scheitern.[46]

Einen wichtigen Mutmacher in diesem Prozess trägt der Clown für alle sichtbar mitten im Gesicht – die rote Nase. Diese signalisiert den meisten Menschen: Hier kommt jemand, der ist anders, verhält sich anders, für den gelten andere Regeln. In gewisser Weise ein nasenbasierter Freibrief. Der gilt auch für die Clowns selbst: Das Wissen um die besondere Freiheit im Außen verleiht Freiheit im Inneren. Als Clowns tun Menschen Dinge, die sie privat niemals täten.

Auf dem langen Flur zwischen zwei Stationen treffen die beiden Clowns Assistenz- und Oberarzt einer Kinderstation. Man kennt sich, mag sich, plaudert kurz. Da fällt dem einen Clown das ungewöhnliche Muster auf, das an den Hüften des Oberarztes durch dessen weiße Hose schimmert. „Bor", ruft der Clown, „du hast ja eine tolle Unterhose an", und beginnt, dessen Po genauer zu betrachten.

Amüsiert und leicht verunsichert schaut der Oberarzt zu. „Willst du mal meine sehen?", fragt der Clown, zieht seinen Kittel aus und – hops – sind die Hosenträger gelöst und die lange Hose rutscht zu Boden. Eine blaue Unterhose mit Comicfiguren der Peanuts wird sichtbar. „Jetzt du", ruft der Clown. Der Oberarzt lacht, schüttelt den Kopf und verabschiedet sich schnell.

Pause für das Über-Ich

Einen wesentlichen Einfluss auf die Improvisationskunst eines Clowns hat dessen Über-Ich. Denn die Menschen hinter den Clowns sind, wie alle anderen, Menschen mit Vergangenheit, mit Erziehung, mit Sozialisation. Auch sie haben die Regeln, Normen, Tabus und Gesetze der Eltern, Familie, Freunde, der jeweiligen Gesellschaft verinnerlicht. Auch sie haben ihren inneren Zensor, Antreiber, Kritiker, Verurteiler usw. entwickelt. Je mehr es aber gelingt, sich der Rolle des Clowns, dem Spiel, der Freude an der Situation hinzugeben, desto mehr verliert das Über-Ich an Einfluss, an Macht. Und jenseits der Peinlichkeit wird eine Freiheit spürbar, die Flügel verleiht. Vor vielen Jahren habe ich als Clownsschüler eine solche Situation erlebt.

Zusammen mit einem anderen Schüler, der frech, ja fast dreist spielte, sollte ich eine Szene mit Schuhen improvisieren. Damals fühlte ich mich als Clown eher brav bis gehemmt, war insgeheim neidisch auf den kraftvoll auftretenden Mitschüler. Der zog gleich alle Aufmerksamkeit auf sich, indem er seine Turnschuhe auszog und ihnen in einem ausladenden Prozess einen besonderen, fast heiligen Status verlieh. Das war schon komisch, wie die Schuhe – derart aufgeladen – auf dem Boden standen. Da die ganze Szene aber auch etwas Großspuriges besaß, schoss mir das Gegenteil durch den Kopf. Einen Moment zögerte ich, ob das wohl erlaubt sei. Doch entschloss ich mich, mutig zu sein, ging los und trat genüsslich auf die Schuhe: erst auf den einen, dann auf den anderen Schuh. Das fühlte sich gut an, befreiend – und interessanterweise waren nicht Vorwürfe, sondern Lacher die Folge. Selbst der Mitschüler fand eine spielerische Art, mit den getretenen Schuhen umzugehen.

Das alles macht also einen (improvisierenden) Clown aus, ist aber technisch nur bedingt trainierbar. Hier geht es mehr um die Auseinandersetzung mit sich selbst, mit den persönlichen Ressourcen. Dazu später mehr.

Humor

Der poetische, der melancholische Clown – das sind Figuren aus dem Kino, dem Zirkus, dem Clowntheater. Um als Clown festgelegte Nummern zu zeigen, braucht der Mensch dahinter nicht zwingend humorvoll zu sein. Denn jede Komik, jeder Gag des Clowns ist einstudiert, auf seinen Effekt hin überprüft. Um aber als Clown ohne die Sicherheit eines geplanten Ablaufs aufzutreten, benötigt der Spieler Humor. Er benötigt ein gewisses Maß an unernstem, absurdem Verständnis. Und zwar der Situation, dem Publikum und sich selbst gegenüber. Wenn als vielleicht wichtigste Aufgabe des Clowns angesehen wird, die Schwierigkeiten des Lebens zu relativieren und die Absurdität des Alltags zu verdeutlichen, so kann das nur in dem Maße gelingen, wie humorvoll der Spieler mit sich und seinem Leben umgeht.[47]

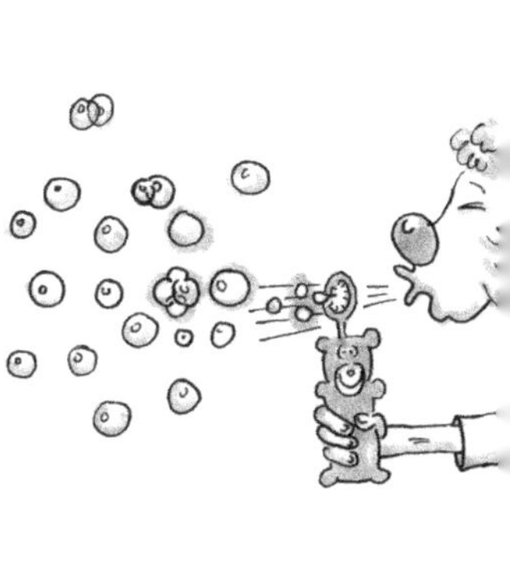

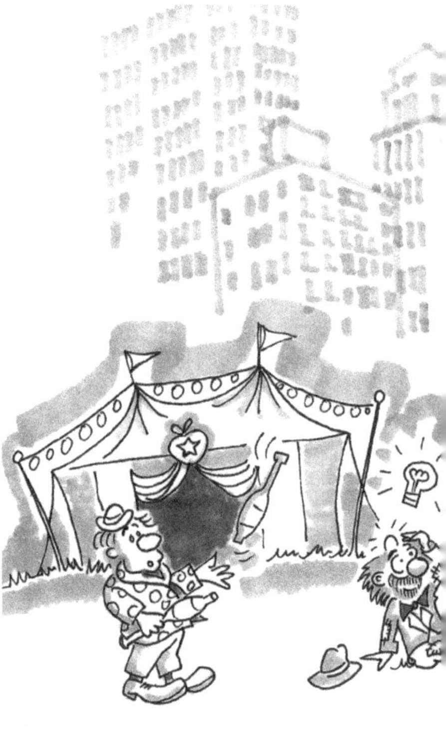

Kapitel 3
Karriere im Krankenhaus

Clowns im Krankenhaus – das ist eine schöne und erfolgreiche Geschichte. Aus der Rückschau. Der Beginn der Bewegung aber war schwierig, zum Teil tragisch. Zwar haben Clowns schon vor langer Zeit vereinzelt Kinder im Krankenhaus besucht, etwa die berühmten Fratellinis in Paris in den zwanziger Jahren sowie andere Clowns in London in den fünfziger Jahren des vergangenen Jahrhunderts.[48] Doch der Weg zu dem weltweiten Erfolgsmodell von heute war verschlungen und abhängig von vielen Zufällen.

Das Einzige, was sich einfach erläutern lässt, ist der Beginn. Und der war ganz anders, als es sich die meisten vorstellen, jedenfalls die, die den Film „Patch Adams“ gesehen haben. Denn dieser Film von 1998 ist ein Märchen „made in Hollywood“ und kein Dokumentarfilm. Der reale Arzt Patch Adams (gespielt von Robin Williams) besuchte nie regelmäßig als Clown Kinder in der Klinik, wie im Film dargestellt. Dennoch hat er an dieser Bewegung einen Anteil – über den Film, der die Arbeit von Clowns in Krankenhäusern publik machte.

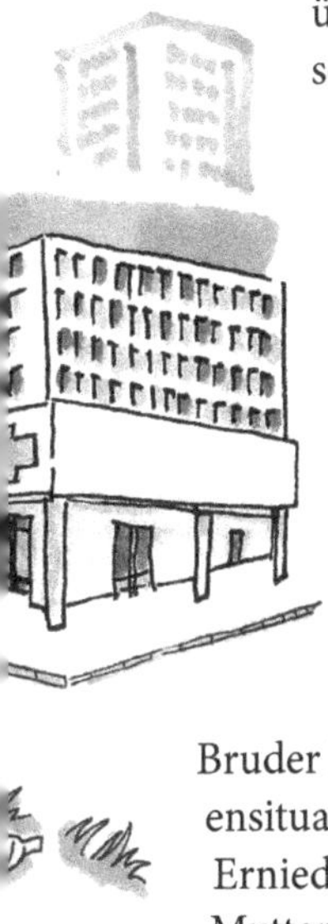

Ein ganz anderer Mann brachte in den Kliniken die „rote Nase“ ins Spiel. Sein Name: Michael Christensen. Und ganz viel hat diese einfache Form der Begegnung als Clown mit dessen schwieriger Geschichte zu tun.[49]

Michael und Kenneth

Michael Christensen wurde am 15. Januar 1947 in Walla-Walla im US-Bundestaat Washington geboren. Er war der zweite Sohn, die Mutter hatte den vier Jahre älteren Bruder Kenneth von einem anderen Mann bekommen. Die Familiensituation war in der neuen Verbindung nicht besser geworden: Erniedrigungen und verbale Gewalt vor allem der alkoholkranken Mutter – vieles machte den Brüdern das Leben schwer. Umso enger wuchsen sie zusammen. Doch als Michael zehn Jahre war, zog Kenneth zu seinem Vater. Nun war Michael allein mit der kranken und überforderten Mutter. Dennoch absolvierte Michael die Schule überraschend freudvoll. Denn dort war das bedrohliche Zuhause fern, das lustvolle Theaterspielen nah, das er als Achtjähriger in der Schule begann und das ihn prägen sollte. Später studierte er Schauspiel in Seattle – wo er mit Bruder Kenneth zusammentraf, der dort ebenfalls ein College besuchte.

In den aufregenden sechziger Jahren schloss sich Michael Christensen einem politischen Straßentheater in San Francisco an. Dort kam er erstmals mit zirzensischen und clownesken Elementen in Berührung. Vor allem lernte er jonglieren. Mit Partnern entwickelte er eine Jongliernummer für zwei Clowns, mit der er später (im Duo mit Paul Binder) durch Europa zog. Von London über Paris bis Istanbul und wieder zurück nach Paris, so war die Route über etwa anderthalb Jahre. In Paris wurden sie – via Fernsehen – von Annie Fratellini, der Grande Dame des Zirkus,[50] entdeckt und später für den Nouveau Cirque de Paris verpflichtet. Diese andere Art des Zirkus beeindruckte beide so sehr, dass sie nach New York zurückgingen, um dort ihren eigenen Zirkus zu gründen: Den Big Apple Circus. Dieser gab 1977 seine erste Vorstellung.

Das alles besitzt nicht nur biografische, sondern – wie so oft – auch grundsätzliche Bedeutung.

Drama um Kenneth

Nach den guten Lehr-, Wander- und Zirkusjahren erlebte Michael Christensen 1985 seinen Tiefpunkt: Bruder Kenneth, Stütze in seinem Leben, erkrankte an Krebs und verstarb im Oktober im Alter von 42 Jahren. Zuvor hatte er ihm noch eine alte Arzttasche geschenkt. Warum weiß Michael Christensen nicht. Vielleicht dachte Kenneth, ein Clown könne so etwas gebrauchen. Wie Recht er haben sollte.

Christensen erlaubte sich nun, wie er sagt, seine Trauer, seine Depression zu leben. Therapien, Selbsterfahrungsgruppen halfen ihm, ebenso die Familie, der Zirkus und seine Arbeit als Clown. In dieser Zeit lernte er etwas gänzlich Neues an sich kennen: Das Bedürfnis anderen Menschen, die – wie er – Schweres erlebten, etwas von dieser Schwere zu nehmen. Er wollte sich, für was auch immer, „verfügbar" machen.

Den entscheidenden Impuls setzte ein Telefonanruf. Der kam vom „Babies Hospital", einer Herzklinik in New York City. Die dort für das Sammeln von Spenden zuständige Dame meldete sich. Sie hatte Michael Christensen als Mr. Stubs in dessen Zirkus gesehen und fragte ihn, ob er nicht bei dem jährlichen Kinderfest der Klinik auftreten wolle. Er sagte sofort zu. Darauf besuchte Michael Christensen die Klinik in Zivil, um mit „den Augen eines Clowns" Ideen für den Auftritt zu sammeln. Beim Anblick der vielen geschäftigen Mediziner war ihm schnell klar, wie er sich zeigen wollte: als Arztparodie. Er packte Jonglierbälle, einen Gummihahn und eine Plastikspinne in die vom Bruder geschenkte Tasche – und aus dem Zirkusclown Mr. Stubs wurde der Clown-Arzt Dr. Stubs.

Ein Fest als Geburtsstunde

Das Fest fand am 18. Mai 1986 statt und stellte – ohne dass es jemand ahnte – die Geburtsstunde einer weltweiten Bewegung dar.

Einer der leitenden Ärzte kündigte Dr. Stubs als eine medizinische Kapazität an, die extra für dieses Fest angereist sei. Er zählte dessen diverse Auszeichnungen und Veröffentlichungen auf und machte mächtig Eindruck bei dem Publikum aus Kindern und Eltern. Als dann der Clown-Arzt Dr. Stubs auf die Bühne kam, begannen alle zu lachen. So etwas hatten sie in der Klinik (natürlich) noch nie gesehen. Und Christensen wunderte sich: „Ich brauchte nichts zu tun: nur zu stehen."

Dr. Stubs, der von zwei Clownskollegen aus dem Zirkus unterstützt wurde, kündigte dann an, er sei nun hier der neue Chef und führe neue Regeln ein. Die wichtigste beträfe das Essen: Alle Kinder dürften jederzeit so viel essen und trinken, wie sie wollten. Voraussetzung dafür sei allerdings, dass es sich dabei entweder um Schokoladenkuchen, Popcorn, Pizza oder Bier handele. Für anderes Essen gelte die neue Regel leider nicht.

Die Wirkung in einem Krankenhaus der achtziger Jahre war umwerfend. Die großen Profiteure schon damals: die kranken Kinder.

Höhepunkt der Veranstaltung war, als Dr. Stubs ein etwa zwölfjähriges, herztransplantiertes Mädchen auf die Bühne bat. Sie kam zusammen mit dem Chirurgen, der ihr das Herz eingepflanzt hatte. Nun durften sie die Rollen tauschen: Mit Hilfe von Dr. Stubs transplantierte das Mädchen dem Arzt eine rote Nase ins Gesicht. Der für Michael Christensen bewegendste Moment des ganzen Festes.

„Dies war der Tag, an dem ich wusste, warum ich geboren war."

Die Zirkuswurzeln blieben

Doch es war nicht seine Idee, regelmäßig für kranke Kinder zu spielen. Der Geschäftsführer der Klinik fragte, ob sie nicht häufiger kommen könnten. Mit dessen Unterstützung fanden sich Geldgeber, die ein Projekt Clown-Doktoren für fünf Wochen finanzierten. Die Zirkuswurzeln blieben dabei erhalten: Die Clowns gingen als Ärzte parodierende Clown-Doktoren und immer zu zweit, wie das klassische Zirkusduo Weißclown und August. Das für die „Bühne" Klinik notwendige Wissen (z. B. Krankheitsbilder, Hygiene) bezogen sie – wie Michael Christensen sagt – aus einer Mischung zwischen Intuition und Hilfe durch die Schwestern.

Der Erfolg war durchschlagend. Andere Kliniken erfuhren von den Clown-Doktoren und fragten nach Visiten. So brauchten die Clowns zusätzliche Kollegen. Und jemanden, der die Termine organisierte. So wurden aus den fünf Wochen Jahrzehnte, aus den anfangs drei Clowns tausende in Kliniken auf der ganzen Welt. Doch dazu brauchte es viele weitere Zufälle und einfallsreiche Menschen zur rechten Zeit am rechten Ort. Aber das ist eine andere, viel umfangreichere Geschichte.

Patch Adams, der „Nasal-Diplomat"

Und Patch Adams?

Michael Christensen und er kennen sich, schätzen sich. Doch sind die Unterschiede deutlich. Patch Adams ist ein studierter Arzt, der sich als „Nasal-Diplomat" bezeichnet.[51] Als politischer Aktivist will er die medizinischen Strukturen von außen verändern. Er gründete das „Gesundheit! Institute", das von 1971 bis 1983 in einer kleinen Klinik Patienten nach einem ganzheitlichen Ansatz behandelte – zudem kostenlos. Für die Zukunft plant Patch Adams ein neues Krankenhaus, in dem er diese Idee in größerem Rahmen fortführen will.[52] Einmal im Jahr organisiert er außerdem für (zahlende) Freiwillige eine Reise nach Russland, wo sie als Clowns verkleidet in verschiedenen Einrichtungen auftreten. Adams sind dabei alle Mittel Recht, um an diesen schwierigen Orten etwas zu verändern. Ihm genügt es, „Grimassen zu üben, lächerliche Kleidung zu tragen, eine rote Pappnase und mit Scherzartikeln zu experimentieren".[53]

Michael Christensen hingegen ist ein professioneller Clown, der als Arztparodie die Strukturen im Inneren des Systems partnerschaftlich verändern will.

Beide sind auf ihrem Weg erfolgreich: Patch Adams mit seinem „Gesundheit! Institute" und vielen Spontan-Clowns und Michael Christensen, der professionelle Clowns in die Klinik brachte.

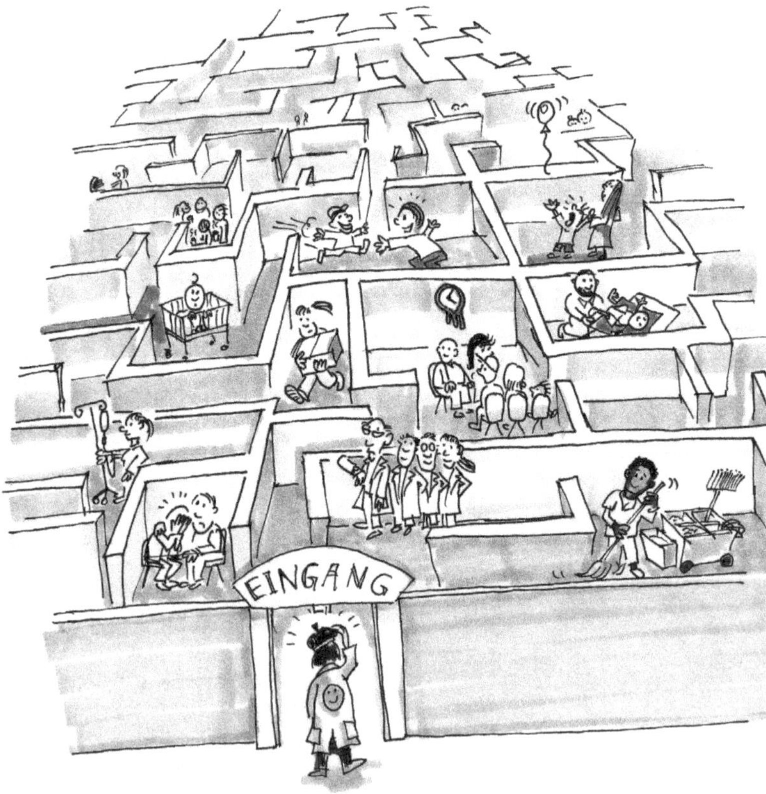
EINGANG

Kapitel 4
Die Klinik – ein komplexes Gebilde

Im Krankenhaus zu arbeiten ist für einen professionellen Clown ungewöhnlich, auch wenn das inzwischen schon hunderte, ja sogar tausende weltweit ganz selbstverständlich tun. Denn Berufsclowns haben das Varieté, die Straße, Feste oder Zirkusprojekte im Blick und erlebt. Dort finden sie Publikum, das sich freiwillig (und meist bezahlt) die Aktionen der Clowns anschaut, und diese dann mit mehr oder weniger Beifall quittiert.

All das findet ein Clown in der Klinik nicht.

Das Publikum dort ist in der Regel überschaubar, in manchen Zimmern sind es sogar mehr Clowns als Betrachter. Das Publikum schaut zwar freiwillig zu, befindet sich aber zwangsweise am Ort der Darbietung, sofern sie Patienten oder Angehörige sind. Zudem ist die Distanz zum Clown im Gegensatz zur Bühne oder Straße radikal aufgebrochen: Mit dem Schritt vom Gang ins Patientenzimmer wechselt der Clown vom öffentlichen Raum in einen sehr intimen. Er erlebt sein Publikum in einer sehr besonderen Situation der Schwäche, der Verletzlichkeit. Was den Clown, wenn er sich ebenfalls offen und verletzlich zeigt, mit den Patienten auf besondere Weise verbindet.

Vorherrschendes Gefühl: Angst

Denn das Krankenhaus ist *der* Ort für Schwache, Kranke, Verletzte. Dorthin begibt sich (außer Arbeitskräften und Besuchern) niemand freiwillig. Die vorherrschenden Gefühle bei nahezu allen Patienten sind Unsicherheit, Sorge, Angst. Dies kann jeder nachvollziehen, der schon einmal eine Klinik von innen erlebt hat. Die moderne Medizin kann zwar auf erhebliche Fortschritte verweisen, das ändert jedoch wenig an der im Kliniksalltag aktivierten Ur-Angst um die Gesundheit, das Leben. Zudem begegnet der Patient einem hochgradig ausdifferenzierten und technisierten Diagnose- und Behandlungssystem. Er wird dort vom CT zum Ultraschall, vom EKG zum Lungenfunktionstest geschickt – mit zum Teil wechselnden Ansprechpartnern. Da Ärzte und Pflegekräfte oft in Zeitnot sind, fühlen sich Patienten in ihrer Not häufig allein gelassen.

Diese Entwicklung ist leider „progredient", d. h. sie schreitet voran. Denn die Patienten liegen heute in einem Krankenhaus, dessen Handlungsfreiheit immer begrenzter wird. Da sind auf der einen Seite betriebswirtschaftliche Zwänge, mit denen die Kostenfrage zum strukturierenden Element wird.[54] Es muss gespart werden, vor allem am Personal: Etwa siebzig Prozent der Betriebskosten einer Klinik machen die Arbeitskräfte aus.[55] Das verdichtet die Belastungen und macht die Zeit zu einem kostbaren Gut. Offener Kontakt des medizinischen Personals zu den Patienten wird immer schwieriger. Um die Versorgungsqualität dennoch zu verbessern, kommt neue Technik zum Einsatz, worin sich auch das „naturwissenschaftliche Paradigma der herrschenden Medizin" ausdrückt.[56]

Verlust der Autonomie

Das alles kann Patienten belasten. Am schwierigsten aber scheint, dass die Patienten gezwungen sind, ihre Autonomie, ihre Intimsphäre zu großen Teilen aufzugeben, sich auszuliefern. Da Autonomie in der westlich geprägten Welt heute zu den höchsten individuellen Gütern gehört, lässt sich erahnen, wie katastrophal die Folgen erlebt werden können.[57]

Wer einmal bettlägerig gezwungen war, seinen Darm in einer peinlichen Prozedur entleeren zu müssen – mit Klingeln, Warten auf die Pflegekräfte, Pfanne ins Bett und Hoffen auf die nötige Lockerheit im Beisein des Zimmernachbarn –, der weiß, welche Freiheit ein Gang zum Klo bedeuten kann.

Der Patient begegnet drei Funktionskreisen in der Klinik: Medizin, Verwaltung/Versorgung und Pflege.[58] Viele, sehr unterschiedliche Berufsgruppen und Menschen treffen dort zusammen. Die Reinigungskraft aus Ghana scherzt mit der Stationshilfe aus Kroatien, die Röntgenassistentin aus der Türkei bespricht sich mit dem Stationsarzt aus der Schweiz. In großen Kliniken sollen es bis zu dreihundert unterschiedliche Berufsbilder sein[59] und über hundert verschiedene Nationalitäten.

Die einzelnen Berufsgruppen treffen jedoch nicht irgendwie aufeinander, vor allem nicht im Patientenkontakt. Denn in den Kliniken herrscht Ordnung. Eine strenge Ordnung, eine Hierarchie, die allerdings von Chefarzt zu Chefarzt sehr unterschiedlich ausgelebt werden kann.

Gang durch die Hierarchie

Dem in Beobachtung und Körpersprache geschulten Clown gelingt es mit gewisser Klinikerfahrung, Menschen in weißen Kitteln schon aus geraumer Entfernung in etwa ihrem Status nach zuzuordnen: am Gang.

> *Wir fangen unten an in der Medizinhierarchie, in Klammern steht jeweils der am Kittel dokumentierte Status: 1. Studenten im Praktikum (cand. med.) bewegen sich federnd, entspannt, wissbegierig lächelnd, irgendwie froh, dazuzugehören. 2. Assistenzärzte (manchmal ohne Dr., nur mit Namen), die Kulis der Klinik, eilen mit wehenden Kitteln umher, besprechen sich oft im Gehen oder Stehen. 3. Stationsärzte (immer Dr.), verantwortlich für das anstrengende Tagesgeschäft, bewegen sich zwar nur unwesentlich langsamer, aber irgendwie aufrechter und oft gemeinsam mit Mitgliedern der Gruppe eins und zwei, die leicht nach hinten versetzt folgen. 4. Oberärzte (manchmal schon Prof. Dr.) sind die Stellvertreter des Chefs und die Schaltstelle zur Station. Sie haben schon viel ertragen müssen an Arbeit und Unterordnung, sind zumindest Letzterem nun weitestgehend entkommen. Sie gehen gemessenener Schrittes, aufrecht und zielgerichtet. Ihnen folgen öfter Mitglieder der Gruppen eins bis drei – in gewissem Abstand. 5. Chefärzte, sie haben es geschafft. Sie sind oben angekommen, tragen aber auch (juristisch gesehen) die ganze Verantwortung. Sie können es sich leisten, sehr aufrecht und sehr langsam zu gehen, die Hände in den Taschen des Kittels versenkt oder verschränkt auf dem Rücken. Wenn nicht gerade Visite ist, sind sie oft allein unterwegs, anscheinend ziellos, bisweilen huldvoll grüßend.*

Ausflug in die Geschichte

Diese hierarchischen Verhältnisse erscheinen nicht nur Clowns paramilitärisch. Aus gutem Grund. Denn die Abstufung, wer was wann entscheiden darf, was wann (im Notfall) möglichst schnell geschehen muss, wirkt nicht zufällig militärisch. Diese Hierarchie ist ein Ergebnis der mit dem Militär verschlungenen historischen Wurzeln des Krankenhauses. Die meist patriarchalischen Strukturen haben ebenfalls eine lange zurückliegende Ursache: Arzt zu sein, war früher eine Domäne der Männer. Die erste Frau der modernen westlichen Welt, die ein Medizinstudium abschloss, war 1849 die Engländerin Elizabeth Blackwell in New York.[60] Ebenfalls in die Vereinigten Staaten reisen musste Henriette Hirschfeld-Tiburtius, Pastorentochter von Sylt, um Zahnmedizin zu studieren. Im Jahr 1869 gelang ihr dort der Abschluss. Sie kehrte nach Berlin zurück und gilt als erste deutsche Zahnärztin.[61] Während bald auch in der Schweiz und Großbritannien das Medizinstudium für Frauen bedingt möglich war,[62] wurden Studentinnen im Deutschen Reich erstmals 1899 zu den Staatsprüfungen der Medizin, Zahnmedizin und Pharmazie zugelassen.[63]

Die Krankenpflege hingegen kam aus der christlichen Diakoniebewegung des Bürgertums. Für diese Frauen war pflegende Arbeit verbunden mit den damals üblichen weiblichen Idealen von Unterordnung und Gehorsam, Selbstlosigkeit und Hingabe.[64]

Vom Hospital zum Krankenhaus

Krankenhäuser, wie wir sie heute kennen, gibt es seit dem 18. Jahrhundert. Davor waren Krankheit, Siechtum und Tod eine innerfamiliäre Angelegenheit. Ein Hospital war zu jener Zeit der letzte Zufluchtsort für sozial Gestrandete, dort wurden chronisch Kranke und verarmte, alte Menschen (mehr oder weniger) verwahrt. In sogenannten Pesthäusern isolierte man außerdem Menschen mit ansteckenden Krankheiten.[65] Der Dreißigjährige Krieg bedeutete einen Einschnitt in Europa. Denn sogar zu Anfang des 18. Jahrhunderts lasteten die Auswirkungen jener zahllosen Schlachten immer noch schwer auf den deutschen Kleinstaaten: Die Bevölkerung blieb dezimiert, besonders die männliche. Die Kindersterblichkeit war – wegen der zu großen Teilen unzumutbaren Lebensumstände – enorm hoch. Es fehlte an dem, was einem Herrscher damals am wichtigsten war: an Soldaten.

Parallel dazu entfaltete die Aufklärung ihre Kraft, in der die Vernunft zum entscheidenden Kriterium des individuellen und gesellschaftlichen Lebens ausgerufen wurde.[66] Diese Strömung wirkte bis in die Königshäuser: Zuvor unantastbare Monarchen verstanden sich nun als „erste Diener des Staates". Zudem begann die Industrialisierung – mit massiven Folgen: Menschen zogen vom Land in die Städte und dort wuchsen die Elendsquartiere.[67] Handeln tat also Not.

Beispiel Preußen: Dort entwickelte sich unter dem „aufgeklärten" König Friedrich Wilhelm I. eine staatliche Gesundheitspolitik. Dazu zählte eine Reglementierung der auszubildenden Mediziner, Bader, Hebammen und Apotheker verbunden mit der Einrichtung eines – vor allem für die Ärzte – passenden Ortes für Praxis, Lehre und Forschung: dem Krankenhaus. So wurde in Berlin das alte Pesthaus umgewandelt in ein Garnisons- und Bürgerlazarett und 1727 eröffnet. Die „Charité" galt damals im deutschsprachigen Raum als vorbildlich. Kein Widerspruch war, dass dort vor allem Militärärzte und Soldaten (als Patienten) anzutreffen waren.[68] Auch das erste „Allgemeine Krankenhaus" in Wien – ebenfalls als vorbildlich gepriesen[69] – beruhte auf dem Gedanken, ein Soldatenspital zu schaffen. Im Jahr 1784 wurde es eröffnet, mit einer paramilitärischen Struktur: Dem leitenden Direktor unterstanden der Verwalter, ein Lehrer der „Arzneykunde" und der „Wundarzneykunde", sechs Ärzte und drei Wundärzte. „Diese, später ständig veränderte, Hierarchie bestand somit vom ersten Tag an und ist nicht Resultat einer historischen Entwicklung."[70]

Besonderheiten in der Pädiatrie

Diese schwierigen Bedingungen eines Krankenhauses gelten auch für die pädiatrischen Abteilungen – allerdings in abgeschwächter Form. Kinderärzten wird besonderes Interesse an ihren Patienten attestiert, zum Teil weit über das unmittelbar medizinische hinaus. Ihr Engagement für die ihnen Anvertrauten übertrifft bisweilen gar ihren Ehrgeiz, sich in den hierarchischen Strukturen nach oben zu arbeiten. Ihr Interesse an Kindern wird oftmals an der Zahl der eigenen Kinder deutlich.[71]

Die Kolleginnen des pflegenden Personals (es sind immer noch meist Frauen) weisen eine ähnliche Grundmotivation auf. Viele werden explizit Kinderkrankenschwester aus dem Wunsch heraus, Kinder zu betreuen, ihnen zu helfen. Allerdings stoßen sie in der praktischen Arbeit ständig an Grenzen: Ihre medizinisch-technischen sowie verwaltend-dokumentierenden Tätigkeiten nehmen inzwischen drei Viertel der Arbeitszeit ein. Da wird die individuelle Frustrationstoleranz oft auf eine harte Probe gestellt.[72]

Auf Erwachsenenstationen dagegen wirken Kinder wie Fremdkörper. Denn bei den großen Patienten überwiegt der Wunsch nach Ruhe und Zurückgezogenheit, Kinder aber suchen Ablenkung, Bewegung, Unterhaltung. Das Personal dort ist auch nicht mit deren Bedürfnissen vertraut. Deshalb fehlt Kindern, wenn sie auf einer Erwachsenenstation untergebracht werden, ein angemessener Umgang.[73]

„Multidisziplinäre Hilfe" notwendig

Die Behandlung von Kindern lässt sich zudem nicht auf eine Ebene, die körperliche, begrenzen. Kinder – je jünger, desto mehr – reagieren vor allem emotional und in der Klinik vor allem ängstlich. Deshalb brauchen sie Zuspruch, Geborgenheit, Sicherheit. Den Eltern allein wird es kaum gelingen, dies in notwendigem Maße zu geben. Bei diesem „multidimensionalen Phänomen" sind sie auf „multidisziplinäre Hilfe" des medizinischen, pflegerischen und therapeutischen Personals angewiesen.[74] Eine große Hilfe im Umgang mit verängstigten Kindern, nämlich der Humor, bleibt aber fast ungenutzt. Der natürliche Gegenspieler der Angst wird in der (deutschsprachigen) Fachliteratur der Kinderkrankenpflege kaum erwähnt. „Hühnerbrust" und „Hüftschiene" lassen sich finden, aber nicht Humor.[75] Eine Ausnahme bildet der Band von Uta Oelke, in dem dem Thema Humor sogar ein eigenes Kapitel gewidmet ist. Darin wird mit Recht auf den positiven Effekt auf die Patienten ebenso wie auf das Pflege- und Behandlungsteam hingewiesen.[76]

Angesichts dieser Humorferne sind Clowns in der entsprechenden Literatur kaum zu erwarten. Es lassen sich in den Stichwortverzeichnissen „Clostridium perfingens“ finden oder der „Clonidin-Belastungstest“, aber kein Clown.[77] Zwei Ausnahmen gibt es: In einem Aufsatz werden Klinik-Clowns als „punktuelle Ablenkung“ bezeichnet, die aber nicht „die qualifizierte Betreuung durch Fachpersonal“ ersetzen können.[78] Bei der zweiten Ausnahme werden Care-Clowns sowohl für Organisationen als auch in der häuslichen Pflege als „möglich und nötig“ bezeichnet.[79]

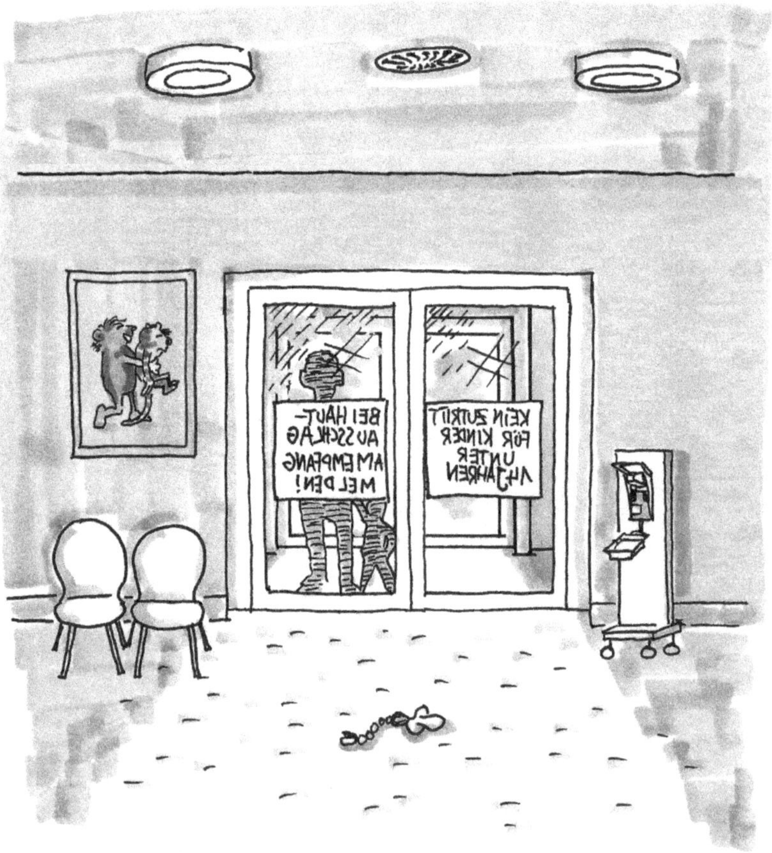
BEI HAUT-
AUSSCHLAG
AM EMPFANG
MELDEN!
KEIN ZUTRITT
FÜR KINDER
UNTER
14 JAHREN

Kapitel 5
Innenansichten einer Station

Die Station einer Klinik ist ein komplexes und kompliziertes Gebilde, das Außenstehende nur in Ansätzen verstehen. Das gilt zwar besonders für Besucher, in Teilen aber auch für Menschen, die dort regelmäßig arbeiten wie Clowns, Lehrer oder Therapeutinnen – alle kommen von außen. Wie aber geht es jenen Menschen, die einen großen Teil ihres Alltags dort verbringen (müssen), einen Teil ihres Lebens? Wie sehen die „ihre“ Station? Um Patienten und Personal besser verstehen zu können, braucht es Innenansichten. Am Beispiel einer onkologischen Kinderstation (onkologisch gleich an Krebs erkrankt) der Universitätsklinik Frankfurt am Main schildern fünf Menschen – Arbeitende und Betroffene – ihr Erleben dort.[80]

Claude, 53 Jahre

Claude ist seit 14 Jahren Erzieherin auf der Station.

Wir Erzieherinnen stehen hier auf Station für das normale Leben. Wir haben keinen therapeutischen Auftrag, außer mal zu helfen, die Kinder zu mobilisieren. Mit uns kann jede reden wie mit der Nachbarin, was ja gänzlich fehlt. Mir sagte einmal eine Mutter: „Danke für die Gespräche über Schuhe.“ Das habe ich als Kompliment betrachtet. Wir haben auch keinen pädagogischen Auftrag, anders als im Kindergarten. Und wir haben immer die ganze Familie im Blick, wenn auch die Kinder besonders. Wir spielen, basteln mit ihnen, machen den DVD-Verleih, vor allem bringen wir Kinder zusammen, damit sie miteinander spielen können.

Wir glauben, dass dieses Spiel in der Gruppe den Kindern einen Hauch von Normalität gibt. Denn sobald sie auf Station aufgenommen sind, geben alle ihre Privatheit auf. Jeder kommt einfach ins Zimmer: Pflegepersonal, Ärzte, Reinigungskräfte. Kind und Mutter wohnen zusammen mit einem anderen Kind, das sie sich nicht ausgesucht haben, vielleicht noch nicht einmal kannten. Jede Interaktion zwischen Kind und Eltern verläuft öffentlich, ob sie nun kuscheln oder sich streiten. Viele Mütter fragen sich: „Was sagen wohl die anderen zu meinem Erziehungsstil?" Es wird ihnen alles genommen, womit sie sich sonst zu Hause beschäftigen. Noch nicht einmal kochen müssen sie. Und sie müssen sogar zustimmen, dass ihr Kind ständig verletzt, mit der Chemo an den Rand des Todes gebracht wird – alles entgegen Ihrem Ur-Instinkt. Das ist schwer auszuhalten. Dabei können sie sich noch nicht einmal beschweren, denn es ist ja alles zu ihrem Besten. Paare, Familien, Geschwister werden zudem auf lange Zeit getrennt – das ist eine extreme Belastung. Viele Beziehungen zerbrechen daran.

Den Kindern bleibt nichts mehr vom Alltag: kein Kindergarten, keine Schule, keine Freunde, nichts. Besuchskinder müssen mindestens 14 Jahre alt sein. Die erkrankten Kinder bis zum Alter von drei, vier Jahren gehen oft zurück in die alte Mutter/Kind-Hülle. Etwas ältere Kinder, etwa von sechs bis zehn Jahren, sind recht anpassungsfähig. Jugendlichen hingegen fällt das Leben ohne Peergroup extrem schwer. Sie leben reduziert auf Familie und Elektronik. Und immer steht die Krankheit im Mittelpunkt. Über kurz oder lang drehen sich alle Gespräche um Blutwerte, Körpertemperatur, die nächste Chemo.

Clowns stehen für das Besondere

Clowns gehören zur Klinik. Während wir Erzieherinnen so etwas wie die Normalität darstellen, stehen die Clowns für etwas Besonderes. Mit ihnen gibt es neben all den schweren und schmerzhaften Unberechenbarkeiten auch ein paar lustige. Clowns stellen in der Klinik so etwas dar wie eine Insel des Schönen, ein Refugium für die Seele. Selbst wenn der Humor sich bei den Kindern sehr unterschiedlich zeigt: Manche sind unsicher oder verwirrt, andere können leicht mitgehen und mitlachen.

Ich weiß, dass ich an keinem normalen Arbeitsplatz bin, aber an genau dieser Arbeit bin ich interessiert. Und spüre große Dankbarkeit, dass ich hier arbeiten kann, selbstständig, ohne Vorgaben, aber mit hoher Verantwortung. Ich werde dafür bezahlt, in diesem System menschenfreundlich zu sein. Das ist mir ein echtes Anliegen. Und wenn ich so arbeite, dass ich etwas fühlen möchte, gebe ich die Entscheidung aus der Hand, welche Gefühle da kommen – leichte oder schwere. Den Tod habe ich als Teil meines Lebens akzeptiert, auch wenn ich immer wieder sehr unterschiedlich damit umgehe: Mal meditiere ich, mal putze ich, mal räume ich auf. Ich mache es so, als ob in meinem Privatleben etwas Schlimmes passieren würde, z. B. mein Nachbar sterben.

Ich habe einen Arbeitsplatz, an dem ich Mensch sein kann, mich als Mensch entwickeln. Das betrachte ich als Privileg und großes Glück!

Andrea, 52 Jahre

Andrea ist Mutter von zwei Jungen, der Jüngere erkrankte 2007 mit neun Jahren an Leukämie.

Seinen neunten Geburtstag hat Jo noch zu Hause gefeiert, dann musste er in die Klinik, weil er ständig Knochenschmerzen hatte. Wir waren fast drei Wochen auf der normalen Kinderstation, wo er viele Medikamente bekommen hat, die alle nichts nutzten. Er wurde immer blasser und dünner. Ich habe dann darauf bestanden, einen Onkologen zu Rate zu ziehen und auf Leukämie zu testen – z. T. gegen die Empfehlung einiger Ärzte. Wie ich auf Leukämie kam? Keine Ahnung, manchmal habe ich so eine Eingebung. Dann kamen die Ärzte und sagten: „Wir wollten eine Leukämie ausschließen – aber wir haben eine gefunden." Diesen Satz werde ich nie vergessen. Er hat mich nicht umgehauen, nein, er hat mich befreit, es war fast wie eine Erlösung, endlich Klarheit zu haben. Dann habe ich zu Jo gesagt: Ärmel hochkrempeln, jetzt wird es hart, aber wir schaffen das. Jo wusste – woher auch immer – sofort, was los war. Er sagte zu seinem Vater: „Papa, jetzt muss ich sterben."

Wir beide waren froh, als wir auf die onkologische Kinderstation kamen. Da gab es Spielzeug, einen kleinen Billardtisch, Erzieherinnen, Clowns. Und Ärzte, die sich unserer annahmen. Einer der Oberärzte sagte einen Satz, den ich auch nie vergesse: „Ich nehme Sie jetzt fünf Jahre an die Hand, und dann sehen wir, wo wir stehen." Ein anderer nahm sich zwei Stunden Zeit, um uns alles zu erklären, alle unsere Fragen zu beantworten – als ob er sonst nichts zu tun hätte. Alles war sehr menschlich. Mit einem Arzt haben wir sogar Heiligabend zusammen gefeiert.

Ein Konzert aus Dankbarkeit

Vielleicht hat zu dem guten Verhältnis beigetragen, dass ich Musikerin bin und Geige spiele. Zwei Ärzte, die mir sehr geholfen haben, spielten selbst ein Instrument. Es gab immer ein wenig Zeit, über Musik zu sprechen, das verband. Ab und zu habe ich auch auf Station gespielt, auf dem Flur oder in einigen Zimmern. Das hat alle gefreut. Am Ende von Jos Krankheit haben wir mit unserem Streichquartett ein Konzert für die Ärzte gegeben, das war meine Art, mich zu bedanken.

Jo hatte eine gewöhnliche Leukämie, wenn auch eine schwerere Form davon. Die erste Kortison-Behandlung schlug nicht an, er wurde in das Hochrisiko-Behandlungsprotokoll eingestuft. Die Ärzte haben dann ein sehr teures Medikament aus den USA bestellt, das half. Wir waren anderthalb Jahre fast durchgängig auf Station, weil Jo in der chemofreien Erholungsphase zu Hause schnell zusätzlich krank wurde. Und die ganze Zeit hatte ich keine Paarbeziehung, kein zweites Kind, nur eine Sorge: Dass Jo gesund wird, sonst nichts.

Lukas hat damals gesagt, dass er lieber krank wäre an Stelle seines Bruders: Einerseits hatte Lukas sicher Angst um ihn, andererseits wären ihm dann viel Aufmerksamkeit und Geschenke gewiss gewesen. Dennoch war ihm sehr wichtig, auf die Station zu kommen. Erlaubt war das mit 14 Jahren, er war aber erst elf. Er wurde einmal gründlich untersucht und durfte dann tatsächlich, als absolute Ausnahme, mit auf Station kommen – leider nur mit Kittel, Handschuhen und Mundschutz.

Unsere Elternbeziehung hat die Krankheit nicht überlebt. Lukas ist beim Vater geblieben. Es gab damals kaum Angebote für Geschwisterkinder. Lukas ist dann verhaltensauffällig geworden. Mit zwölf Jahren fing er an zu rauchen, später zu kiffen. Wir haben uns psychosoziale Hilfe geholt. Wenn ich damals gewusst hätte, was alles passiert ist mit ihm – aber ich konnte nicht anders. Glücklich habe ich Lukas zuletzt an seinem zehnten Geburtstag gesehen, das war für ihn gleichzeitig das Ende der Kindheit. Erst jetzt, fast zehn Jahre später, kann ich sagen: Es geht ihm wieder richtig gut.

Sehr gewöhnungsbedürftig war für mich in der Klinik die völlig fehlende Privatheit. Wir waren rund um die Uhr öffentlich, immer mit einem zweitem oder dritten Kind (und deren Müttern) auf dem Zimmer. Da lernte ich schnell die Eigenheiten der anderen kennen: Manche ließen ihre Kinder rund um die Uhr Playstation spielen, was ich nie gemacht habe, manche Mütter schienen überfordert. Sie haben zwanzig Euro für die Pizza dagelassen und sind abends gegangen. Und dieses Schnarchen, na ja. Die einzige echte Privatheit hatte ich im Bad, wenn die Tür zu war.

Bedrohung im Nacken

Mit am schwierigsten war es, wenn ein Kind gestorben war. Das wurde auf der Station auch nicht verschwiegen, was ich gut finde. Es standen Kerzen auf einem kleinen Tisch vor dem Zimmer des verstorbenen Kindes. Aber die weinenden Mütter zu sehen, die Angehörigen in den schwarzen Sachen – diese Bedrohung sitzt halt immer im Nacken.

Auf der Station haben wir uns gut aufgehoben, gut behandelt, ernst genommen gefühlt, inklusive der Angebote des Psychosozialen Dienstes. Ohne die Spielangebote wäre es nicht gegangen. Ohne die Clowns natürlich auch nicht, wobei die erste Begegnung etwas seltsam war: Die beiden Clowns haben für Jos Lieblingskuscheltier, ein kleines Pferd, eine Beerdigung geplant. Wir waren sehr irritiert. Dann haben sie aber irgendwie die Kurve noch bekommen und für einen neuen Geburtstag des Pferdes viele Aufklebekerzen verschenkt. Wir waren etwas versöhnt, obwohl uns alles etwas merkwürdig vorkam. Doch blieben wir offen für die Clowns und hatten später viel Spaß mit ihnen. Mir war zudem schnell klar, wenn ich mitmache, ist der Spaß für Jo größer. Also habe ich (fast) immer mitgemacht. Wenn Jo mal im Zelltief war (Anmerkung: Zelltief wird der Zeitpunkt genannt mit dem geringsten Anteil weißer Blutkörperchen im Blut) und keine Lust auf Clowns hatte, genügte es, wenn sie nur mal kurz reinschauten. Dann

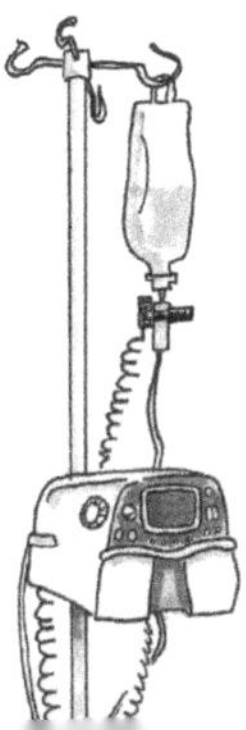

ist trotzdem etwas passiert – das war wie ein Ritual, fast wie eine Vorlesegeschichte vor dem Einschlafen.

Das alles ist nun lange her. Einen weiteren Satz der Ärzte habe ich nach all den Jahren nicht vergessen: Dass Jo zeit seines Lebens ein Risikopatient bleiben wird. Das habe ich vor kurzem noch einmal spüren müssen.

Alina, 23 Jahre

Alina erkrankte dreimal an ALL (Akute Lymphatische Leukämie), mit vier, sieben und elf Jahren. Beim dritten Mal wurde sie stammzelltransplantiert, die beiden letzten Male in Frankfurt behandelt. Sie ließ sich später zur Rettungsassistentin ausbilden und studiert inzwischen Medizin.

Die drei Erkrankungen – das alles war eine richtig schlimme Zeit. Dennoch, vielleicht hört sich das dann komisch an: Heute will ich mit niemandem tauschen. Ich wäre nie Notfallsanitäterin geworden, würde nie Medizin studieren. Diese Zeit hat mich zu der gemacht, die ich heute bin – mit einer inneren Ruhe, die ich sonst nicht hätte.

Die Erkrankungen sind mir noch sehr präsent, auch wenn ich mich unterschiedlich intensiv daran erinnere. Das Schwerste war für mich immer, dass ich mich ausgeliefert habe, keine Kontrolle mehr hatte über das, was mit mir geschah. Auch wenn ich wusste, dass es notwendig war. Das erste Mal war es noch am einfachsten, auch wenn von einem auf den anderen Tag mein Kindsein vorbei war. Ich habe gar nicht begriffen, um was es ging. Sie haben mir gesagt: „Mach' dies oder das", und ich habe es gemacht. Das zweite Mal war das schlimmste: Sie hatten mir ja vorher gesagt, ich sei gesund. Und dann war ich es doch nicht. Damit war mein Vertrauen dahin: Vertrauen in die Ärzte, in die Gerechtigkeit vom Leben. Ich war mutlos und wenn ich mich erinnere, sind es vor allem düstere Bilder voller Zweifel, Wut und Resignation. Ich habe lange um die Frage gekreist: Warum ich? Warum wieder ich? Irgendwann habe ich damit aber aufgehört, weil niemand mir diese Fragen beantworten konnte. Ich musste die Dinge annehmen, die ich nicht ändern konnte. Daran bin ich gewachsen.

Dann kam die dritte Erkrankung. Da war ich gelassener, hatte eine gewisse Routine. Und als meine Mutter mich fragte, ob ich das Ganze noch einmal machen wolle, war es für mich keine Frage. Ich habe ihr gesagt: Ich will kämpfen, aber wenn ich nicht mehr kann, müsst ihr das für mich übernehmen. Das haben sie später auch getan.

Dennoch geliebt werden

Mir hat aber noch mehr geholfen. In der Klinik ist alles sehr intim, wie eine Art Familie. Da musste ich mich ausziehen, im übertragenen wie im realen Sinne. Mich haben alle gesehen – mit kaputten Lippen oder aufgedunsenem Gesicht. Dennoch angenommen, ja geliebt zu werden, auch wenn ich hässlich war oder miese Laune hatte, ist die wunderbarste Erfahrung, die ich als Kind gemacht habe.

Ohne meine Familie hätte ich diese Zeit nicht ertragen. Wir alle haben die drei Erkrankungen überstanden, zusammengehalten – auch wenn meine zwei Jahre jüngere Schwester mir immer noch böse ist, weil sich alles um mich gedreht hat. Meine Eltern haben mit mir geweint und gelacht. Sie haben mir die Glatze geschminkt, haben aus meinen ausgefallenen Haaren einen Zopf geflochten und aufgehoben, haben mir Kuscheltiere und Bilder mitgebracht – so habe ich das Klinikzimmer ein wenig zu meinem gemacht. Sie hatten ein sehr gutes Gefühl dafür, was mir hilft. Außerhalb habe ich ebenfalls viel Unterstützung bekommen – das alles hatte enormen Einfluss auf den Heilungsprozess.

Wichtig war zudem jedes kleine Stück Mitbestimmung – wie bei den Spielsituationen mit den anderen Kindern oder den Clowns. Die Clowns wurden schnell zu engen Familienmitgliedern, zählten zu den drei Highlights der Woche: montags gemeinsames Kochen, mittwochs gemeinsames Frühstück, am Nachmittag die Clowns. Das alles ist für sich genommen nicht so viel, aber im Klinikalltag war das eine Riesenfreude. Alles, was dem Herzen hilft, ist ein extrem wichtiger Teil der Behandlung. Mindestens die Hälfte, wenn nicht mehr.

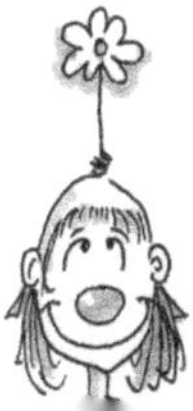

Die Clowns haben mich nie genervt. Ich habe mich immer gefreut und fand sie gut, weil sie immer gespürt haben: Will ich gerade Besuch oder nicht, weil es mir schlecht geht. Da war es einfach schön, wenn sie nur kurz zur Tür reingeschaut und „Hallo" gesagt haben und dann wieder gegangen sind – ohne jede Aktion. Die Ablenkung, die Erinnerung ist geblieben, war ein Lichtblick am Tag. Das war besonders wichtig in meinen miesesten Momenten.

Schön war, dass für kurze Zeit die Krankheit nicht im Fokus stand, dass da auf einmal Erwachsene kamen und nicht diesen mitleidigen Blick hatten, den alle Erwachsenen hatten, wenn sie mich besuchten. Bei den Clowns durfte ich wirklich das Kind sein, das ich eigentlich war. Sonst musste ich ja immer mitarbeiten bei Infusionen, Punktionen, Tabletten schlucken – wie eine Erwachsene. Ich konnte auch meinen Frust, meine Wut bei den Clowns ablachen, sie haben mir die Anspannung, die Ernsthaftigkeit genommen. So wie, wenn man über etwas Ernstes nicht lachen will, es dann aber nicht verhindern kann. Dann ist das Problem zwar noch genauso da wie vorher, aber es wiegt nicht mehr so schwer. Für uns alle, für mich, meine Eltern, die Pflegekräfte hat sich die Situation dadurch entspannt.

Zu den Clowns, die mich regelmäßig besuchten, habe ich einen sehr guten Kontakt bekommen. Denn in einer so existenziellen Situation wie bei meinen Erkrankungen entsteht eine sehr große Nähe und Verbundenheit. Die bleibt für immer.

Heidi, 54 Jahre

Heidi hat zwei erwachsene Kinder und ist seit 35 Jahren Krankenschwester auf der Station.

Wieso ich auf der Onkologie arbeite? Da bin ich irgendwie hängen geblieben. Meine Ausbildung habe ich an der Uni-Klinik gemacht und war unter anderem auf dieser Station. Dann wollte ich eine interessante Arbeit haben, nichts Langweiliges. Genau das habe ich hier gefunden: Hier ist ständig etwas los – ich bin immer gefordert. Das gefällt mir. Außerdem kann ich im Team arbeiten, auch das wollte ich immer.

Klar gab es auch schwierige Zeiten. Zum Beispiel, als ich nach meiner Babypause wieder angefangen habe. Ich bekam zwar die Arbeitszeiten, die ich brauchte – von acht bis 13 Uhr, doch für den Preis, dass ich nicht mehr richtig dazugehörte. Ich war nicht in die normale Schicht eingebunden. Es hieß immer wieder: „Heidi, kannst du mal eben." Das änderte sich erst mit der Rückkehr zu normalen Arbeitszeiten. In der Zeit hatte ich eine Phase, da dachte ich, Krankenschwester zu sein ist ein so unkreativer Beruf, ich möchte gern mal was Kreatives machen. Ich wollte eine Floristikausbildung beginnen. Aber mit Familie, wenig Zeit und Geld? Na, ja. Und nach einem Gespräch mit einer guten Kollegin habe ich gemerkt, dass ich hier doch ganz gut aufgehoben bin – und schaue jetzt mal, ob es bis zur Rente so bleibt.

Ärzte ordnen an, wir flitzen

Und Arbeit haben wir immer reichlich. Das liegt nicht nur am Personalmangel. Es ist über die Jahre einfach mehr geworden. Was wir alles machen müssen: Ständig die Vitalzeichen kontrollieren, d. h. Blutdruck, Puls, Atmung messen, zudem überprüfen, was der Patient alles so ausscheidet. Dann haben wir vor allem das Therapieprotokoll, in dem genau vermerkt ist, wer an welchem Tag und meist zu welcher Uhrzeit welche Infusionen bekommt. Die Ärzte setzen das an, wir flitzen dann los.

Dazu kommt immer noch Unvorhergesehenes. Zum Beispiel unerwartete Neuaufnahmen. Für die Leute im Büro ist das ein Klick, schon ist das Bett belegt. Aber bis wir den realen Menschen da drin haben, das dauert mindestens eine halbe Stunde. Und Notfälle gibt es auch noch: Patienten mit Atemnot, Krampfanfällen – da muss es flott gehen. Daneben machen wir natürlich die Betten und so. Und dokumentieren muss ich alles ebenfalls. Manchmal laufe ich den ganzen Tag nur hin und her – und komme erst nach Feierabend dazu, zu dokumentieren, was ich gemacht habe.

Aber es war nie der psychische Stress, der mich angestrengt hat. Ich glaube, ich habe einen guten Weg gefunden, mich nicht zu sehr an Patienten zu binden. Wenn es zu Schichtbeginn um die Zuteilung geht, sage ich nie: Ich möchte gerne den betreuen. Ich sage nur, wen ich nicht so gerne betreuen möchte. Das hilft mir, die Arbeit gut vom Privaten zu trennen. Meistens. Manchmal nehme ich dennoch etwas mit nach Hause. Wir hatten zum Beispiel einmal ein Kind, bei dem eine aplastische Anämie (Knochenmarkversagen) diagnostiziert wurde und fast parallel bei dem Vater eine Leukämie. Beide sind nach langer Therapie innerhalb einer Woche gestorben. Das war schwer.

Schwere Erlebnisse machen demütig

Noch schwerer war es, als ich einmal von dem plötzlichen Tod eines Kindes überrascht wurde und so schockiert war, dass ich gar nichts fühlen konnte. Doch macht mich das alles auch demütig. Ich sage mir dann: Über welchen Mist rege ich mich eigentlich auf?

Schwierig war die Zeit, als meine eigenen Kinder klein waren. Da ging mir das Schicksal der gleichaltrigen Kinder, die hier krank auf Station lagen, besonders nahe. Das war oft schwer auszuhalten. Blöd war dabei, dass ich damals mit niemandem darüber gesprochen habe. Ich dachte, das wäre nur mein Problem. Dabei geht es allen so. Doch das ist lange her. Heute versorge ich gerne ältere Jungs. Damit hole ich ein bisschen nach, was mir privat fehlt. Ich habe zwei Mädchen, mit denen ich sehr glücklich bin – aber einen Jungen hätte ich schon gerne gehabt.

Wieviel Anteil am Gesundwerden ein guter Kontakt und ein gutes Gefühl beim Patienten im Verhältnis zur klassischen Medizin haben? Das kann ich nicht sagen. Ich glaube, das ist von Patient zu Patient unterschiedlich. Jeder sollte so viel von allem bekommen, wie für seine Heilung wichtig ist. So lassen sich auch Wunder erklären, die hier immer wieder passieren. Wie bei dem Jungen, von dem es hieß, der werde nur noch dieses eine Weihnachten erleben, und das nur unter Qualen. Jetzt steht er vor seinem vierten oder fünften.

Wunder gibt es immer wieder

Über diese Wunder freue ich mich, Motivation ist für mich aber etwas anderes. Etwa, wenn eine Mutter gefragt wird, wer ihr Kind versorge, und sie sagt: „Den Namen weiß ich nicht, aber die kleine Nette." Oder wenn wir auf Station zu Weihnachten eine Dankeskarte bekommen und da heißt es: „Wenn schon krank, dann bei euch auf Station." Und drei Wochen später sagen uns die Eltern dieses Patienten, nachdem ihr Sohn, gestorben war: „Wenn schon sterben, dann bei euch."

Zu der guten Stimmung tragen neben den vielen anderen Betreuungskräften die Clowns bei. Sie verändern die Atmosphäre. Alles ist danach irgendwie leichter. Vor allem für die kleinen Kinder ist das toll, viele warten richtig auf sie. Auch den Eltern helfen die Clowns, denn sie machen die Erwachsenen lockerer. Etwas heikel ist es manchmal bei jugendlichen Patienten. Denn die hatten sich vor der Erkrankung schon auf den Weg gemacht zu etwas Eigenem – und werden nun durch die Krankheit wieder zurück zur Mama geworfen. Was nicht zu umgehen ist, die Jugendlichen aber nur schwer aushalten. Und nun kommen die Clowns mit „Kinderkram". Aber ich habe die Clowns immer als sehr sensibel erlebt. Für die Kleinen wäre es toll, wenn sie täglich kämen.

Jan, 57 Jahre

Jan ist Vater zweier erwachsener Kinder, Oberarzt, und seit 23 Jahren in der Frankfurter Kinderonkologie.

Die Erklärung, warum ich dort arbeite, wo viele freiwillig nicht sein möchten, irritiert vielleicht. Ich versuche es trotzdem. Ich hatte immer den Anspruch, meine Arbeit zu gestalten. Nach meinem Abschluss als Facharzt in der Kinderheilkunde stand ich vor der Entscheidung: Will ich in eine Praxis oder in die Klinik? In einer Praxis bin ich zwar selbstständig, habe aber mit Erkältungen oder Husten, also vergleichsweise banalen Erkrankungen zu tun. Wenn man als Kinderarzt in der Klinik bleibt, hat man in jedem Fall – nicht nur in der Onkologie – mit chronisch kranken Kindern zu tun. So sehe ich „meine" Kinder oft und kann eine Beziehung zu ihnen aufbauen. Dafür nehme ich manches in Kauf auf der Onkologie.

Dieses Gefühl ist geblieben, auch wenn sich im Verlauf meines Berufslebens meine Sichtweise auf mich und die Möglichkeiten der Medizin erheblich verändert hat. Als junger Arzt hatte ich therapeutische Größenfantasien. Ich dachte, es gibt auch für onkologische Erkrankungen bei Kindern ein Behandlungskonzept und wenn ich nur alles richtig mache, dann müssen ja alle gesund werden. Es war ein sehr schmerzhafter Prozess zu lernen, dass meine Macht nicht so groß ist. Ich musste mich auch professionalisieren zum Selbstschutz, denn sonst hätte ich die Arbeit nicht ausgehalten. Dazu habe ich in bestimmten Phasen Coaching, Supervision und therapeutische Selbsterfahrung in Anspruch genommen. Das war viel Aufwand und hat mir sehr geholfen. Zudem habe ich eine kluge Frau.

Größenfantasie und Demut

So ganz sind diese Größenfantasien aber noch nicht verschwunden. Ich denke, heute kann ich die psychische Belastung gut aushalten, die Gespräche mit den Eltern gut führen. Natürlich kommt es vor, dass ich mich und meine Kapazitäten falsch einschätze, so dass ich wieder demütiger auf mich schaue. So wie bei einem Kind, das ich recht eng betreut habe, und das in einer Nacht zum Sonntag verstorben ist. Wir hatten das erwartet und entsprechend besprochen. Dann hieß es aber von der Schwester nachts am Telefon, ich brauchte nicht zu kommen. Ich habe mich daran gehalten – obwohl irgendwas in mir signalisierte, es sei besser hinzufahren, der Mutter beizustehen. Wäre dann auch besser gewesen, sie fühlte sich in dem Moment im Stich gelassen. So bewege ich mich in einer Art Antagonismus zwischen Größenfantasie und Demut.

Ganz praktisch versuche ich, von den ersten Gesprächen an über Diagnose und Therapie mit Eltern und Kind ein Behandlungsbündnis zu schließen, so dass sie ein Grundvertrauen haben: Die machen das, so gut sie können. Die Therapie dauert ja insgesamt etwa zwei Jahre, da bleiben Tiefs und Pannen nie aus, und eine gute Basis trägt über solch schwere Zeiten hinweg. Bei manchen Familien geht das einfach, bei anderen ist es deutlich schwieriger. Im Diagnosegespräch teile ich den Eltern dann mit: Ihr Kind ist lebensbedrohlich erkrankt, doch man kann das behandeln. In ihrem Schock glauben die Eltern das oft nicht. Doch dann sage ich, was sich in den ersten ein, zwei Wochen auf Station verändern wird: Das Fieber, das Nasenbluten, die Knochenschmerzen und die Blutungsneigung werden zurückgehen. Da haben wir gute Erfahrungswerte, das kann ich recht zuverlässig voraussagen. Wenn das dann eintrifft, schafft das Vertrauen für die gesamte weitere Behandlung.

Früher habe ich ein solches Erstgespräch über die Diagnose etwa zweimal in der Woche geführt, das waren etwa hundert im Jahr. Das war nie Routine. Allerdings habe ich mir Routine angeeignet, die Reaktionen der Eltern besser auszuhalten. Doch habe ich in solchen Gesprächen auch etwas abgespalten: Meine eigene Betroffenheit. Einmal ging es sogar um ein Kind, das genau das gleiche Geburtsdatum hatte wie eines meiner Kinder. Das war wirklich schwierig. Da musste ich meinem Entsetzen gegensteuern, sodass ich weiterarbeiten konnte.
Dennoch sind die Stationen ein Ort, an dem viel gelacht wird, an dem man sich über vieles freut und Spaß hat. Man kann sich dort wohlfühlen, und ich tue das. Dazu tragen auch die Clowns bei. Die Kinder erleben die ja ganz unterschiedlich. Die einen freuen sich die ganze Woche darauf, die anderen finden sie ganz furchtbar. Das ist unter anderem eine Frage des Alters. Deshalb muss man als Clown die Bereitschaft mitbringen, dreimal abgewiesen worden zu sein und dennoch das vierte Mal mit der gleichen positiven Energie wiederzukommen.

Stationen als Ort der Freude

Grundsätzlich finde ich es wichtig, dass Clowns etwas Grenzüberschreitendes haben, dass bei ihnen die Hierarchie bröckelt, dass geschlossene Türen keine natürliche Grenze darstellen. Obwohl die Hierarchie in der Kinderklinik nicht so ausgeprägt ist wie auf den Stationen für Erwachsene, so ist sie doch vorhanden. So ist auch hier die Rolle des Arztes relativ festgeschrieben – und damit spielen die Clown-Doktoren. Bei manchen Kollegen führt das dazu, dass sie Abstand halten, weil sie Mühe haben, ihre eigene Rolle so überspitzt dargestellt zu sehen. Ich habe das Spiel der Clown-Doktoren immer als Wink verstanden, den eigenen Beruf nicht zu ernst zu nehmen. Dieses die Organisation irritierende, dieses Aufbrechen der Alltagsroutine ist für mich der wichtigste Effekt der Clowns im Krankenhaus. Davon profitieren alle Beteiligten.

Wieviel Anteil diese sogenannten weichen Kriterien an der Heilung haben, ist schwer messbar. Die soziale Betreuung ist natürlich wichtig, aber ob dies großen Einfluss hat auf die Heilungschance? Da bin ich skeptisch. Wenn ich Clown-Doktor wäre und sagen würde, ich erhöhe die Heilungschancen der Kinder – dann würde ich das meinen therapeutischen Größenfantasien zuordnen. Ganz sicher aber tragen die Clown-Doktoren zum Wohlfühlen bei, und Kinder, die sich wohlfühlen bei uns, halten belastende Situationen viel besser aus.

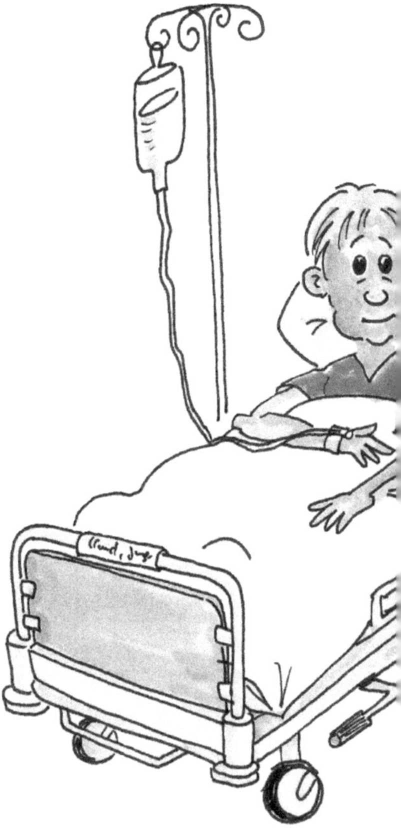

Kapitel 6
Kinder und Jugendliche in der Klinik

Clowns treffen in den Kliniken auf Kinder sehr unterschiedlichen Alters. Von Neugeborenen bis zu jungen Erwachsenen, die mit 24, 25 Jahren noch auf der Kinderonkologie liegen, weil sie an einem pädiatrischen Tumor leiden. Abgesehen davon, dass Clowns ihre Besuche ohnehin individuell abstimmen, hilft es zu wissen, wie unterschiedlich Kinder unterschiedlichen Alters ihren Aufenthalt in der Klinik erleben. Für die meisten Kinder bedeutet das erst einmal: Ausnahmezustand. Kleine Kinder spüren zudem: Die selige Zeit der Unversehrtheit ist vorüber.

Eine diffuse Angst nimmt jedes Kind von Anfang an wahr, denn nichts ist wie zu Hause: Es hat Schmerzen, kennt Geräusche und Gerüche nicht, unbekannte Menschen tun unbekannte, vielleicht sogar schmerzhafte Dinge mit ihm. Es muss in einem fremden Bett schlafen, bekommt ungewohntes Essen, der gewohnte Tagesablauf ist weg, alle Freunde ebenfalls.[81] Das Kind muss neben dieser Fremdheit im Außen auch eine im Innen bewältigen: Es ist krank oder verletzt – und erlebt damit etwas Unbekanntes in seinem Körper.[82] Keine Frage: Die Angst dominiert.[83]

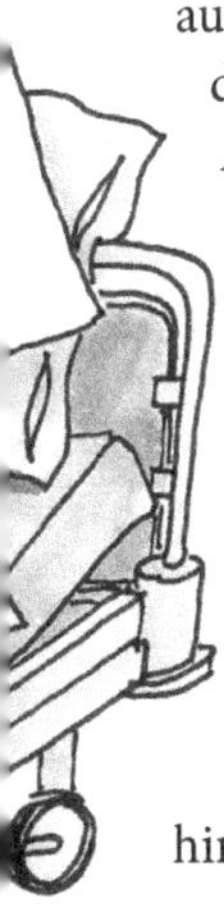

Ganz wesentlich wird die Angst gesteigert durch den erlebten Kontrollverlust, gleich, ob das Kind alt genug ist, diesen bewusst wahrzunehmen oder über die (sonst schützenden) Eltern erfährt: Die Kinder werden geröntgt, ihnen wird Blut abgenommen, sie müssen Medikamente schlucken, vielleicht werden sie operiert – nichts dergleichen wollen sie, müssen es aber (aus guten Gründen) ertragen. Doch Menschen, die keine Kontrolle über sich haben und die Situation, in der sie sich befinden, fühlen sich hilflos.[84] Zur Angst und Hilflosigkeit kommen Gefühle wie Wut oder Trauer hinzu.[85] Eine heikle, belastende, manchmal lähmende Kombination.

Als Clown habe ich einmal erlebt, wie einem etwa achtjährigen, sehr ängstlichen Jungen ambulant der Blutdruck gemessen werden sollte. Der sah die Schwester nur mit der Manschette kommen, begann zu schreien, warf sich auf den Boden und rannte schließlich vor der fassungslosen Krankenschwester davon aus dem Zimmer.

Natürlich sind Kinder, die mit Bauklötzen spielen oder dem Bobbycar über den Flur rollen, nicht ständig von Angst erfüllt. Doch zeigt die Erfahrung, dass eine entspannte Gefühlslage ganz schnell in eine angstvolle kippen kann, wenn vermutetes Unheil in Form der Ärztin oder Krankenschwester naht. Es hilft ungemein, wenn dieses Bewusstsein bei allen, die mit den Kindern arbeiten, präsent ist.

Zu den vielen Maßnahmen gegen die Angst wie Ablenkung, Zuwendung, Entspannung gehört es, das Kind aus seiner passiven Rolle zu holen. Es zu ermuntern zu schreien oder eine Hand fest zu drücken – das verringert sein Gefühl der Ohnmacht und Hilflosigkeit.[86] Humor kann ebenfalls helfen, den Stress in der Klinik so weit zu reduzieren, dass die Kinder damit umgehen können.[87] Auch Clowns können Kindern zur Seite stehen, denn sie besitzen oft ihr Vertrauen, haben es nicht erschüttert.[88]

Wunsch nach Normalität

Der größte Wunsch eines kranken Kindes unterscheidet sich in nichts von dem größten Wunsch eines kranken Erwachsenen: Wieder gesund zu werden, zurück in die Familie zu können, in den Alltag, in ihrem Fall in den Kindergarten, die Schule, die Ausbildung.[89] Sollte dieser Wunsch vorerst aber unerfüllbar sein, bleibt der Wunsch nach dem größtem Maß an Normalität in der Klinik. Dazu zählen das Spielen mit anderen Kindern und, je nach Einschränkung, Bewegung.[90] Besonders bei längeren Aufenthalten bedeutet Schulunterricht am Krankenbett ein wichtiges Stück Alltag. Doch wegen der erzwungenen Passivität und Eintönigkeit langweilen sich die Kinder oft.[91] So wird eben Langeweile am häufigsten genannt, wenn Kinder nach Schwierigkeiten in der Klinik gefragt werden.[92] Clowns können auch hier ein wesentliches Gegengewicht darstellen.[93]

Die Erwachsenen, die Kinder in die Klinik begleiten, in der Regel die Eltern, verunsichert die Ausnahmesituation Klinik ebenfalls. Wie hoch der Grad ihrer Unsicherheit ist, hängt von mehreren Faktoren ab, vor allem davon, wie groß die Not ihres Kindes ist. Hinzu kommt: Haben die Eltern eigene Erfahrungen im Krankenhaus? Waren diese positiv oder belastend? Leiden sie unter Schuldgefühlen, weil sie einen Unfall, eine Vergiftung nicht verhindert haben, weil sie von einer vererbbaren Krankheit nicht wussten? Ist damit eine Furcht verbunden, im Freundes- und Bekanntenkreis sozial verurteilt zu werden? Fürchten sie, dass ihr Erziehungsstil, vielleicht schamhaft gehütete Geheimnisse in der Klinik öffentlich werden? Erleben sie es als Zumutung, ihr Kind herauszugeben in einen fremdbestimmten Lebensraum? Empfinden sie die Krankheit ihres Kindes gar als narzisstische Kränkung?[94]

Kindliches „Frühwarnsystem"

Welcher Faktor auch immer die Eltern verunsichert – er wirkt. Nicht nur auf sie. Denn die Kinder bemerken die Ängste ihrer Eltern, besitzen eine Art „Frühwarnsystem".[95] Vor allem die Jüngeren haben dafür noch keine rationale Erklärung. Doch übernehmen sie die Ängste, machen sich in der Erklärungsnot unbewusst selbst gar Vorwürfe, den Eltern Angst zu machen.[96]

Ganz grob lassen sich die möglichen Reaktionen von Kindern in der Klinik in drei Muster unterteilen. Eine stellt die aggressive Abwehr dar. Die kann vom feindseligen Ablehnen bis zum Schlagen reichen. Vor allem ältere Kinder sind oft wütend, wieder als Kleinkind behandelt zu werden. Eine zweite Form der Abwehr bildet die Regression. Ältere Kinder verhalten sich dann wie kleine, geben ihre frisch erworbene Selbständigkeit auf, lassen sich anziehen oder füttern. Als dritte Möglichkeit lässt sich eine Art Depression beobachten: Kinder können im Selbstmitleid versinken und psychosomatische Symptome entwickeln. Bei anderen führen (absurde) Schuldgefühle oder reales Misstrauen zu Resignation oder scheinbarer Anpassung und ständigem Wohlverhalten. Beides birgt die Gefahr der Isolation.[97]

Abweichung als Normalität

Wie Kinder ihre Erkrankung, ihre Verletzung, ihren Aufenthalt im Krankenhaus erleben, hängt vor allem vom Alter ab. So sehr wir uns dabei klare Raster und Strukturen wünschen, die Orientierung bieten, so sehr würde dies in die Irre führen. Denn die normale, altersgemäße Entwicklung gibt es nicht. Bei verschiedenen Reihenuntersuchungen entsprachen lediglich ein Drittel bis ein Viertel der Kinder dem Entwicklungsstand, den sie ihrem chronologischen Alter nach hätten aufweisen sollen.[98] Die große Mehrheit hatte sich ganz anders entwickelt. Deshalb sind hier (und im Weiteren) alle Altersangaben lediglich als Richtwerte zu sehen. Normal sind Abweichungen davon.[99]

Säuglinge (bis ein Jahr)

Ein Baby empfängt äußere Reize zwar schon über seine Sinnesorgane, doch bleibt das Verarbeiten, das Einordnen dieser Reize im Gehirn limitiert. In der Klinik kann der Säugling erleben, dass zuvor Vertrautes (Geräusche, Gerüche, Licht) nun Unbekanntem gewichen ist. Ebenso, dass die Mutter ihr Verhalten, ihre Emotionen verändert hat. Gründe dafür kann das Baby nicht erkennen und deshalb sehr beunruhigt reagieren. Es besteht sogar das Risiko, dass Säuglinge dann jede Art von Untersuchung als existenzielle Bedrohung wahrnehmen. Sie können sich verspannen im Gesicht und am ganzen Körper, zudem weinen, schreien, zappeln oder mit Rückzug antworten.

Da manche Reaktionen von Säuglingen schwer einzuordnen sind, können sich ihre Eltern ebenfalls hilflos fühlen. Allerdings besteht in diesem Alter die Chance, dass Säuglinge sich in einem Mutter-Kind-Kokon geborgen fühlen.[100]

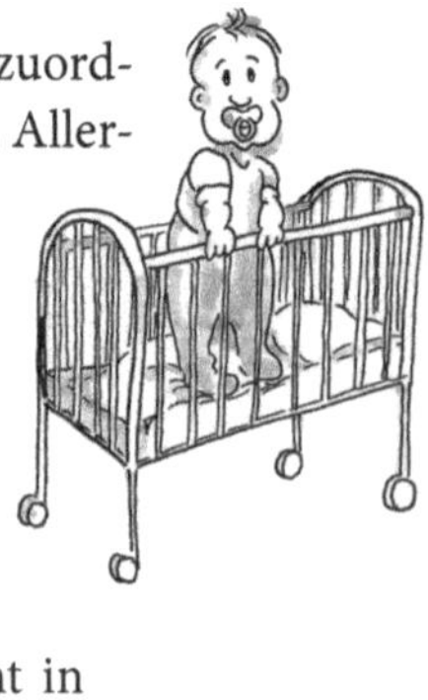

Kleinkinder (ein bis drei Jahre)

Auch diese Kinder besitzen kaum Kapazitäten zu kausalem Denken. Sie können Untersuchungen noch nicht in einen größeren Zusammenhang stellen, weshalb vieles als bedrohlich erlebt wird: Klaut mir die Ärztin mein Blut? Geht damit ein Stück von mir verloren?[101]

Der dreijährige Sohn kommt weinend zurück vom Rollerfahren. Er war gestürzt, hat etwas Haut am Schienbein eingebüßt. Er weint und ruft: „Haut ist weg, Haut ist weg." Den Hinweis, die wachse wieder nach, lässt er nicht gelten. „Nein, nein." Sollen wir es kühlen, frage ich. „Da muss ein Pflaster drauf, schnell." Also kommt ein buntes Zauberpflaster auf die Wunde. Doch beruhigen will sich der Sohn nicht. Sogar die herbeigeeilte Nachbarin sagt, die Haut wachse nach, das tue sie bei allen Menschen. Der Sohn aber schluchzt: „Bei mir nicht."

Kleinkinder erleben ihre Krankheit, ihre Verletzung vorwiegend emotional, als Minderung ihrer Vitalität. Besonders Schmerzen, die ihnen bei Behandlungen zugefügt werden, empfinden sie als Angriff auf ihren Körper und können heftig reagieren. Die Angst vor Trennung oder dem Verlassenwerden von den Eltern (erschwert durch fehlendes Zeitverständnis) scheint in dieser Altersstufe am stärksten ausgeprägt.[102]

Kindergartenkinder (drei bis sechs Jahre)

Diese Kinder lernen langsam, Fantasie von Wirklichkeit zu trennen. Ihr Abstraktionsvermögen, die Fähigkeit, sich eine Vorstellung über die Krankheit zu machen, wächst. Allerdings ist es ebenso möglich, dass offensichtliche Zusammenhänge verneint werden und das Kind nach „magischen" Erklärungen sucht: Neben der möglichen Strafe einer „übergeordneten Macht" kann es auch der „Angriff" eines Stuhlbeins sein, der es verletzt hat.

Ängste spielen weiter eine große Rolle. Zudem verliert das Kind in der Klinik seine frisch gewonnene Unabhängigkeit wieder, was es als sehr kränkend erleben kann. Ebenso nimmt seine egozentrische Vorstellungswelt Schaden, denn in der Klinik kommen seine Bedürfnisse zwangsweise zu kurz.[103]

Schulkinder (sechs bis zehn Jahre)

Bei diesen älteren Kindern wächst die Einsicht, das Bewusstsein über Erkrankungen und deren Ursachen (z. B. Unachtsamkeit, schlechte Kleidung oder Ernährung, kranke Organe). Dank dieser erweiterten kognitiven Fähigkeiten sind sie weniger durch Untersuchungen zu verunsichern. Allerdings vermissen sie nicht nur ihre Freunde, sondern sorgen sich um ihre Position innerhalb des Freundeskreises. Kinder dieses Alters können Trennungen von den Eltern aber besser akzeptieren, besitzen ein Zeitgefühl, das ihnen hilft, die Dauer einzuordnen. Zudem sind sie schon recht gut in der Lage, Verantwortung für sich zu übernehmen, bestimmte Regeln einzuhalten, wie z. B. Diät bei Diabetes.

Dennoch können diese Kinder unerwartete, ja unberechenbare Reaktionen zeigen: aggressives Verhalten ist möglich, aber auch Regression, Tapferkeit ebenso wie Größenwahn. Besonders bei schwer erkrankten Kindern besteht das Risiko, dass sie ihre Eltern schützen wollen: Sie haben erlebt, wie ihre Krankheit Sorge ausgelöst hat und wollen ihre Eltern mit eigenen Ängsten verschonen.[104]

Pubertät (zehn bis 14 Jahre)

Kinder im Übergang zum Jugendlichen erleben diese Phase ohnehin als sehr verunsichernd. Kommt dann noch ein Kliniksaufenthalt dazu, können die Folgen gravierend sein. Regression, Aggression, Depression – die Abwehrmechanismen können in viele Richtungen ausschlagen, sogar wechselweise in kurzen Abständen. Zudem werden sie zurückgeworfen in ein Stadium, das sie glaubten, schon verlassen zu haben. Bei ihrer Suche nach Identität, auch sexueller, reagieren Jugendliche sehr empfindlich auf den Verlust an Intimität im Krankenzimmer. Zudem ist ihnen ohnehin vieles peinlich. Die Frage, wie sieht mich das andere Geschlecht, wird als Kranker oder Verletzter noch belastender. Da der Kontakt zu Geschwistern, Freunden und Mitschülern ganz oder teilweise gekappt ist, bleiben oft nur Smartphone und Computer als Zeichen von Normalität und Eigenständigkeit.

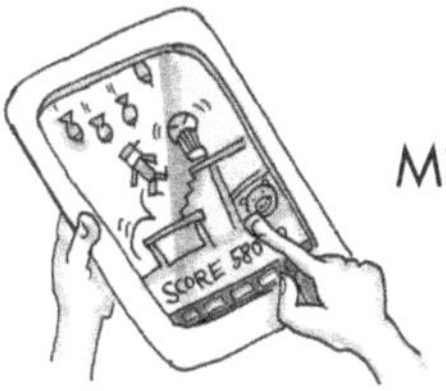

Mittlere Adoleszenz (14 bis 18 Jahre)

Für diese Jugendlichen stellt der Aufenthalt in einer Klinik ebenfalls eine Ausnahmesituation dar. Doch nähern sich ihre intellektuellen Fähigkeiten (je nach Alter) denen der Erwachsenen an, so dass sie Zusammenhänge der Erkrankung verstehen und einordnen können. Aber auch sie leiden unter dem Verlust der Intimsphäre und machen sich – je nach Erkrankung – Sorgen in Bezug auf ihre Anziehungskraft und sexuelle Attraktivität. Eine temporäre Trennung von Freunden (und Familie) belastet sie weiterhin. Die aufgezwungenen Mechanismen und Abhängigkeiten erleben sie als Angriff auf ihr Bestreben nach Autonomie. Manche lehnen ihre Erkrankung und damit jede Verantwortung in dem Zusammenhang ab. Andere erleben die Krankheit als übermächtig und unterwerfen sich.[105]

Geschwister in Not

Der Aufenthalt in einem Krankenhaus bedeutet nicht nur für das betreffende Kind und seine Eltern eine Ausnahmesituation. Die ganze Familie ist betroffen. Dazu zählen – je nach Nähe und Kontakt – Opa und Oma, andere Verwandte, besonders aber die Geschwister. Diese erleben die Krankheit der Schwester oder des Bruders von einer ganz anderen Position aus: Auf einmal bekommen sie fast keine Aufmerksamkeit mehr, kaum Zeit, ja sogar kaum mehr Zuwendung. Oft ist die Mutter ganz abwesend, nur für das kranke Kind da – gerade bei schweren Erkrankungen. Damit sind die gesunden Geschwister überfordert. In einer Mischung von Eifersucht und Zuneigung möchten manche gar die Krankheit übernehmen. Möglich sind außerdem – je nach Alter – Schuldfantasien: Habe ich nicht damals, als ich so wütend war auf die Schwester, ihr alles Schlechte gewünscht? Und ist das nun eingetreten?

Ganz wichtig wären nun Besuche der gesunden Geschwister in der Klinik. Das schaffte den notwendigen Kontakt der Kinder untereinander. Das brächte den jungen Patienten etwas Kindsein und familiären Alltag in die klinische Ausnahmesituation. Den gesunden Kindern ermöglichten solche Besuche, sich ein realistischeres Bild von der Erkrankung des Bruders oder der Schwester zu machen. Die eigenen, zum Teil absurden Fantasien würden so entkräftet.[106] Allerdings: Oft genug finden diese Besuche gerade bei jüngeren Geschwistern nicht statt. Wegen der Ansteckungsgefahr gibt es in vielen Kliniken strenge Regeln.

Posttraumatisches Wachstum

So schwer, so dramatisch die Situation in der Klinik auch sein mag, für große und kleine Patienten besteht eine Chance auf sogenanntes posttraumatisches Wachstum. Was bedeutet das? Menschen mit einer lebensbedrohlichen Krankheit oder nach einem schweren Unfall kann im Laufe des Leidens ein Perspektivwechsel gelingen: Sie erholen sich nicht nur von dem Trauma, sondern erleben sich reifer, den Fährnissen des Lebens gewappneter gegenüber und spüren einen neuen Lebenssinn.[107]

> *Der Elternverein der Klinik richtet jedes Jahr für alle aktuellen und früheren krebskranken Kinder ein großes Sommerfest aus. Einer der Höhepunkte: Eine Reihe von Ferraris und Lamborghinis laden ein zu Spritztouren über die nahe Autobahn (auf der zum Teil keine Begrenzung der Geschwindigkeit besteht). Da werden diese italienischen Sportflitzer schon mal 250 Kilometer in der Stunde schnell. Um mögliche Sorgen zu mildern, beugt sich der Fahrer eines gelben Lamborghinis vor dem Start zu dem vielleicht zwölfjährigen Beifahrer herüber. „Du brauchst keine Angst zu haben, ich mach' das schon lange." Der barhäuptige Junge schaut etwas irritiert und antwortet: „Angst? Wovor?"*

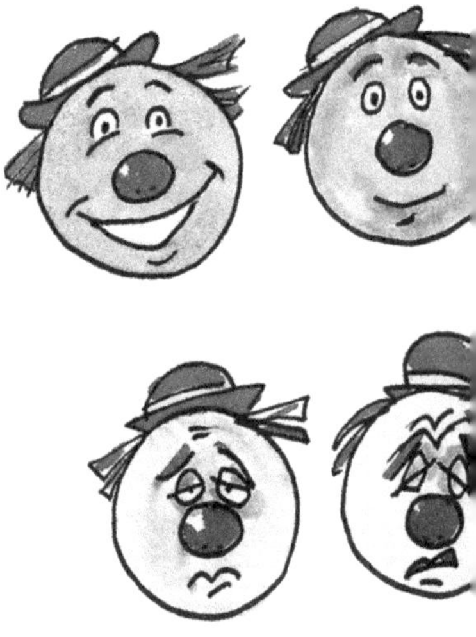

Kapitel 7
Schmerz bei Kindern und Jugendlichen

„Aua!"

Schmerz ist in Krankenhäusern allgegenwärtig. Die einen bringen ihn mit, die anderen erleiden ihn dort erst als Folge von Operationen oder Untersuchungen.[108] Auch Kinder bleiben vom Schmerz nicht verschont – und damit die sie besuchenden Clowns ebenfalls nicht. Und sie stehen – ähnlich wie andere Erwachsene – immer wieder vor der Frage: Welchen Umgang finden wir mit dem betroffenen Kind? Und: Erleben Kinder unterschiedlichen Alters Schmerzen eigentlich unterschiedlich? Und immer wieder: Wer definiert eigentlich Schmerz und dessen Ausmaß?

Die Antwort auf die letzte Frage ist ebenso kurz wie simpel: Immer der, der ihn hat.

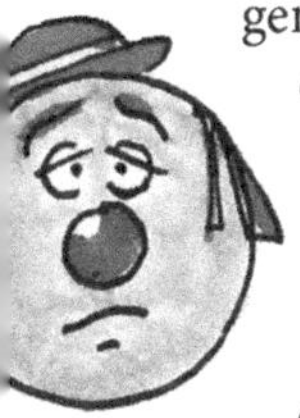

Schmerz wird immer hochgradig subjektiv erlebt und ist immer genau das, was die Betroffenen, in diesem Fall das Kind, als Schmerz erleben. Was auf dem Röntgenbild zu sehen ist oder wie es Außenstehende einschätzen, besitzt keinerlei Bedeutung.[109] Das heißt: Gleich ob Clowns, Eltern oder Ärztinnen sogenannten „Heulsusen" oder „Indianern" gegenüberstehen – beide Umgangsformen mit Schmerz sind gleich real und Ausgangspunkt für jede Intervention.

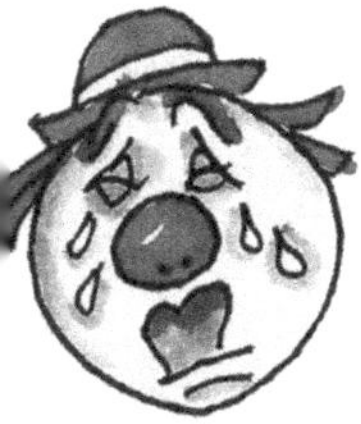

Schmerz schützt uns

Ähnlich wie die Angst wird der Schmerz vor allem negativ betrachtet. Das wird ihm nicht gerecht, denn diese Sichtweise blendet Wesentliches aus. Schmerz schützt uns und unseren Körper, indem er uns warnt bei Verletzungen oder Krankheiten.[110] Schmerz stellt somit einen elementaren Bestandteil unserer Gesundheit dar, er ist ein „Verbündeter des Lebens".[111]

Doch was geschieht im Körper, wenn Kinder sich mit dem Messer schneiden oder mit dem Rad stürzen? Die Schmerzen kommen unmittelbar – und sind doch das Ergebnis eines sehr komplexen Vorgangs, der sich aus biologischen, psychologischen und sozialen Teilen zusammensetzt.[112] Vorab: Kinder reagieren in der Regel auf Schmerzen empfindlicher als Erwachsene. Bei ihnen ist die Schwelle, ab der sie Schmerz empfinden, niedriger, die Wahrnehmung und Reaktion auf Schmerz dagegen höher.[113]

Eine Stelle im Gehirn, in dem Schmerz zentral verarbeitet wird, gibt es nicht (ähnlich wie auch kein Humorzentrum existiert). Bei Schmerzimpulsen werden viele Teile aktiviert, mehr als acht allein in der Hirnrinde. In tieferen Regionen kommen weitere hinzu. Erst dieses Zusammenwirken ermöglicht die Verarbeitung und Bewertung der ankommenden Informationen als Schmerz.[114]

Ein Schmerzsinn fehlt

Analog zum fehlenden Schmerzzentrum gibt es auch keinen zentralen Schmerzsinn. Denn im ganzen Körper sind unendlich viele Rezeptoren und Neuronen daran beteiligt, verletztes oder entzündetes Gewebe zu melden.[115] Den Anfang machen spezielle freie Nervenendigungen (Rezeptoren), die überall im Körper verteilt sind. Sie registrieren eine Reizung des Gewebes als noxischen (d. h. schädigenden) Impuls und werden deshalb Nozizeptoren genannt.[116] Der Reiz, den diese Zellen am blutenden Finger oder Knie wahrgenommen haben, wird über Nervenfasern im Arm oder Bein zum Rückenmark und von dort Richtung Gehirn geleitet.

Alle wichtigen sensorischen Nerven enden im Gehirn im Thalamus, einem wesentlichen Teil des Zwischenhirns, oder werden von dort weitergeleitet.[117] Von der Schaltzentrale Thalamus wird der ankommende Reiz in die Großhirnrinde geschickt. Dort wird der Schmerzherd lokalisiert und im sogenannten limbischen System dessen Stärke analysiert. Dort wird dann auch eine entsprechende Reaktion ausgelöst.[118] Auffällig ist hier: Auch beim Humor übernimmt das limbische System eine wesentliche Funktion. Dazu später mehr.

Der Schmerz wird geformt

Was so eindeutig klingt, läuft nicht so eindeutig ab. Denn lange bevor ein Reiz als Schmerz in unser Bewusstsein dringt, wird er geformt. Zum einen besitzt nahezu jede beteiligte Zelle eine eigene Schmerzschwelle und leitet den Reiz weiter oder nicht. Zum anderen stehen im Schmerzsystem des Körpers den aufsteigenden, schmerzleitenden Bahnen absteigende und schmerzhemmende Bahnen gegenüber. Im Thalamus kommen dann alle zusammen und modulieren noch einmal die Intensität des Schmerzes. Mit Training kann es gelingen, hier bewusst einzugreifen, wie es Fakire z. B. tun. Die empfinden dann selbst stärkste Reize nicht mehr als Schmerz.[119]

Zwar werden Fakire in der Klinik, besonders auf Kinderstationen, eher die Ausnahme sein, doch hilft dieser Verweis, die zweite Dimension des Schmerzes besser zu verstehen, nämlich die psychologische. Vereinfacht gesagt, erzeugt die Erwartung von Schmerzen einen Schmerz und verstärkt ihn. Die Aussicht, den Schmerz bald los zu werden, lindert ihn.[120] Anders als Erwachsene können Kinder die Ursachen des Schmerzes aber oft nicht einschätzen und damit das Ausmaß nicht reduzieren: Eine Blutentnahme wird – je nach Alter – als riesig und bedrohlich gesehen,[121] bei Säuglingen gar als existenziell.

Angst als Verstärker

Ein Gefühl, das ohnehin bei Patienten in der Klinik vorherrscht, besitzt auch hier zentrale Bedeutung: die Angst. Zu der Erwartungsangst[122] kommt die Angst, der Schmerz könne länger bleiben, sich gar verstärken. Die ängstliche Haltung der Kinder kann durch gefühlte Hilflosigkeit und Einsamkeit weiter verstärkt werden.[123] Die Folgen: Angst lässt die Muskeln anspannen und fördert die physiologische Erregung, was wiederum rein biologisch den Schmerz verstärkt und länger dauern lässt.[124] Außerdem: Für die Prägung eines Schmerzgedächtnisses gilt die Angst als mindestens so wichtig wie der Schmerz selbst[125] – ein Teufelskreis.

Doch damit nicht genug. Nun wirkt die dritte Dimension des Schmerzes, die soziale. Denn Kinder – je kleiner, desto mehr – erleben ihren Schmerz unter der Bewertung ihrer Eltern. Kindliches und elterliches Verhalten bedingen sich dabei. Ängstliche oder überbeschützende Eltern verstärken den erlebten Schmerz, ebenso wie Eltern, die den Schmerz klein reden und sich entsprechend verhalten. Das ist den kindlichen Spiegelneuronen geschuldet und gleichzeitig der großen Bedeutung von Mutters oder Vaters Wort. Hinzu kommen die Erfahrungen der Kinder, wie sie ihrerseits die Eltern bei Schmerz erlebt haben.[126] Kinder sind also auf gewisse Weise ihrem Schmerz ausgeliefert. Je kleiner, desto mehr.

Säuglinge (bis ein Jahr)

Früh- und Neugeborene können äußere und innere Impulse kaum differenzieren: Satt ist gut, hungrig schlecht. Ausgeschlafen sein ist gut, müde sein schlecht. Ein Gefühl bestimmt gleich die gesamte Stimmung. Das gilt besonders für starke Impulse wie Schmerz. So fällt es nicht leicht, die Reaktionen dieser ganz kleinen Kinder einzuordnen, zumal Mimik und Gestik noch nicht so ausgeprägt sind. Gleichwohl lassen sich Weinen, Schreien sowie Veränderungen in der Körperhaltung und motorische Unruhe wahrnehmen und entsprechend interpretieren.

Je kleiner die Kinder sind, desto empfindlicher sind sie. Denn bei Früh- und Neugeborenen ist die körpereigene Schmerzabwehr noch unterentwickelt. Die schmerzleitenden, aufsteigenden Bahnen arbeiten schon, die schmerzhemmenden, ableitenden Bahnen aber noch nicht.[127] Sogar Föten sollen schon Schmerzen empfinden können.[128]

Mit vier, sechs, acht Monaten ist die Wahrnehmung der Säuglinge dann differenzierter. Sie fremdeln nicht nur, sondern können Menschen in „weißen Kitteln“ unter Umständen als schmerzauslösend erkennen. Später sind ausgeprägte Wutanfälle möglich. Dafür genügen manchmal schon kleinste negative Impulse. Eine wesentliche Rolle spielen die Eltern. Sie sind für die Säuglinge Bezugsgröße des eigenen Empfindens: Eine sichere Bindung und wirksame Beruhigung durch sie ermöglicht eine höhere Schmerztoleranz.[129]

Kleinkinder (ein bis drei Jahre)

Kinder am Beginn dieser Phase sind noch sehr ich-fokussiert, können kaum eine andere Perspektive einnehmen als die eigene. Im Falle eines Schmerzes bedeutet das in etwa: „Ihr seht doch, wie groß meine Schmerzen sind, dann helft mir doch." Mehrere Faktoren erhöhen für sie den Schmerzstress: Sie können ihn kognitiv nicht einordnen, also auch schmerzhafte Untersuchungen nicht tolerieren. Schmerz wird zu etwas Großem, Unbekannten, Bedrohlichem. Da sie zudem keine genaue Zeitvorstellung besitzen, scheinen Schmerzen kein Ende zu nehmen.

Allerdings beginnen Zwei-, Dreijährige erstmals zu unterscheiden zwischen Ursachen und Auswirkungen des Schmerzes: „Es tut im Bein weh, seit gestern und zwar im rechten. Ich kann es aber noch ein bisschen aushalten." Die Lokalisierung bleibt noch vage (Bauchweh ist alles im Torso) und die Ursache des Schmerzes liegt meist außen. Andere sind dafür verantwortlich, böse Menschen oder ein „gemeiner" Stein.[130]

Kindergartenkind (drei bis sechs Jahre)

Dreijährige können Schmerzen schon – mehr oder weniger – kognitiv einordnen. Sie können trennen zwischen Vorgängen, die sich in ihrem Körper und außerhalb davon ereignen. Mit dieser zunehmenden Fähigkeit zur Differenzierung können Gefühle wie Hilflosigkeit und Ausgeliefertsein abnehmen und damit der erlebte Schmerz. Kinder in diesem Alter entwickeln ihren persönlichen Schmerzmaßstab: Sie beginnen zwischen Schmerzstärken zu unterscheiden (weniger, gleich oder mehr) und zeigen eine präzise Vorstellung davon, wie Linderung und Trost zu sein haben. Der Umgang der Eltern mit Schmerz bleibt weiter bedeutend.[131]

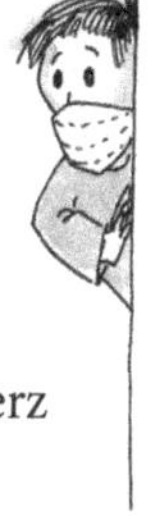

Schulkind (sechs bis zehn Jahre)

Kinder besuchen in diesem Alter die Schule, entwickeln sich sprachlich und kognitiv enorm weiter. Sie können nun den Ort des Schmerzes, dessen Intensität und Qualität gut wiedergeben. Da ihr Gedächtnis sich ebenfalls sehr entwickelt, können sie früheren Schmerz als Vergleichsgröße heranziehen. In dieser Phase schwanken die Kinder zwischen dem Bedürfnis nach Unabhängigkeit und Selbstkontrolle („Ist gar nicht so schlimm") und der kleinkindlichen Suche nach Trost.[132]

Pubertät (zehn bis 14 Jahre)

Die Selbstauskunft von Kindern und Jugendlichen dieser Entwicklungsphase ist eine zuverlässige Informationsquelle. Zudem können sie ihren Schmerz, die damit verbundenen Gefühle und Folgen für den Alltag gut wiedergeben und einordnen.[133] Allerdings können pubertäre Stimmungsschwankungen diese Klarheit trüben.

> *Der Infekt war wirklich hartnäckig und so lag die zwölfjährige Finja ziemlich lange in der Klinik. Sie freute sich immer sehr über den Besuch der Clowns. So auch an diesem Tag, der etwas Besonderes sein soll: Der Tag der Entlassung. Allerdings: Vorher muss sie sich noch einmal Blut abnehmen lassen für einen letzten Test. Doch vor dem Stechen hat Finja unheimliche Angst. So fragt eine Clownin, ob sie vielleicht beim Blutabnehmen dabei sein soll? Sie könnte vielleicht Finjas Hand halten, Fuß oder Nase. Finja lacht. Das mit der Hand findet sie eine gute Idee. Doch als sich die Krankenschwester mit der Nadel nähert, bekommt die Clownin große Angst. So hält Finja deren Hand – und kichert dabei. Dass sie selbst gestochen wird, tut dann gar nicht mehr so weh.*

Mittlere Adoleszenz (14 bis 18 Jahre)

Jugendliche und junge Erwachsene in diesem Alter können ihren Schmerz meist angemessen einordnen, bleiben allerdings stressanfällig. Immer wieder sind sie nicht so autonom, wie sie glauben, können mit schmerzhaften Erfahrungen nicht so souverän umgehen. Und fallen zurück in kindliche Tröstungsmuster.

Methoden der Linderung

Für Kinder und Jugendliche, gleich welchen Alters, gibt es einige Medikamente, die das Erleben des Schmerzes lindern. Das bedeutet vor allem für die kleinsten Patienten den größten Fortschritt. Gegenüber den erwachsenen Patienten bleiben Kinder allerdings im Nachteil: Einmal erleben sie den Schmerz intensiver, zum anderen bewegt sich ihre Behandlung mit Zäpfchen, Pillen und Spritzen in engeren Grenzen. Es fehlt an spezifischen Medikamenten und Erfahrungen. Der Grund: Die Gruppe der Kunden ist zu klein und damit auch die Aussicht auf Gewinn.

So kommt bei Kindern der nicht-medikamentösen Intervention bei Schmerzen eine besondere Bedeutung zu. Pflegekräfte und Ärzte können, gut ausgebildet und reflektiert, angespannten Eltern und Kindern helfen. Die Bedürfnisse, die Not des Kindes sollen dabei im Mittelpunkt stehen, nicht die mangelnde Zeit.[134]

Neben Angst bedeutet das Gefühl der Hilflosigkeit einen entscheidenden Stressfaktor für das Kind. Ein Minimum an erlebter Kontrolle kann schon nützen, z. B. den Beginn der Blutabnahme bestimmen zu dürfen.[135] Zudem hilft, was jede Mutter intuitiv bei ihrem verletzten oder kranken Kind macht: In den Arm nehmen (das setzt beim Kind entspannende Hormone frei), dann den Ort des Schmerzes durch Pusten oder etwas drauflegen (Hand, Kaltes oder Warmes) behandeln. Über den Tastsinn des Kindes wirkt das schmerzlindernd, weil im Rückenmark mehrere Reize mit dem Schmerzreiz konkurrieren und so die Dominanz des Schmerzes verringert wird.[136]

Ganz wesentlich wird der Schmerzstress durch ein weiteres, altes Hausrezept gelindert: Ablenkung. Den Schmerz in den Fokus zu rücken, steigert die Anspannung und damit den Schmerz. Ablenkung entspannt und schwächt ihn ab.[137] In Untersuchungen sollen abgelenkte Kinder bei identischen biologischen Schmerzen deren Stärke nur noch halb so stark erlebt haben.[138] Gezieltes Ablenken durch äußere Impulse hat sich dabei als günstiger erwiesen als nur ablenkendes Erzählen:[139] Seifenblasen, Handpuppen, Zauberei etc. gelten als hilfreich.[140] Die Ablenkung über Fernsehen, Videospiele oder Musik wird in der Fachliteratur als einfache und wirksame Methode gepriesen, zudem als preisgünstige.[141]

Zuletzt kommt der Humor ins Spiel. Der gilt auch in den medizinischen Fachbüchern vereinzelt als wichtiges Werkzeug, um bei Kindern und Jugendlichen die Anspannung zu reduzieren.[142]

Der zehnjährige Sohn ist mit dem Roller gestürzt – gegen ein (glücklicherweise) stehendes Auto. Die Platzwunde am Kopf blutet, er kommt laut weinend nach Hause. Wir sehen uns die Platzwunde an, können ihn etwas beruhigen und die Blutung stillen. So groß ist die Wunde nicht. Zur Sicherheit wollen wir in die Notaufnahme des nahen Krankenhauses fahren. Da ich ihn allein hinbringen muss, greife ich mir schnell eine Comedy-CD – mehr aus Verlegenheit, weil ich mich während der Autofahrt nicht um ihn kümmern kann. Er mag die CD, das weiß ich. Also lege ich sie ein und fahre los. Die etwa zehnminütige Tour zur Klinik ist noch nicht beendet, da höre ich kein Stöhnen mehr, sondern leises Lachen vom Rücksitz. Die Notaufnahme ist dann derart voll, dass wir Stunden würden warten müssen. So sage ich zu dem inzwischen erheiterten Sohn: „Komm lass uns fahren und lieber eine Pizza holen." Der stimmt sofort zu. Die Pizza ist lecker. Ein Pflaster am Kopf genügt dann.

Großer Forschungsbedarf, geringe Mittel

Mit umfassendem Blick auf die (deutschsprachige) schulmedizinische Fachliteratur lässt sich folgendes Bild beschreiben: Der nicht-medikamentösen Hilfe in der Behandlung von Schmerz bei Kindern und Jugendlichen wird essenzielle Bedeutung eingeräumt. Allerdings: Ganz praktisch folgt kein Autor dieser Einschätzung. Diese Interventionen werden allenfalls am Rande behandelt. Denn es bestehe weiterhin „keine gute Evidenzlage für diese Maßnahmen“[143] und deshalb „nach wie vor großer Forschungsbedarf“.[144]

So eindeutig diese Aussagen scheinen, so wenig wird sich in Zukunft daran ändern. Denn entsprechende Untersuchungen zu nicht-medikamentösen Behandlungen sind teuer. Öffentliche Gelder dafür bleiben rar, von der Pharmaindustrie gibt es keine Mittel. Denn die Zielgruppe ist klein und ohne ein vermarktungsfähiges Produkt dahinter, werden solche Studien nicht gefördert.[145] Ganz abgesehen davon haben pharmazeutische Aktiengesellschaften kein Interesse daran, Beweise zu finanzieren, dass ihre Produkte bisweilen überflüssig sind.

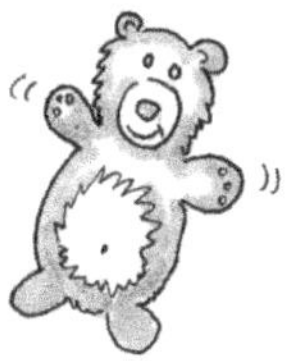

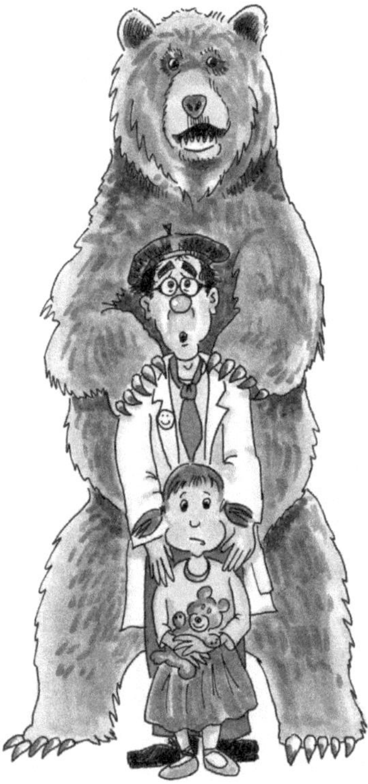

Kapitel 8
Humor und Clowns bei Kindern und Jugendlichen

Kinder lachen viel und gerne. Aber haben sie auch Humor? Und: Clowns werden fast automatisch mit Kindern in Verbindung gebracht. Doch mögen überhaupt alle Kinder Clowns? Gibt es nicht – zumindest je nach Alter – Unterschiede?

Das Lachen der Kinder lässt sich täglich tausendfach beobachten. Manche wollen es gar gezählt haben und behaupten, Kinder würden bis zu vierhundertmal am Tag lachen, Erwachsene hingegen nur etwa zwanzigmal. Für diese Zahlen fehlen Belege,[146] für den Humor der Kinder gibt es welche. Denn seit mehr als einem halben Jahrhundert beschäftigen sich Psychologen, Soziologen und Wissenschaftlerinnen anderer Fachrichtungen mit der Erforschung des Humors und seiner Entwicklung im Kindes- und Jugendalter. Dank dieser Arbeiten lässt sich einiges mit Gewissheit sagen, vor allem: Alle Kinder haben Humor. Der differiert allerdings je nach Alter, Herkunft und Geschlecht.[147] Der Charakter spielt auch eine Rolle, der Intelligenzquotient hingegen keine.[148]

Doch wie lässt sich definieren, ob jemand Humor hat? Relativ einfach gesagt ist Humor die Fähigkeit, eine gewisse Diskrepanz zwischen einer realen Situation und der Erwartung davon wahrzunehmen und darüber erheitert zu sein.[149] Diese Fähigkeit betrifft die passiven Anteile des Humors. Die aktiven Anteile zeigen sich, wenn Menschen in der Lage sind, eine entsprechende Situation herzustellen und damit bei anderen Menschen Erheiterung auszulösen.

Kinderhumor braucht Spielerisches

Um etwas lustig zu finden, benötigen Kinder ganz bestimmte Voraussetzungen. Einmal muss die Situation, der Rahmen etwas harmlos Spielerisches ausstrahlen – und zwar ganz offensichtlich. Andernfalls kann das Kind das vermeintlich Komische schnell als etwas Bedrohliches erleben. Je jünger die Kinder sind, desto bedeutsamer ist dieses Element.[150]

Der Humor steht zudem in einer engen Wechselbeziehung mit den jeweiligen kognitiven Fähigkeiten. Bei Kindern bedeutet das: Je mehr geistige Kapazität sie besitzen, also etwa Erfahrungen, Wissen oder abstraktes Denkvermögen, desto mehr kuriose Impulse werden sie als komisch erleben.[151] Der Grund: Sie können gedanklich den notwendigen Vergleich herstellen. Die Herausforderung für die Initiatoren dieses Impulses, also z. B. die Clowns, besteht darin, das für das jeweilige Kind angemessene Maß zu finden. Erscheint der Gag, der Witz, die Szene als zu banal, wird das Kind sich langweilen. Ist der Impuls zu anspruchsvoll oder kompliziert, wird es irritiert, überfordert sein.[152]

Sprache und Spaß

Einer Fähigkeit im Rahmen der kognitiven Entwicklung kommt dabei besondere Bedeutung zu: der Sprache. Einmal wird viel Komisches sprachlich erzeugt, wie etwa über die Mehrdeutigkeit von Wörtern oder Begriffen.[153] Zudem machen Kinder, die mehr und mit größerem Wortschatz reden, mehr Späße, lachen sogar mehr.[154]

Auch wenn bei Kindern oft einfach die Freude oder das Lachen im Mittelpunkt des Humors steht,[155] so sind die Motive für und die Wirkung von Humor ziemlich komplex. Da ist zum einen die kommunikative, soziale Komponente. Denn um etwas komisch, weil falsch zu finden, müssen die Kinder wissen, wie und was richtig ist – und demonstrieren das sozusagen lachend. Aktiv humorvoll werden sie aufgrund eines einfachen Musters: Wenn das Kleinkind eine Aktion wiederholt, über die Mutter und Vater gelacht haben, und diese lachen erneut, so erlebt das Kind das als bestärkend. Es wird deshalb versuchen, solche Handlungen abermals zu zeigen, auch wenn es noch gar nicht versteht, was der Grund der Erheiterung ist. Über diesen Weg der Imitation können Kinder ihren Humor entwickeln.[156]

Ähnlich bestärkend wirkt die Reaktion innerhalb einer Gruppe auf lustige Impulse einzelner. Zudem ist Lachen ansteckend. Der Humor erfüllt einen bindenden und anerkennenden Zweck.[157]

Spannung ablachen

Eine ganz wesentliche, nämlich entlastende Komponente des Humors hilft auch Kindern und Jugendlichen. Denn in ihrer Entwicklung werden sie mit immer neuen Herausforderungen konfrontiert, die sie unter Spannung setzt: Gelingt es, die Brücke aus Bauklötzen zu bauen? Erleben vor allem die kleineren Kinder ihre Anforderung als bewältigbar, zudem in einem angstfreien Rahmen, dann wird sich die Spannung in einem Lächeln oder Lachen lösen. Andernfalls kann es schnell zu Tränen kommen.[158] Sind die Kinder dann älter und sprachlich versierter, ergreifen sie die Chance, Unsicherheit und Scham als lustig zu tarnen und sich Entlastung auf Kosten anderer zu verschaffen.[159] Besonders Jungen tun dies.[160]

Nicht nur im Benutzen des aggressiven Humors unterscheiden sich Jungen und Mädchen. Denn Humor in seiner aktiven Erscheinung gilt als eher männliches Phänomen. Dass mehr Jungen an ADHS leiden, verstärkt heute diese Entwicklung nur. Schon kleinere Jungen von vielleicht fünf, sechs Jahren mögen es mehr als Mädchen, sich lustig in Szene zu setzen, auch wenn die Unterschiede dabei noch nicht gravierend sind.[161] Mit zunehmendem Alter aber wachsen diese: Während Mädchen eher kichern, blitzt bei Jungen „protziges Imponiergehabe“[162] durch. Sie wollen sich vor allem in der Gruppe produzieren. Fast alle Klassenclowns sind Jungen.[163]

Erfahrungswerte für Clowns

Wie sind Clowns nun einzuordnen in diesen Kontext? Die Antworten darauf fallen bescheiden aus. Untersuchungen, wie Clowns auf unterschiedliche Altersgruppen wirken, waren nicht zu entdecken. Einschätzungen gibt es deshalb nur aufgrund von Erfahrungswerten.

Zweifellos ähneln die Wirkmechanismen der Clowns denen des Humors. Elementar ist hier wie dort der harmlos-spielerische Charakter der Situation. Je kleiner die Kinder sind, desto wichtiger. Und: Das Spiel der Clowns wird – wie jeder andere Humorimpuls auch – umso besser verstanden, je weiter die Kinder in ihrer kognitiven Entwicklung sind. Steigen Wissen, Erfahrung, Abstraktionsvermögen und sprachliche Kompetenz, wächst gleichzeitig das Verständnis für die Aktionen der Clowns.

Einen besonderen Einfluss auf die Reaktion der Kinder besitzt – ähnlich wie beim Schmerz – die soziale Dimension. Wie reagieren die Eltern auf den Clown? Sind sie freudig-entspannt oder genervt und angespannt? Haben sie vielleicht eigene Erfahrungen mit Clowns, die jetzt aktiviert werden? Haben die Eltern mehr sich oder das Kind im Blick? All das wirkt. Zudem finden sich – analog zum Humor – unter den Patienten Kinder, die gerne mitspielen und solche, die lieber nur zuschauen wollen.

Säuglinge (bis ein Jahr)

Das erste Lächeln zeigen manche Babys schon nach ein paar Wochen, andere im Laufe der ersten Monate. Die Wirkung jedoch bleibt die gleiche.

> *Die dauernde Anwesenheit unseres frisch geborenen Sohnes, meines ersten Kindes, wirkte auf mich irritierend. Das Baby war nach anfänglichen Zweifeln sehr willkommen, aber als es nun da war, wollte sich bei mir als Vater kein Zustand von entflammter Liebe einstellen. Das Kind blieb mir seltsam fremd. Das änderte sich nach etwa drei Monaten auf einen Schlag. Es lag auf dem Teppich im Wohnzimmer. Als ich mich über es beugte – lächelte es mich an. Mich. Grundlos. Ein überwältigendes Gefühl.*

Das erste Lächeln, auch soziales Lächeln genannt, zeigen Säuglinge als Bindungsreflex, ausgelöst durch ihre Spiegelneuronen als Antwort auf das mütterliche oder väterliche Lächeln. Dieses Babylächeln lässt sich später gezielt durch die Eltern auslösen, durch Kitzeln, Singen oder ähnliches. Mit zunehmendem Alter werden dann auch andere bekannte Personen wiedererkannt und angelächelt.[164]

Dieses Lächeln hat mit Humor allerdings ebenso wenig zu tun, wie das Lachen, das Babys mit etwa acht bis zehn Monaten bei ersten Spielen zeigen. Wenn die Eltern z. B. ihr Gesicht hinter einem Tuch verbergen, das Tuch dann „Kuckuck“ rufend herunterziehen und lachen, lacht auch das Kind. Mit diesem Lachen aber wird Spannung in einem aufregenden Spiel gelöst. Denn Kinder in diesem Alter können sich nicht vorstellen, dass etwas weiter existiert, obwohl man es nicht mehr sieht. Sie besitzen noch keine Nebenrealität.[165] Findet das Spiel in einem unvertrauten Rahmen statt oder wird stattdessen ein Gegenstand versteckt und hervorgeholt, lachen die Kinder nicht, beginnen eher zu weinen – ebenfalls als spannungslösende Reaktion.[166]

> *Die junge Familie verlässt nach einem sonnigen Tag den Zoo. Der Weg führt vorbei am Gehege für die Streicheltiere. Da bekommt die etwa zweijährige Tochter einen Schreck. Sie hat ein Zicklein entdeckt, das den Kopf so zur Seite neigt, dass dieser für sie nicht sichtbar ist. Aufgeregt ruft das Mädchen aus seinem Kinderwagen heraus: „Mama, guck mal, der Kopf ist weg.“*

Kinder dieses Alters wiederholen aber schon als komisch erlebte Situationen, um bei den Eltern ein Lachen zu erreichen – allerdings ohne jedes Wissen um Humor oder Komik.[167]

Erste Zeichen für Humor

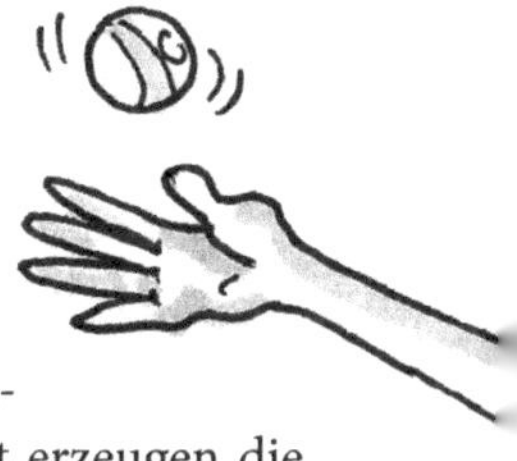

Humor kommt erst mit zehn, zwölf Monaten ins Spiel. Denn von diesem Alter an hat sich bei den Kindern die Verwendung bestimmter Gegenstände eingeprägt. Sie überprüfen und entwickeln ihre Gedächtnisleistung bisweilen, indem sie diese Objekte bewusst anders nutzen, wenn sie z. B. ihrer Mutter den Schnuller hinhalten oder sich einen Schuh auf den Kopf setzen. Damit erzeugen die Kleinkinder eine Diskrepanz (Inkongruenz) zwischen erwartetem und tatsächlichem Verhalten – die Basis für jede Form von Humor. Ganz wichtig bleibt die Reaktion der Eltern als Regulativ – komisch ist meist, was Mutter oder Vater komisch finden.[168]

Dennoch gilt für Clowns: Vorsicht! Die kognitive Kapazität der Babys ist noch sehr begrenzt und ihr Vertrauen in einen sicheren Rahmen durch den Aufenthalt in der Klinik ohnehin schon beeinträchtigt. Zarte Spiele, auch mit Puppen, Seifenblasen oder leise Musik haben meist einen positiven Effekt. Wenn die Eltern allerdings mit ihrem laut weinenden Säugling auf die Clowns zugehen und sagen: „Schau' mal, die sind doch lustig", dann bleibt den Clowns manchmal nur die Flucht.

Kleinkinder (ein Jahr bis drei Jahre)

Das Verständnis von Humor schreitet bei den Kindern in dieser Phase schnell fort. Grundlage dafür bietet das sogenannte Als-ob-Spiel, das die Kinder in der einfachsten Form ab dem Alter von etwa einem Jahr beginnen. Da wird der Bauklotz zum Auto oder Telefon. Mit zunehmendem Alter (etwa ab drei Jahren) werden diese Spiele komplexer, zudem bewusster in der Außenwirkung eingesetzt. Die erheiterten Reaktionen der Geschwister oder Eltern ermuntern das Kind, die Aktionen zu steigern, kurioser zu gestalten. Fachleute sind vorsichtig, diese Spiele als Beleg für Humor zu werten, aber sie deuten doch auf das Vorhandensein von Humor hin. Als große Gemeinsamkeit von Als-ob-Spielen und Humor gilt, sich lustvoll von realen Zwängen zu befreien, die Absurdität zu genießen.[169]

Papa ist Mama, Hund ist Katze

Eine allmähliche, aber ganz wesentliche Erweiterung dieser Als-ob-Spiele eröffnet den Kindern das Sprechen. Von etwa einem Jahr an können sie Gegenstände und Personen benennen – und mit gewachsenem Verständnis später auch mit ihnen spielen. Sie finden großes Vergnügen daran, die Mama als Papa zu rufen oder einen Hund eine Katze zu nennen.[170] Ab dem Alter von etwa zwei Jahren produzieren die Kinder eigene, selbst erfundene Komik, werden sich dieser Fähigkeit auch mehr und mehr bewusst.[171]

In ihrem sprachlichen Bewusstsein nehmen diejenigen Begriffe und Handlungen schnell eine besondere Bedeutung ein, die den Eltern wichtig zu sein scheinen. Reizvoll werden diese zudem, wenn ein Tabu hinzukommt wie bei „Pippi" und „Kacka". Der Reiz dieses Themas bleibt bei den Kindern über viele Jahre ungebrochen. Spiele und Scherze mit „Pippi" und „Kacka" machen Spaß und sie helfen ihnen, ihren Stress damit abzubauen.[172]

Ringwurst - Bratwurst - Kackwurst!

Über diese, für Erwachsene belanglose Wortreihung können sich Kinder in diesem Alter ausschütten vor Lachen, sich gegenseitig zu immer neuen Lachsalven anstacheln.

Im Alter von etwa drei Jahren fällt eine gewisse zeitliche Parallelität auf: Die Kinder erfahren nun mehr und mehr, dass es besser ist, ihre aggressiven Gefühle zu kontrollieren. Etwa im selben Alter beginnen sie, humorvolle Aktionen gezielter einzusetzen.[173]

Clowns als Grizzlys

Kinder in dieser Altersphase zu besuchen, kann für Clowns heikel werden. Vor allem den Kleineren fehlen Wissen und Bewusstsein über das clowneske Ziel. Zudem können diese Kinder schon laufen, sich selbständig im Krankenzimmer oder auf dem Flur bewegen, haben den sicheren Arm der Mutter verlassen. Kommen ihnen nun Clowns entgegen, so werden sie, neben deren aus Kindersicht grizzlyhafter Größe, vor allem deren ungewöhnliches Äußeres, deren geschminkte Gesichter wahrnehmen. Da die entsprechende Erfahrung fehlt, kann das heißen: Vorsicht! Sekundenschnell kann Lächeln in Weinen kippen oder Freude in Verwirrung.[174] So ungewöhnlich ist das allerdings nicht: Vor Weihnachtsmännern haben Kinder in diesem Alter ebenfalls oft Angst.[175] Für Clowns ist es deshalb essentiell, schnell und dauerhaft eine spielerisch-harmlose Atmosphäre zu schaffen. Der Hinweis von Begründer Michael Christensen: „Look for the game!", bekommt hier eine ganz besondere Bedeutung. Allerdings: Fremdelt ein Kind, stehen Clowns auf verlorenem Posten. Wie viele andere Erwachsene auch.

Kindergartenkinder (drei bis sechs Jahre)

Analog zur sprunghaften Entwicklung der kognitiven Kapazität erweitert sich bei Kindern dieses Alters massiv die Fähigkeit, Humor zu empfinden und zu inszenieren. Selbst wenn sie nicht stets begründen können, warum sie etwas lustig finden.[176]

Humorvolle Aktionen erfüllen ähnliche Funktionen wie später im Leben der Erwachsenen: Einmal gelingt es den Kindern, ihre zum Teil konflikthaft erlebten Entwicklungsschritte besser zu bewältigen sowie Spannungen untereinander abzubauen.[177] Zudem unterstützt gemeinsames Lachen das wertvolle Gefühl, in einer Gruppe außerhalb der Familie zusammenzugehören.[178] Die Gruppe besitzt noch einen weiteren Effekt: Denn zum Lachen benötigen Kinder dieser Altersstufe immer einen Impuls von außen.[179]

Dro Chonosen mot dom Kontroboss

Bei Dreijährigen ereignen sich lustige Situationen noch eher zufällig als bewusst, zumeist im Rahmen eines körperlichen Spiels. Sie finden es lustig, ihre Stimme zu verstellen, Wörter und Laute unsinnig zu verzerren und verdrehen, zu reimen.[180] Sie können schon erkennen, wenn Schuhe deutlich zu groß oder Hosen deutlich zu kurz sind, womit Clowns ja gerne spielen. Das bedeutet, sie wissen um die angemessene Größe von Schuhen oder Hosen und lachen über die entsprechende Diskrepanz.[181]

Mit zunehmendem Alter erlangen Kinder eine immer bessere Vorstellung von Dingen, Begriffen und Verhaltensweisen. Kombiniert mit wachsendem sprachlichen Vermögen eröffnet sich so allmählich die Möglichkeit des Wortwitzes. Selbst wenn sie es schon komisch finden, den Bruder mit falschem Namen zu rufen. Mit etwa fünf Jahren wird das Lied „Drei Chinesen mit dem Kontrabass“ interessant. Dabei wird in jeder Strophe einheitlich ein anderer Vokal eingesetzt („Dro Chonosen mot dom Kontroboss“). Und die Kinder lieben es so ausdauernd zu singen, dass es zu einer Belastungsprobe für die Zuhörenden werden kann.

Wachsen die Kinder weiter, wächst auch die Komplexität ihrer Scherze. Sie beginnen, Witze aus der Erinnerung zu erzählen, erleben sogar, dass gewisse Techniken den Effekt steigern. Bei längeren Witzen sind sie aber noch überfordert.[182]

Sehr beliebt sind bei Fünf- und Sechsjährigen überdies lustige Rätsel. Sie bedeuten nicht nur untereinander ein lustiges Spiel, damit können sie sich auch gegenüber den anscheinend allwissenden Erwachsenen profilieren.[183] Der Reiz, eben diese zu provozieren, nimmt zu. Die Kinder erfahren in diesem Alter immer bewusster, dass über Witze ein Tabubruch möglich ist, ohne dafür die volle Verantwortung übernehmen zu müssen. Voraussetzung dafür ist allerdings ihr Wissen, dass man „so etwas“ nicht sagt oder tut.[184]

Der fünfjährige Sohn benötigt seit kurzem keine Windel mehr in der Nacht. Nach dem Baden läuft er schnell noch mal ins Wohnzimmer, mit blankem Popo. Und krabbelt unter den vollen Wäscheständer, um sich zu verstecken. Auf einmal legt er sich auf den Rücken und verkündet laut: „Ich furz' jetzt mal die Wäsche trocken.“

Jungen mögen Witze über Mädchen

Der Tabubruch erfährt nun eine neue Dimension, eine – im weitesten Sinne – sexuelle. Denn von etwa drei Jahren an nehmen die Kinder die Unterschiede zwischen Mädchen und Jungen bewusster wahr. Es bildet sich eine Geschlechtsidentität aus. Außerdem spüren sie schnell, dass es sich um ein heikles Thema handelt und nutzen Witze, um sich damit auseinanderzusetzen oder zu profilieren. In der Abgrenzung zum anderen Geschlecht beginnt, besonders bei den Jungen, mit etwa sechs Jahren ein leicht aggressiver Unterton mitzuschwingen.[185]

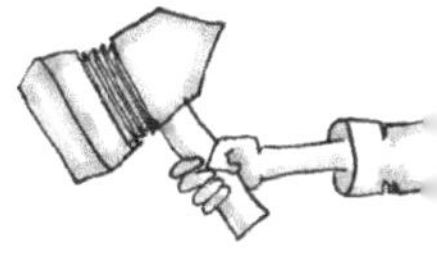

Kinder in dieser Phase suchen immer nach Erklärungen, um Zusammenhänge zu verstehen. Mangels Wissen muss diese Suche begrenzt bleiben, doch wird diese Wissenslücke mit fantastischen Einfällen gefüllt. In dieser sogenannten „magischen Phase“ bewegen sich die Kinder ganz entspannt zwischen tatsächlichen und ausgedachten Realitäten – eine ideale Ebene, um Clowns zu begegnen. Die basteln sich auf dieselbe Art und Weise je nach Bedarf eine neue Wirklichkeit. Kinder dieses Alters beleben Alltagsgegenstände ebenfalls für ihr Spiel, so dass Clowns wie selbstverständlich die Limoflasche zum Ritter erklären können. Zudem ist die Fremdelphase (meist) abgeschlossen und das Zutrauen gestiegen, sich auch ohne Mama oder Papa sicher bewegen zu können. Vier- oder Fünfjährige können den

Charakter eines Clownsbesuches schon recht gut einschätzen, sind nicht so schnell verängstigt. Eine ideale Voraussetzung.[186]

Der fünfjährige Robin liegt im Bett und hört seinem Vater zu, der ihm vorliest. Als die beiden Clowns hereinkommen, legt der Vater das Buch beiseite. Es ist „Wickie und die starken Männer". Ein Clown sagt: „Oh, ihr lest Wickie. Ein tolles Buch." Und fragt Robin: „Sollen wir das mal spielen?" Der Junge nickt. Schnell sind die Rollen verteilt. Robin ist Wickie, ein Clown ist Wickies Vater Halvar und Robins Vater spielt den schrecklichen Sven. Der muss nun, Grimassen schneidend, sich dem Schiff (Bett) nähern. Ein Sturm zieht auf, der Wind heult, das Schiff (Bett) wackelt bedrohlich. Und der schreckliche Sven feuert Kanonenkugeln (Papiertücher). Halvar fällt – wie immer – als Verteidigung nichts ein außer Kämpfen. Doch Wickie (Robin) sprüht Funken. Er entdeckt eine Stinkbombe (Schokoriegel) und wirft diese in Richtung schrecklicher Sven. Der schimpft, hält sich die Nase zu und muss fliehen – und Wickie (Robin) strahlt.

Grundschulkinder (sechs bis zehn Jahre)

Auch in dieser Altersphase erleben die Kinder eine sprunghafte Steigerung ihrer kognitiven Fähigkeiten: Sie verlassen den Kosmos des Unmittelbaren. Sie lernen abstrakter, über das Unmittelbare hinaus, zu denken (z. B. in die Zukunft), Zusammenhänge zu hinterfragen und – ganz wichtig – sich in andere Personen hineinzuversetzen. Diese Fähigkeit, die auch umfasst, das Verhalten anderer zu interpretieren oder vorherzuahnen, wird unter dem Begriff „Theory of Mind" zusammengefasst und ist für das Verständnis von komischen Impulsen (z. B. Witzen) wesentliche Voraussetzung. Mit etwa zehn Jahren beherrschen die Kinder das ganz gut.[187] All dies erlaubt es, neue Dimensionen des Humors zu entdecken zu.[188]

Ihr Humor, jedenfalls in seiner aktiven Ausprägung, dient jetzt noch mehr dem Kontakt, der Kommunikation, der Anerkennung.[189] Wesentlicher Bestandteil ist die deutlich zunehmende Fähigkeit, sich auszudrücken, mit der Sprache zu spielen. Mit etwa sieben Jahren beginnen die Kinder die Doppeldeutigkeit von Wörtern zu verstehen, Schlüsselwörter in Witzen oder lustigen Geschichten zu identifizieren. Allmählich können sie erklären, warum sie etwas lustig finden.[190]

Bei dem achtjährigen Sohn stehen Detektivgeschichten gerade hoch im Kurs. Jeden Abend werden welche vorgelesen. Selbst beim Frühstück sind sie noch präsent. Als eines Morgens das gewohnte Grundnahrungsmittel fehlt, lautet die Frage: „Oh je, die Haferflocken sind alle, was machen wir da?“ Der Sohn schaut nur kurz auf und sagt: „Aktion abblasen.“

Humorvolle Präsentation ändert sich

Analog zur zunehmenden sprachlichen Fähigkeit wandelt sich die Art der Kinder, humorvoll zu agieren. Bis zum Alter von etwa sieben, acht Jahren werden komische Ereignisse oder Witze meist sehr körperlich präsentiert. Klassenclowns erlangen darin besondere Könnerschaft und Anerkennung.[191] Mit dem Alter von neun bis zehn Jahren ändern die Kinder ihre Art, Humor zu inszenieren. Die körperliche Untermalung des Witzes nimmt an Bedeutung ab, die verbale Raffinesse zu. Wortspiele, witzige Rätsel und sprachliche Parodien sind nun dominant. Sie beginnen, Ironie zu verstehen und anzuwenden.

Das wesentliche Bedürfnis der Kinder in diesem Alter lautet, mit Hilfe des Humors Spaß zu haben, zu lachen, ihr Lebensgefühl zu steigern. Die Aussichten dafür sind glänzend: Denn sie befinden sich in einer Phase, in der ihr „Verständnis von Humor und ihre Fantasie die höchste Korrelation aufweisen“.[192]

Für Clowns sind Kinder in diesem Alter ein dankbares Publikum, in gewisser Weise sogar ein ideales. Acht- oder Neunjährigen können Clowns getrost mit Wortwitz begegnen, aber auch mit absurden Parodien auf Castingshows oder Fußballspiele. Wird ihr Wissen nicht überfordert, fühlen sie sich als Mädchen oder Jungen respektiert, verstehen nahezu jeden Spaß.

Pubertät (zehn bis 14 Jahre)

Die Art und Weise in dieser Altersphase etwas Humorvolles zu inszenieren oder darüber zu lachen, kann erheblich schwanken. Während Zehnjährige noch Spaß an vielen Wortwitzen und Rätseln haben, langweilen sich Zwölfjährige, wenn die Lösung leicht, die Doppeldeutigkeit simpel ist. Gleichwohl bleibt verbaler Humor das Lieblingssujet der Jugendlichen. Mit 14 Jahren stehen sie den Erwachsenen näher als den Kindern, lachen über ähnliche Witze – wenn sie sich im Thema auskennen.[193]

Auch wenn die Pubertierenden mit Humor ihr Bedürfnis nach Kontakt und Resonanz, nach Freude und Ablenkung stillen, so drängen doch spätestens ab dem Alter von zwölf Jahren andere Motive in den Vordergrund: Abgrenzung, Stärkung des Selbstwertes, Spannungsabbau.[194]

Da sie inzwischen schon viel über Humor gelernt haben, wissen sie, dass heikle Themen getarnt als Scherz sozial halbwegs akzeptiert sind. Fast die Hälfte aller Witze haben nun Aggression oder Sexualität zum Inhalt. So erscheint es besonders Jungen unverfänglich, sich der eigenen Sexualität mittels obszöner Witze und dem anderen Geschlecht auf ironische Weise zu nähern.[195]

Klassenclowns und „Kinderkram"

In dieser Phase des Selbstfindens unterscheiden sich Pubertierende untereinander deutlich in der Art, wie sie am Humor teilhaben. Während die einen sich darauf beschränken mitzulachen, profilieren sich andere geradezu, besonders in der Schule. Klassenclowns bekommen viel Resonanz.[196] Viele Clowns, auch in der Klinik, können auf entsprechende Erfahrungen zurückgreifen.

Pubertierende sind ein heikles Publikum, besonders für Clowns. Je mehr sie die kindliche Unmittelbarkeit hinter sich gelassen haben, umso mehr. Froh um eben diese Distanz, sind Clowns schnell „Kinderkram". Und wie bei Dreizehnjährigen Stimmungen oder Körpergefühl schwanken, so schwankt auch ihre Resonanz auf clowneske Impulse: Was eben noch komisch war, wirkt im nächsten Moment nur noch peinlich. Doch es gibt Chancen. Auch wenn untereinander der Wortwitz überwiegt, so scheinen jugendliche Zuschauer einen gewissen Gefallen an Slapstick und Körperkomik zu finden.[197]

Mittlere Adoleszenz (14 bis 18 Jahre)

Die Zeiten des massiven, äußerlich sichtbaren Wandels sind vorüber. Jugendliche in dieser Phase verändern sich mehr innerlich auf ihrem Weg zum Erwachsenen. Über ihren Humor ist wenig bekannt, weil wenig erforscht. Ihre Suche nach Identität, Liebe und Sexualität erlangt nun zentrale Bedeutung, bleibt jedoch verbunden mit Unsicherheit und Scheu. In diesem Zwiespalt dient der Humor als Ventil und Vehikel. In anzüglichen, obszönen Witzen können Wünsche und Träume kaschiert werden ohne das Risiko, bloßgestellt zu werden. War ja nur Spaß. Scherze mit „schockierender Unanständigkeit"[198] helfen zudem, das Wir-Gefühl innerhalb einer Gruppe zu stärken ebenso wie die Distanz zu den angepassten Erwachsenen.

Mit derben Witzen und Gags platzieren sich besonders die Jungen innerhalb ihrer Gruppe, festigen eine gewisse Machtposition. Im Kontakt zwischen Mädchen und Jungen werden immer wieder lustige Elemente bemüht, um den peinigenden Effekt einer Abfuhr lachend abzufedern. Während in Jungengruppen eher aggressive, selbstdarstellende und konkurrierende Elemente des Humors überwiegen, nutzen Mädchen eher subtilen Humor. Gemeinsames Kichern signalisiert bei ihnen Vertraulichkeit, zumal der Anlass geheim bleibt.[199]

Cool oder komisch?

Der Entwicklungsstand in dieser Phase der Adoleszenz differiert erheblich. Achtzehnjährige besitzen einen ganz anderen Grad an intellektueller und emotionaler Reife als Vierzehnjährige – entsprechend unterschiedlich reagieren sie auf Clowns. Während sich die Älteren schon den Erwachsenen zugehörig fühlen und Clowns durchaus lustig finden können, neigen Jüngere eher dazu, betont cool ihre (noch überschaubare) Distanz zum Kindsein zu betonen.

Die beiden Clowns sind in bester Stimmung. Voller Spiellust schauen sie in das Zimmer von Justin, dem 14 Jahre alten Jungen auf der onkologischen Station. Ihm geht es prima, er sieht gerade einen Film. Sein Vater kennt die Clowns und mag sie sehr. Als er sie entdeckt, tut er bedroht und ruft: „Oh, oh, die Clowns kommen." Ein Clown nimmt den Ball auf, stürzt wieder raus, schnappt sich den Schrubber der Putzfrau vor der Tür und stürmt, derart „bewaffnet" ins Zimmer. „Überfall", ruft er und schießt mit dem Schrubber. „Oh, oh", ruft der Vater lachend und bringt sich in Sicherheit. Justin schaut DVD. Vater und Clown spielen miteinander, der Clown schießt mehr und mehr, wilder und wilder. Dann, als sie lachend verschnaufen, schaut Justin kurz auf und sagt: „Etwas hyperaktiv heute, der Clown."

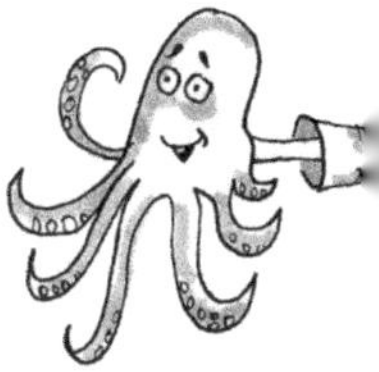

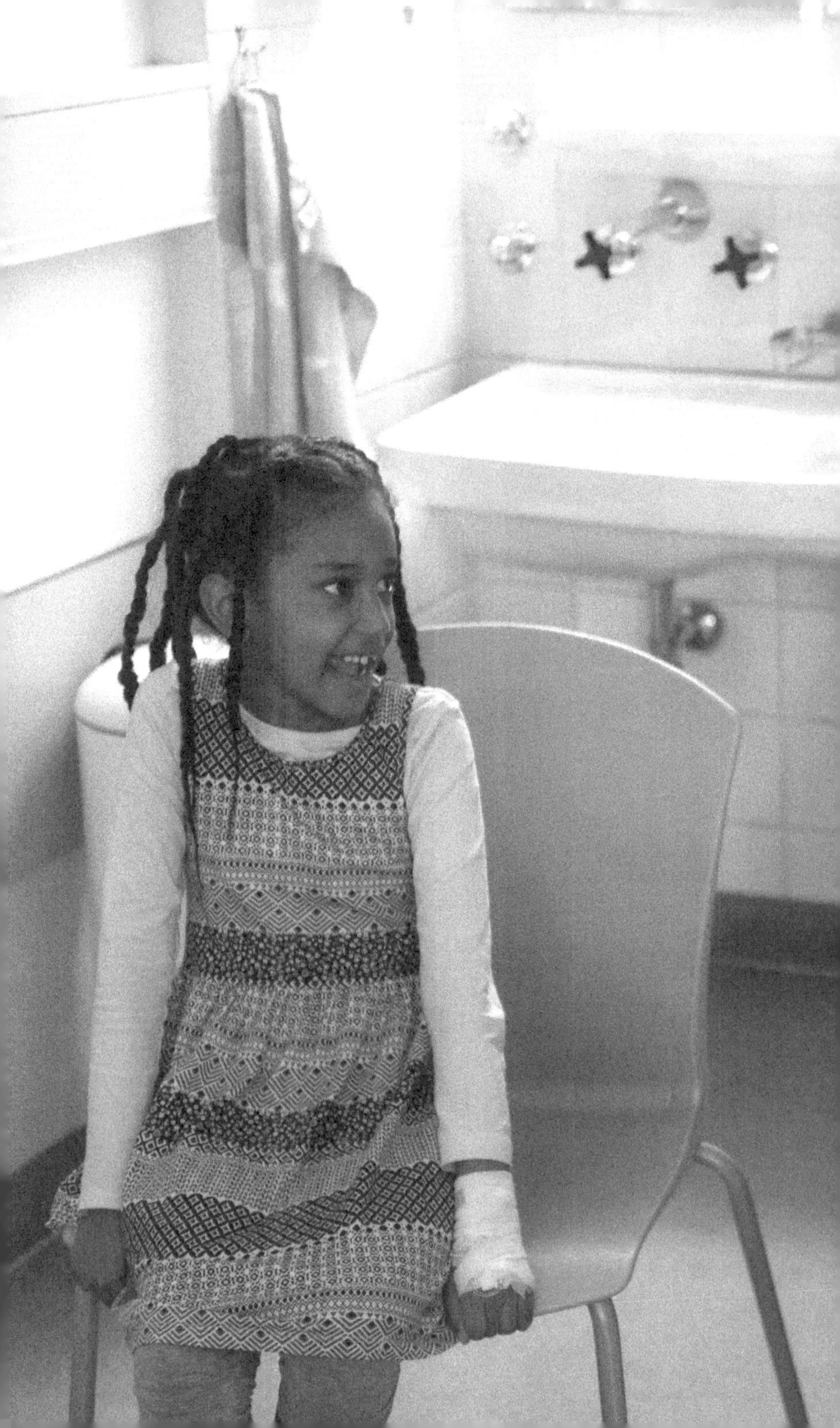

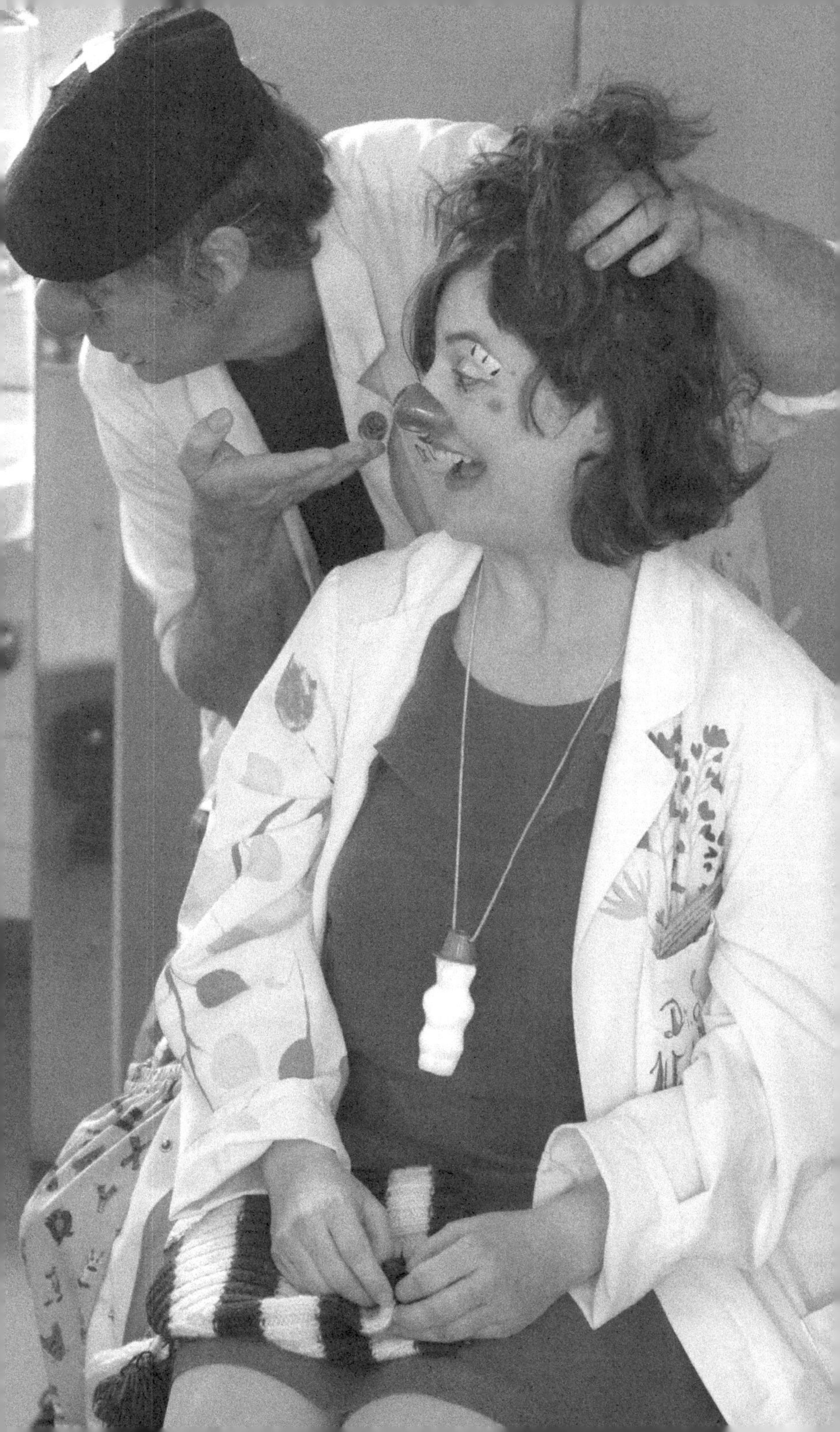

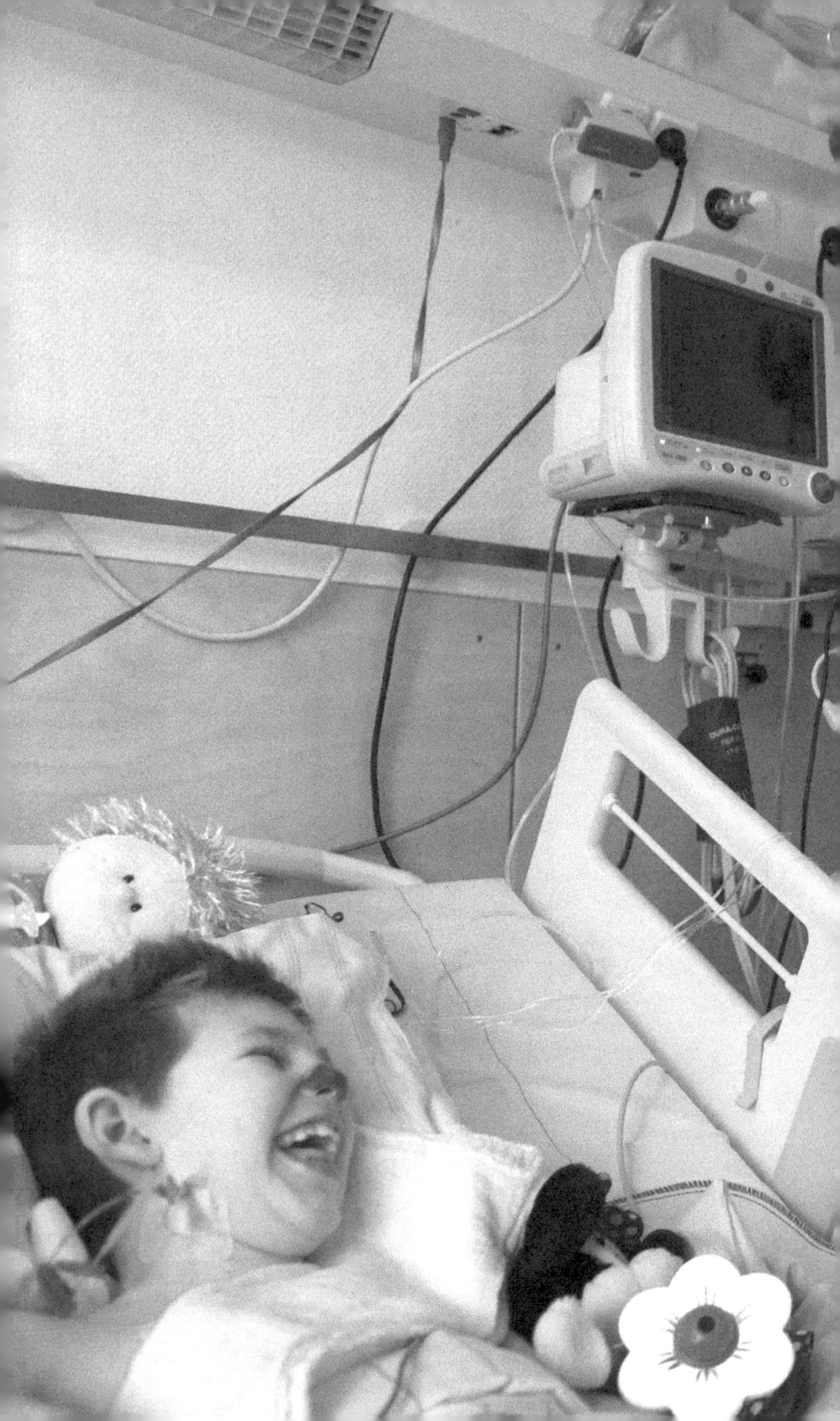

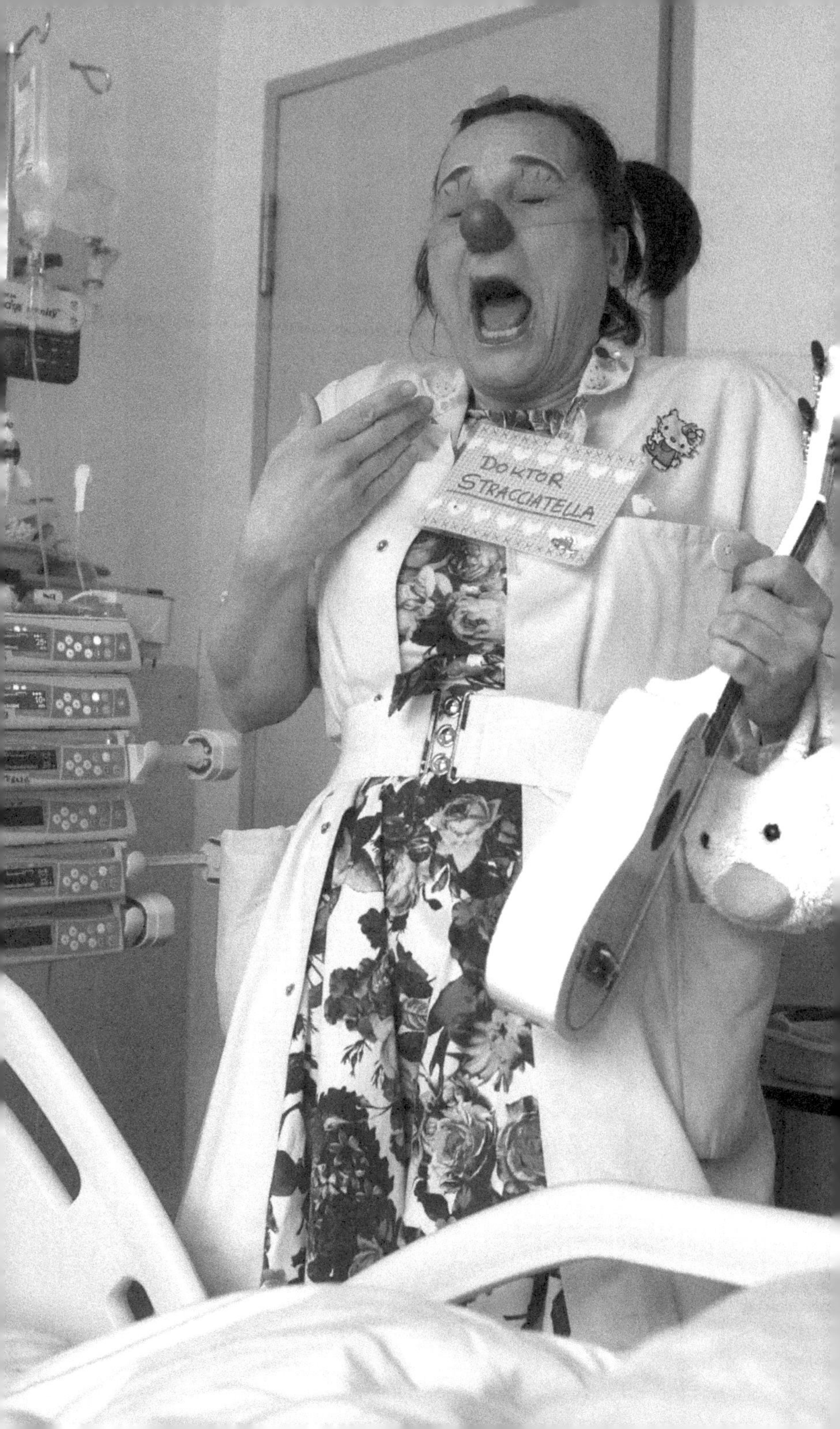
DOKTOR
STRACCIATELLA

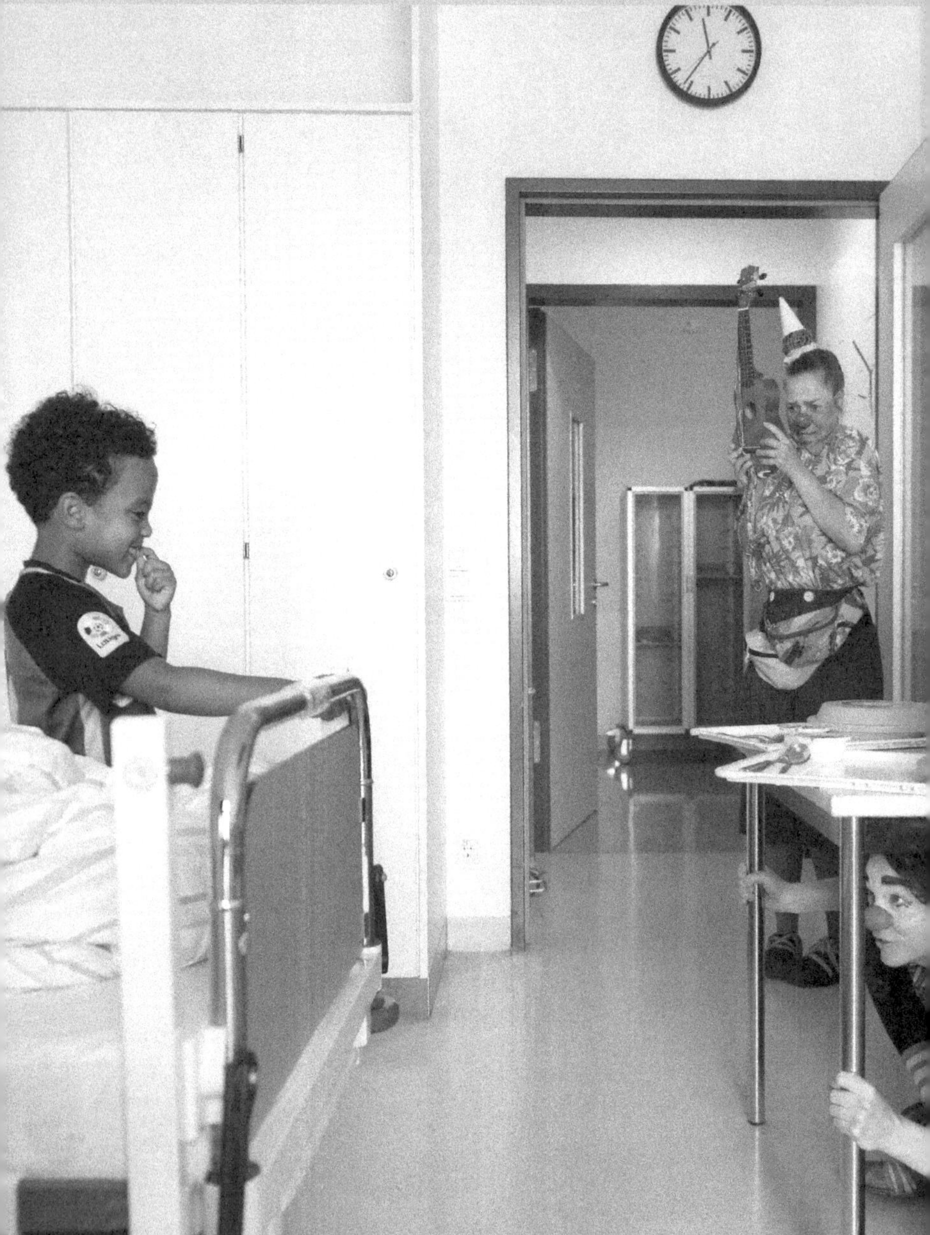

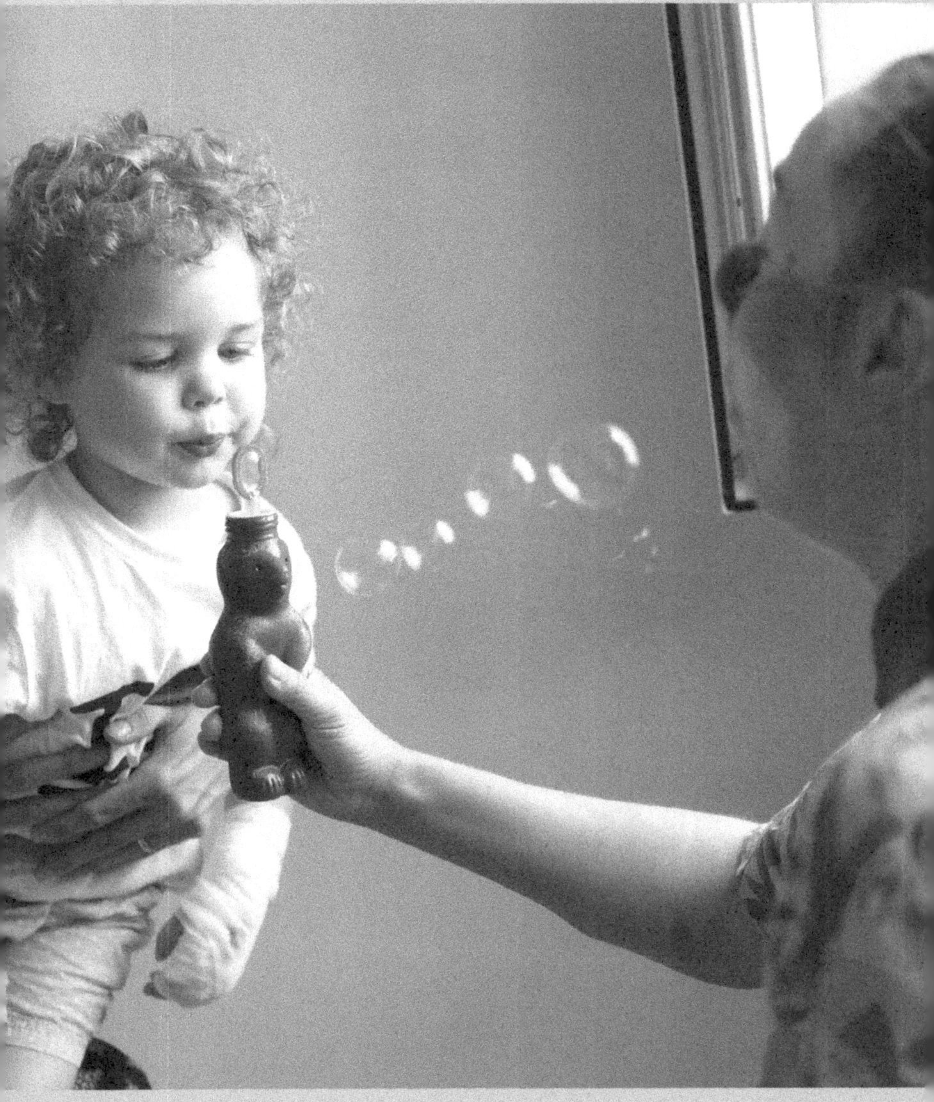

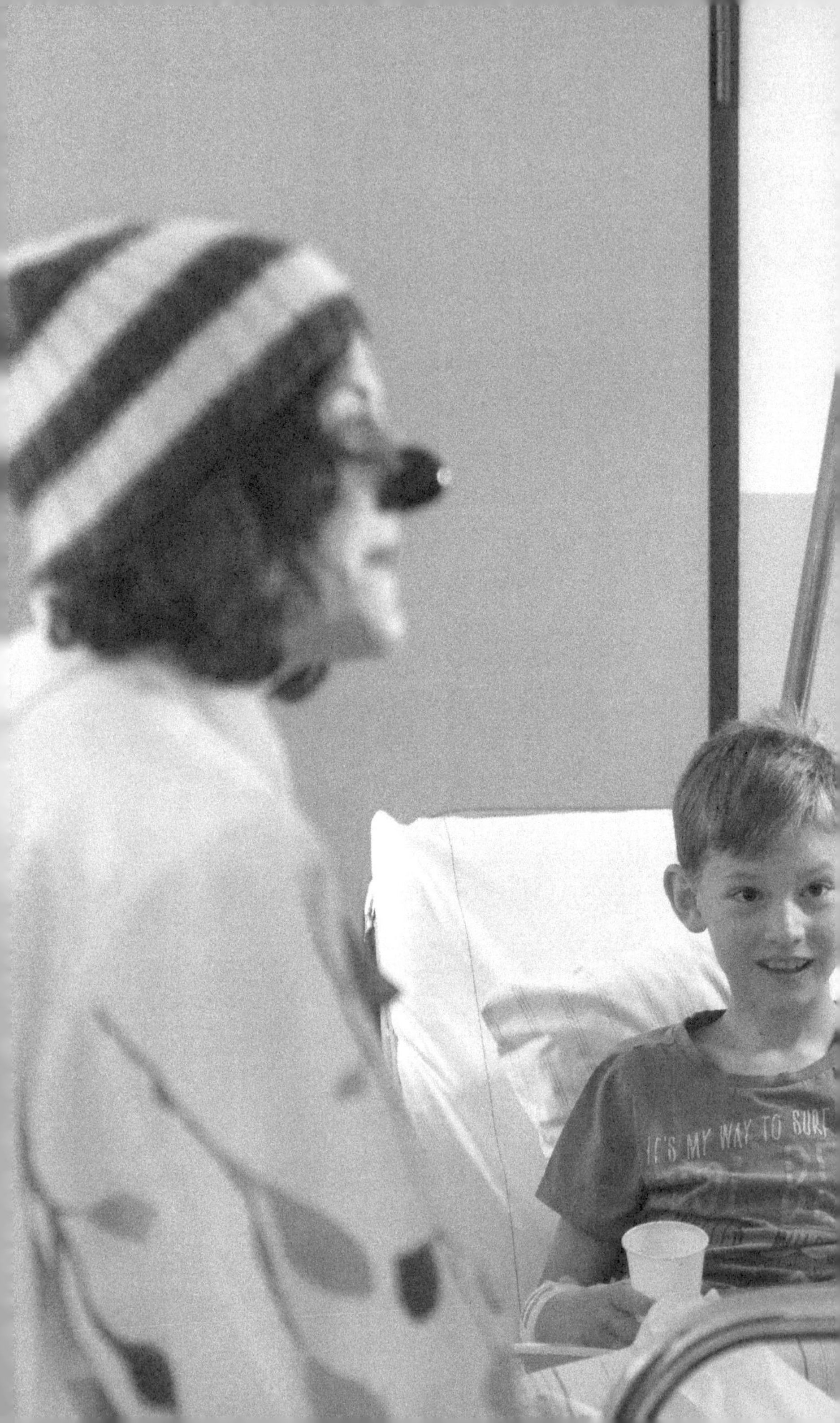
IT'S MY WAY TO

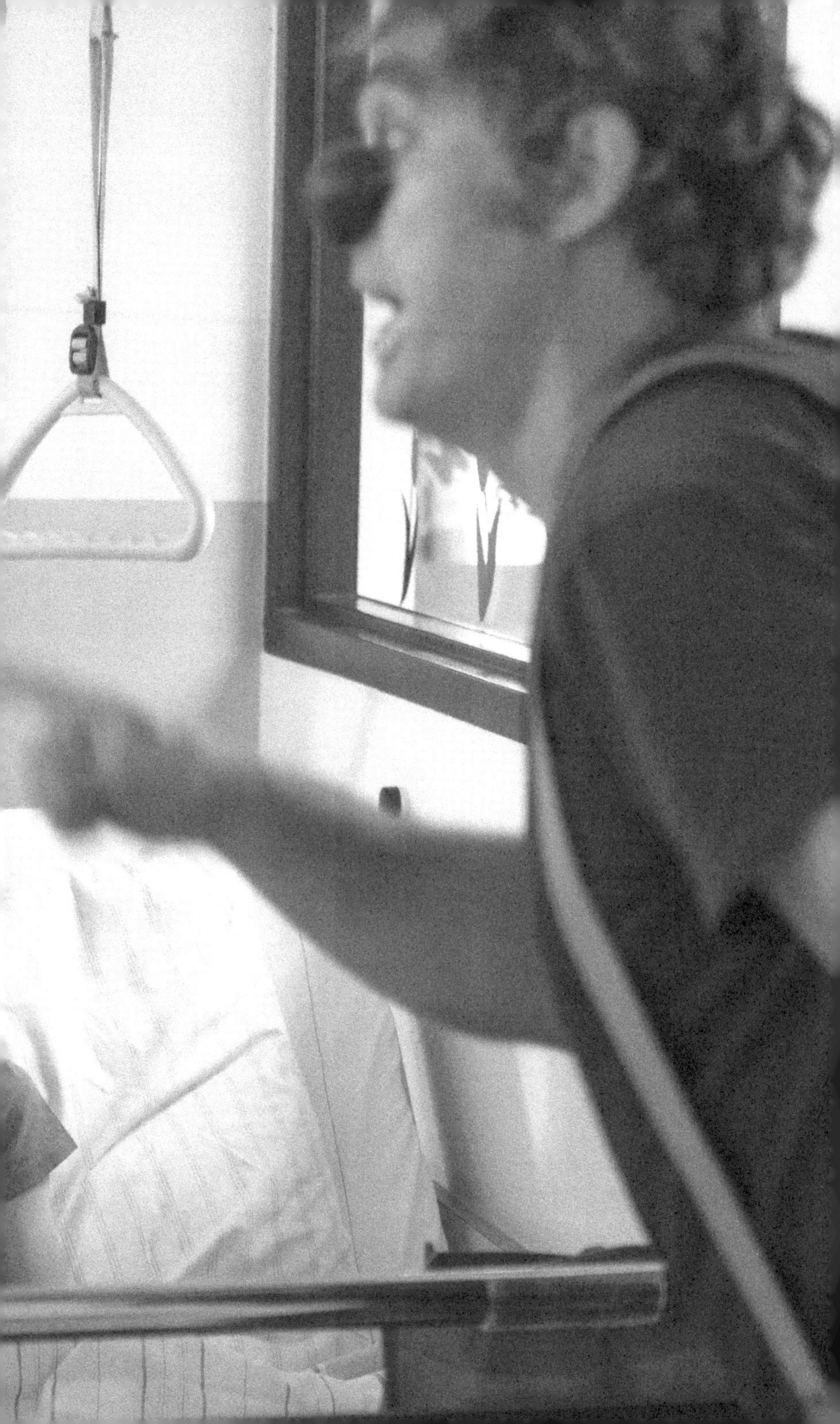

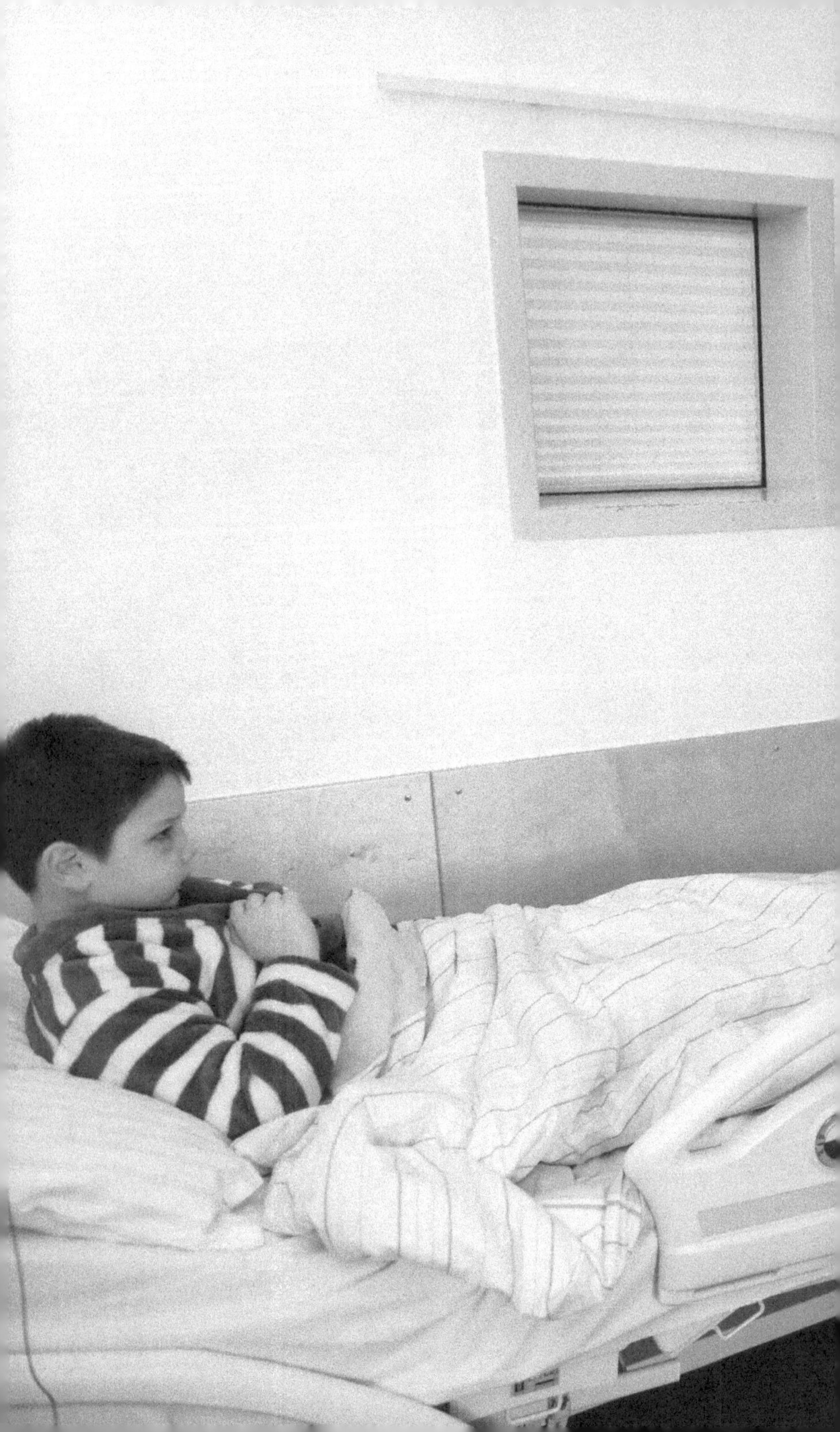

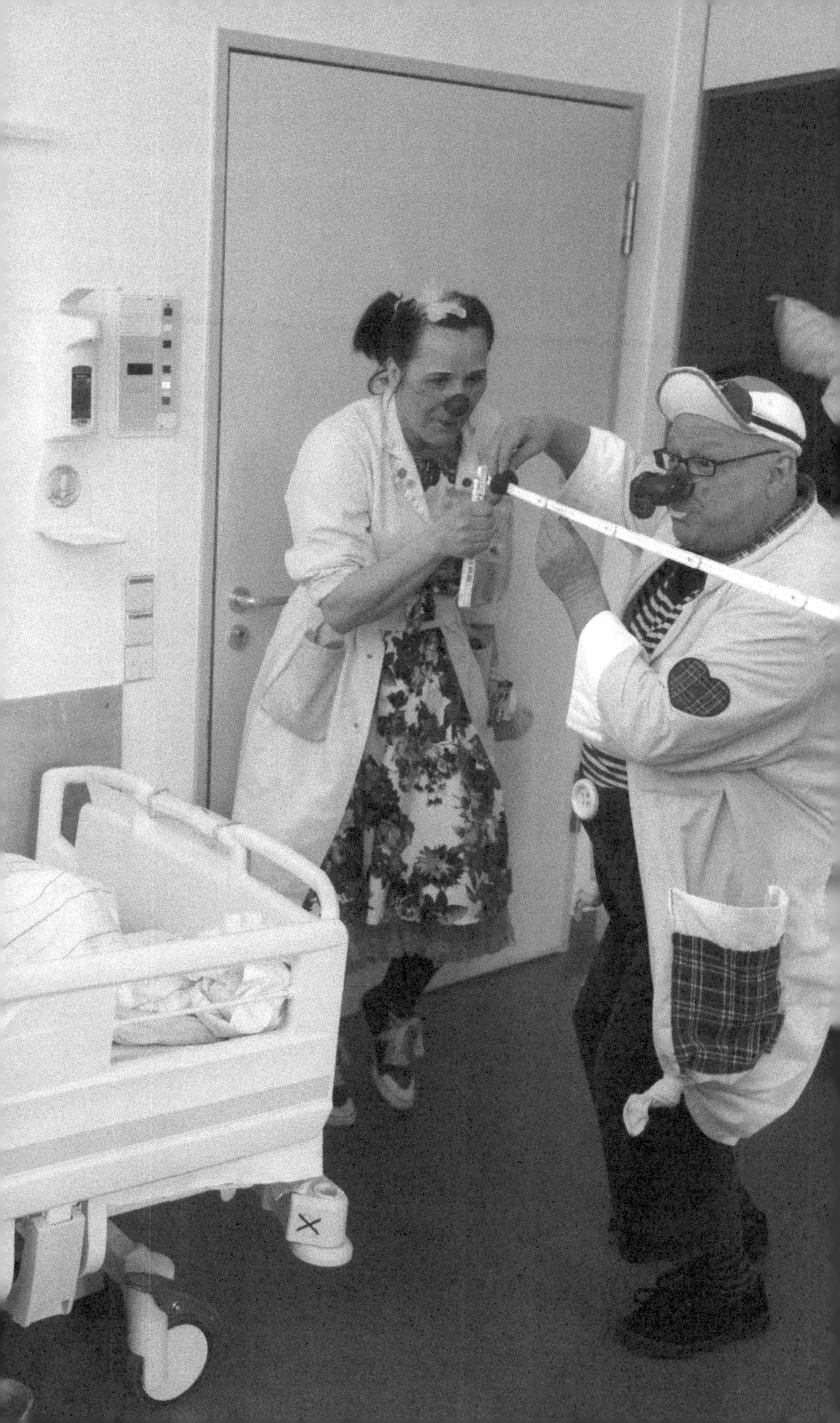

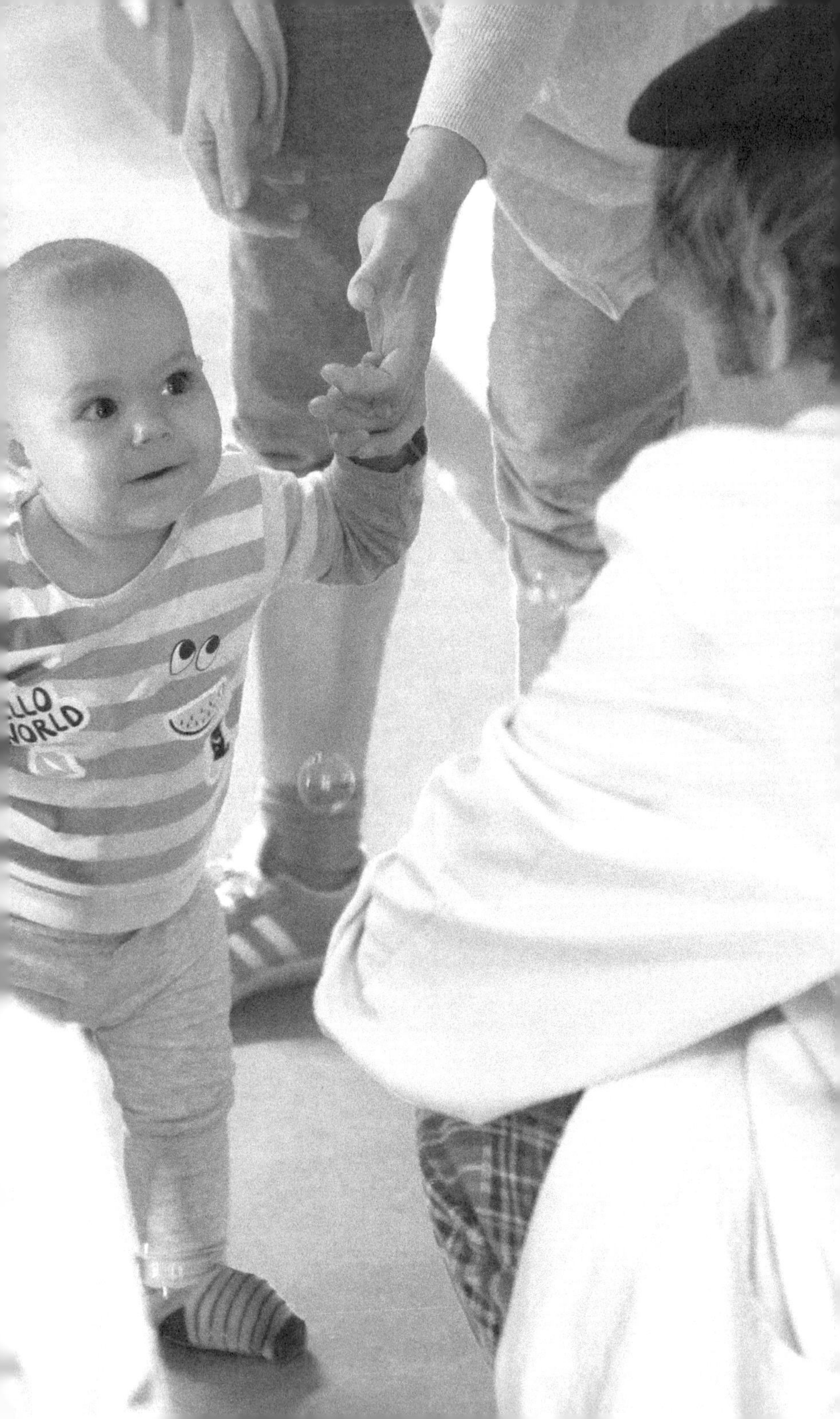

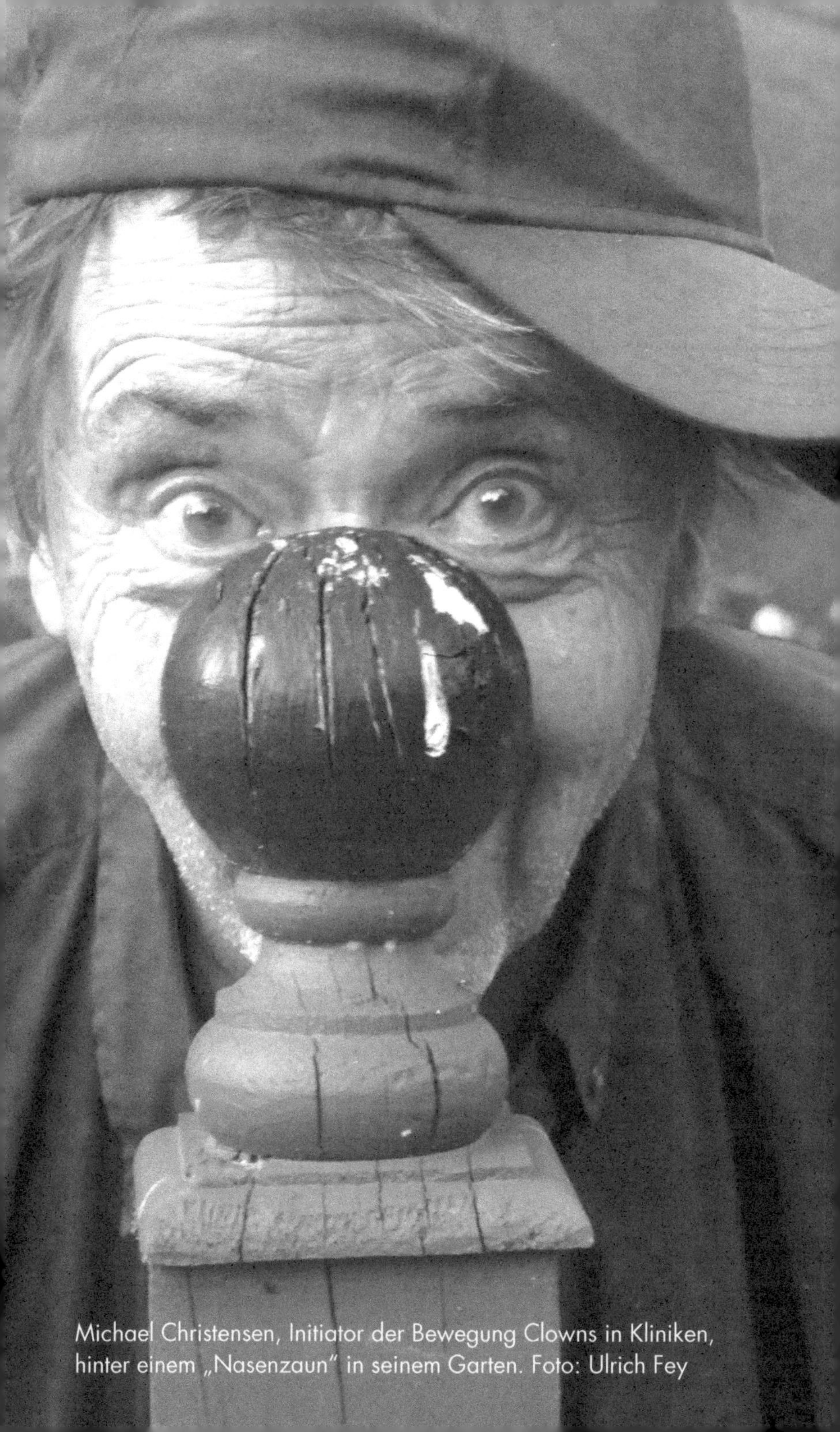

Michael Christensen, Initiator der Bewegung Clowns in Kliniken, hinter einem „Nasenzaun" in seinem Garten. Foto: Ulrich Fey

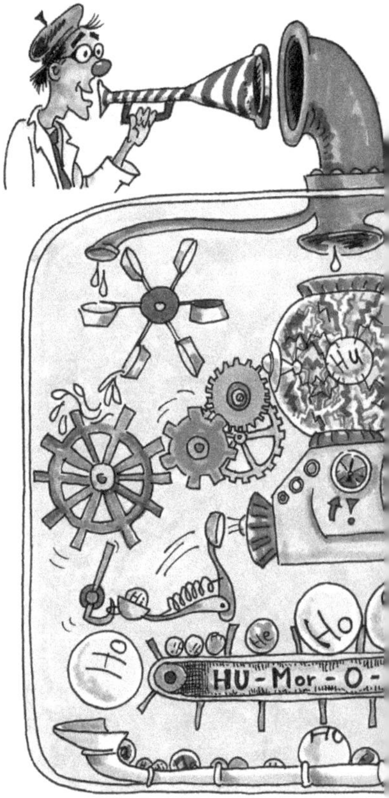
Hu
Ho
He
Ho
HU - Mor - O -

Kapitel 9
Humor und seine Wirkmechanismen

„Hahaha!"

Auch wenn es komisch klingt: Jetzt wird es heikel. Denn Humor genauer zu untersuchen ähnelt dem Versuch, einen Witz zu erklären. Eine undankbare Aufgabe. Doch anders als bei manchen Witzen, ist es hier komplizierter. Denn der Humor und seine Wirkmechanismen stehen für ein Phänomen, das viele irgendwie kennen, spüren, erleben, konkret aber wenig darüber wissen. Das muss man auch nicht, um lachen zu können, ja, zu viel Verstand schadet bisweilen sogar dabei.[200] Wem das Thema Humor allerdings wichtig ist (und das betrifft nicht nur Clowns), kann von der Kenntnis der Zusammenhänge profitieren. Und er wird dabei einige Überraschungen erleben. Kein Scherz. Versprochen.

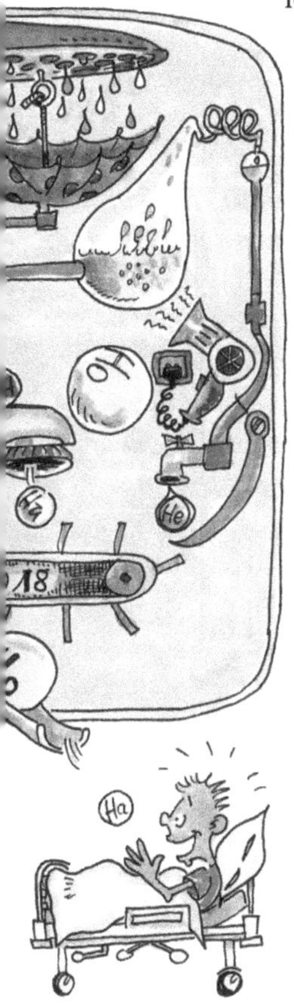

Die beiden Clowns haben den sechsjährigen Max schon öfter besucht. Er freut sich meistens, wenn er sie vor sich hat. Dieses Mal scheint der Weg zu seinem Bett schwierig zu sein. Einer der Clowns stolpert – und wundert sich. Denn der Boden an der Stolperstelle weist kein Hindernis auf, nichts. Der Clown geht zurück, um den Weg noch einmal zu machen – und stolpert wieder. Und wieder. Und wieder. Schließlich markiert er die Stelle mit einem Kreuz aus Klebestreifen. Als die beiden Clowns das Zimmer verlassen, umgehen sie die markierte Stelle in weitem Bogen – und gelangen stolperfrei auf den Gang.

Max lacht. Er hat bei dieser kleinen Szene seinen Spaß. Warum?

Ist-Soll-Vergleich

Max hat Humor. Das bedeutet, er besitzt die Fähigkeit, die Inkongruenz der Szene zu erkennen. Die Inkongruenz, also das nicht Deckungsgleiche, erwächst aus dem Ist-Soll-Vergleich.[201] Max weiß, dass normalerweise kaum jemand stolpert ohne ersichtlichen Grund und niemand gar mehrmals an derselben Stelle. So *sollte* es jedenfalls sein. In der Realität *ist* es aber eben anders. Die Differenz bei diesem Ist-Soll-Vergleich, also wie groß oder klein das Stolpern ausfällt, steht dann für das Ausmaß der Komik des Impulses. Nun gelingt es Max weiter, sein Wissen um *Ist* und *Soll* in einen neuen Zusammenhang zu setzen, einen Sinn im Unsinn zu erkennen. Das erheitert ihn offensichtlich und bekommt durch das Lachen einen motorischen, einen sichtbaren Ausdruck.[202]

Komik, Erheiterung, Lachen gehören zur Struktur des Humors. Ein Impuls benötigt aber noch zwei weitere Voraussetzungen, um als humorvoll erkannt und verarbeitet zu werden: Er muss den Leser, Hörer, Zuschauer überraschen. Nur wenn der Cartoon, der Witz, der Sketch unerwartete, nicht vorhersagbare Bezüge herstellt, besitzt er komisches Potenzial.[203] Und: Mit fast allem Überraschendem, das wir als lustig wahrnehmen, ist etwas Unerfreuliches, Unangepasstes, Übertretendes, Ekliges verbunden.[204] Bisweilen wird gar latent Aggressives, Feindliches, Grausames transportiert.[205] Der Humor mit seinen vielen Facetten stellt für uns ein akzeptiertes Ventil dar, unsere aggressiven Verhaltensanteile zu zeigen – was wir sonst in unserem oft brav und angepasst gelebten Alltag meist vermeiden. Zur Not lässt sich ein solcher Impuls im Nachhinein ja entschärfen: War doch nur Spaß. Darin liegt ein Reiz, ohne den der Humor nicht wirken würde.[206]

Ein Weihnachtsmann Mitte August

Das Übertretende, z. B. von Clowns, wirkt nun – und das ist die zweite Voraussetzung – nur komisch, wenn für alle Beteiligten ein spielerischer Rahmen offensichtlich ist.[207] Ohne dieses Gefühl fehlt den humorvollen Impulsen das Harmlose, wird alles Unberechenbare eher als bedrohlich eingestuft. Das gilt in besonderem Maße für Kinder, aber auch für Erwachsene. Ein Weihnachtsmann Mitte August in einer nächtlichen, fast leeren U-Bahn wirkt kaum lustig.

Doch wieso sind die einen irritiert, während andere laut lachen? Wieso finden manche etwas lustig, andere aber geschmacklos? Der Humor trifft mit all seinen Voraussetzungen auf unterschiedliche Menschen in unterschiedlichen Situationen, mit unterschiedlichen Ergebnissen: So freut sich Max manchmal über die Clowns, manchmal aber nicht. Der Humor trifft auf die Dominanz der Individualität.

Der Blindenhund macht seine Sache sonst ganz gut. Leider ist er sehr verfressen. So sucht er im Hauptbahnhof nicht den für sein blindes Herrchen einfachsten Weg vom Bahnsteig zur U-Bahn. Nein, er steuert jedes Mal auf den Pavillon mit Brötchen und Brezeln zu, der in der Halle steht. Und zieht dort sein Herrchen jedes Mal durch die Schlange der anstehenden Menschen hindurch. Der Hund hofft, auf dem Boden etwas Fressbares zu finden.

Viele persönliche Bedingungen

Ist das nun komisch? Potenziell ja, weil es eine sichtbare Diskrepanz gibt zwischen dem üblichen Verhalten eines Blindenhundes und dem hier geschilderten. Doch bedarf es einer ganzen Reihe von persönlichen Bedingungen der Zuschauer, die parallel erfüllt sein müssen, ehe sie amüsiert sind.

Zuerst benötigen sie Wissen, Bildung, Erfahrung. Denn es kann niemand lachen, der noch nie einen Blindenhund gesehen hat, der nicht weiß, wie gut trainierte Blindenhunde normalerweise den auf sie angewiesenen Menschen führen. Er oder sie können die Inkongruenz, das Herzstück des Humorimpulses, nicht erkennen, den Ist-Soll-Vergleich nicht herstellen.

Auch Alter und Sozialisation sind wesentliche Faktoren, die dazu beitragen, einen komischen Impuls zu verstehen. Denn anders als Trauer oder Schmerz bedarf es bei Erheiterung einer kognitiven Vorleistung. Eine Szene oder ein Witz muss begriffen werden, Trauer und Schmerz dagegen nur empfunden.[208]

Effekt von Nähe und Distanz

Begrenzt oder gefördert wird der komische Effekt außerdem durch Nähe oder Distanz zum Thema. Habe ich vielleicht eine Bekannte, die kaum etwas sieht und auf einen Blindenhund angewiesen ist? Dann leide ich unter Umständen in der Szene, was ein Amüsement ausschließt.[209] Stamme ich aus einem anderen Kulturkreis, in dem zwar blinde Menschen bekannt sind, Blindenhunde aber nicht? Dann werde ich die Szene eher interessiert verfolgen – und mich wundern über die Menschen, die lächeln. Zudem existiert in unterschiedlichen Kulturen einfach ein unterschiedlicher Sinn für Humor.[210] „Macbeth" oder „Die Zauberflöte" werden in Chicago ebenso verstanden wie in Zürich, das Schweizer Programm eines Schweizer Clowns in einem New Yorker Zirkus noch lange nicht.

Einen Einfluss auf den komischen Effekt besitzt darüber hinaus die Situation, in der etwas Humorvolles geschieht. Je deutlicher der spielerische, nicht-seriöse Rahmen erkennbar ist, desto einfacher lässt sich der Impuls als komisch erkennen.[211] Das fehlt zwar in der Bahnhofszene, doch fehlt auch alles Bedrohliche, was einer Erheiterung entgegenstehen würde. Wer allerdings vorüberhastet, wird das nicht wahrnehmen.

Humor gilt zwar nicht unbedingt als menschliche Eigenschaft, doch das Temperament, der Charakter sind maßgeblich daran beteiligt, ob jemand als humorvoll erscheint.[212] Das betrifft die Bereitschaft, etwas als komisch zu sehen und noch mehr, etwas Komisches zu inszenieren. Menschen aber, die Humor als etwas Albernes abqualifizieren, etwas, das dem Ernst des Lebens nicht entspricht, werden das komische Potenzial in der Bahnhofsszene nicht erkennen.

Mann lacht, Frau nicht

Ganz banal beeinflusst des Weiteren das Geschlecht, wie ein komischer Impuls verarbeitet wird. Offensichtlich wird das bei Witzen mit sexuellem Charakter. Die werden meist von Männern erzählt – mit dem Verhalten von Frauen als Pointe. Da wundert es nicht, dass Frauen eher zuhören, als ähnlichen Humor zu produzieren.[213] Frauen gelten aber keineswegs als weniger humorvoll, sie denken und fühlen beim Humor nur anders.[214]

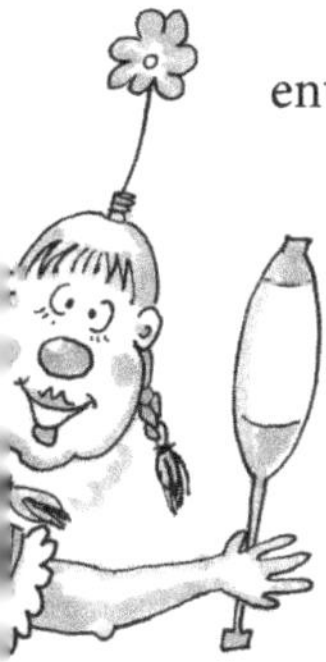

Immer persönlicher werden die letzten Faktoren, die darüber entscheiden, was wir bei humorvollen Impulsen erfahren. So entwickeln alle Menschen im Laufe ihres Lebens bestimmte Vorlieben und Abneigungen, die sich zudem verändern können. Das gilt für Schokolade oder Wein wie für Humor. Manche mögen den derben Witz von Mr. Bean, manche den von Laurel und Hardy. Andere schätzen die Absurdität von „Father Ted“ (einer irischen TV-Serie) oder das Subtile bei Loriot. Und nicht zuletzt beeinflusst die aktuelle Stimmung, auch der Gesundheitszustand, die Möglichkeit, Humorvolles als solches wahrzunehmen.[215] Für Clowns im Krankenhaus vielleicht der entscheidende Faktor für die Wirkung ihrer Besuche.

Sind nun alle allgemeinen und persönlichen Bedingungen erfüllt, um erheitert zu sein, kann jeder Mensch – bewusst oder unbewusst – den Humor auf drei Wirkungsebenen nutzen: Er kann sich einfach nur freuen; er kann versuchen, schwierige Situationen besser zu bewältigen (coping genannt); er kann andere schlecht und sich etwas besser aussehen lassen.

Goldener Humor

Das einfache Erleben, ja Genießen von komischen Impulsen kennen alle. Dieser gutmütige Humor muss keine hohen Ansprüche erfüllen, um verstanden zu werden. Er soll nur erfreuen, amüsieren, entspannen. Diese Art von Humor „übergoldet das träge dahinfließende Alltagsleben“[216] und hat viele positive Effekte. Doch dazu später mehr.

Diese positive Wirkung lässt sich verstärken, bewusst nutzen. Da Humor ganz wesentlich aus Widersprüchen und Gegensätzen besteht, zudem viele verschiedene Interpretationen erlaubt, ist er prädestiniert, andere Perspektiven in schwierigen Situationen anzubieten.[217] Der Humor hilft so, den Dingen ihre Eindeutigkeit zu nehmen, wodurch sie weniger bedrohlich und massiv wirken.[218] Er kann dazu beitragen, das Absurde an schwierigen Situationen zu erkennen, ja das Absurde am Menschsein überhaupt.[219] Vor allem kann sich der Mensch mit Hilfe des Humors in Not oder Unglück vom ausgelieferten Objekt wieder zum handelnden Subjekt machen.[220]

Dieser individuell-aufwertenden Wirkung steht eine allgemeine, sozial stärkende zur Seite.[221] Humor schafft nicht nur Distanz, Humor verringert auch Distanz: die zu anderen Menschen.[222] Gemeinsame Heiterkeit, gemeinsames Lachen verbindet, wirkt dem Gefühl des Unverstandenseins, der Einsamkeit entgegen. Zudem kann Humor heikle Situationen in Gruppen entschärfen.

In einer der Selbsterfahrungsgruppen, die ich seit Jahren besuche, schilderte ich einmal ein schwieriges Erlebnis. Vorab: Die beiden Leiter dieser Gruppe nutzten Humor sehr geschickt als Mittel der Entspannung. An mein Thema damals erinnere ich mich nicht mehr, nur noch, dass es für mich sehr problembehaftet war. Nach meinen Äußerungen hatte ich aber das Gefühl, diese Schwierigkeit würde von den Leitern und der Gruppe nicht angemessen gesehen. Fast trotzig sagte ich deshalb: „Ich habe das Gefühl, dass meine Probleme hier die schwersten von allen sind.“ Die Leiter besprachen sich leise und einer sagte dann: „Also für uns ist das o.k., wenn es für dich wichtig ist.“ Schlagartig wurde die Absurdität meiner Haltung deutlich – und ich musste mitlachen.

Galgenhumor hilft

Unter bestimmten Voraussetzungen kann es sogar gelingen, wirklich Schrecklichem oder Tragischem etwas Heiteres abzugewinnen – als eine erste Form der Bewältigung. Man spricht dann vom schwarzen Humor oder Galgenhumor. Dies kann sogar Patienten auf onkologischen oder Intensivstationen zugutekommen und Krankheit und Tod etwas von ihrem Schrecken nehmen.[223]

Genau das Gegenteil wird beabsichtigt, wenn jemand den Humor einsetzt, um andere herabzusetzen, zu verletzen. Das sind die Situationen, in denen es für wenige von vorneherein nichts zu lachen gibt – während viele sich amüsieren. Diese Wirkung wird Superiorität genannt (lateinisch gleich Überlegenheit). In dieser vorrangig aggressiven Variante des Humors wird die Diskrepanz zwischen dem, was jemand sein oder darstellen sollte und dem, wie er erscheint, zugespitzt. So werden Charakterzüge, Personen oder ganze Gruppen lächerlich gemacht, meist aus dem Grund, selbst etwas weniger dumm, hässlich oder tollpatschig dazustehen und sich etwas besser oder bedeutender zu fühlen. Das Lachen steht hier für einen Triumph über andere.[224] Ironie, Sarkasmus, Zynismus sind ebenfalls Ausdruck davon.[225] Mit einem solchen Blick des Überlegenen, des Sehenden, lässt sich auch der blinde Mann im Bahnhof entwerten. Und so der Komik dieser Szene eine ganz andere Richtung geben.

Trügerischer Erfolg

Weniger offensichtlich, aber nicht weniger schmerzhaft ist die autoaggressive Variante. Lustig getarnt dient dieser Humor dazu, sich selbst – still oder in aller Öffentlichkeit – zu entwerten.[226] Klassenclowns finden sich hier wieder: Zwar sind alle belustigt über eine Frage oder Szene, doch der Initiator erntet mehr Gespött als Anerkennung. Und sein Gefühl, dazuzugehören, bleibt trügerisch.

Mit Mitteln des Humors lassen sich zudem oben und unten verkehren. Das kann nützen in individuell erlebten Abhängigkeiten, wie z. B. im Krankenhaus, wo die Patienten sich immer wieder ausgeliefert fühlen.[227] Es kann aber auch in großen Zusammenhängen wirken, etwa, um gegen bedrückende Normen zu rebellieren oder gegen Totalitarismus. Autoritäre Mächte fürchten diese Umkehr, diesen Kontrollverlust und fühlen sich vom anarchischen Spaß bedroht.[228] Menschen, die Mut zu einer solchen Komik haben, lebten und leben gefährlich.

In der Nazi-Zeit treffen sich zwei Psychotherapeuten. Der eine grüßt mit: „Heil Hitler." Der andere antwortet: „Heil du ihn doch."

Humor als fluides Phänomen

Der Humor lässt sich insgesamt als ein fluides Phänomen bezeichnen. Wie im Wasser, wo Sauerstoff- und Wasserstoffatome ständig Verbindungen eingehen, lösen, eingehen und wieder lösen, finden sich beim

Humor ähnliche Mechanismen. Verschiedene Elemente reagieren oft nur kurz miteinander, um sich im nächsten Moment neu zu verknüpfen. Mal zeigt jemand mehr aktiven Humor (Witze erzählen), im nächsten Moment mehr passiven (mitlachen). Mal nutzt er Humor mehr, um sich oder Situationen zu entspannen, mal aus Schadenfreude oder um zu glänzen.[229] Beim Humor sind allen alle Anteile geläufig.

Ähnliches lässt sich über die Effekte des Humors sagen. Auch hier ist jeder Effekt mit jedem verbunden, wirkt mit- und ineinander. Zum besseren Verständnis lassen sich die Effekte grob in drei Ebenen einteilen: Sozial-kommunikative, psychologisch-kreative und neurologisch-physiologische. Diese Effekte wurden – jedenfalls zum Teil – sogar wissenschaftlich untersucht und nachgewiesen.

Sozial-kommunikative Effekte

Humor besitzt zuerst und vor allem einen sozialen Effekt. Der kanadische Psychologe Rod A. Martin, Verfasser einer Art Bibel über den Humor, bezeichnet diesen als „fundamental". Denn Spaß haben, Witze erzählen, vieles davon machen wir nur, wenn wir mit anderen zusammen sind. Selbst wenn wir alleine lächeln oder lachen, ob bei lustigen Filmen oder der Erinnerung an heitere Erlebnisse – immer sind andere Menschen daran beteiligt. Martin nennt dieses Erleben deshalb „pseudo-sozial".[230]

Viele Fachleute sind der Ansicht, dass dieser soziale Effekt die Keimzelle des Humors überhaupt darstellt – über die Vorstufe des Lachens. Denn erst war das Lachen. Lächeln und Lachen gehörten schon immer zum Menschen, sind angeboren – in allen Kulturen, zu allen Zeiten. Es lachen Babys, die taub und blind geboren werden,[231] es lachen sogar Schimpansen und andere höhere Primaten.[232] Der Grund des Lächelns oder Lachens liegt dabei – evolutionär betrachtet – jenseits der Komik. Lange vor einer sprachlichen Kommunikation sorgte ein Lächeln für Kontakt, diente als Zeichen der Friedfertigkeit, der guten Absichten. Das „Ur-Lachen (war) ein kommunikativer Schutzmechanismus".[233] Aus dieser „nonverbalen Gestiksprache"[234] entwickelte sich allmählich dank wachsender intellektueller und sprachlicher Fähigkeiten der Humor.[236]

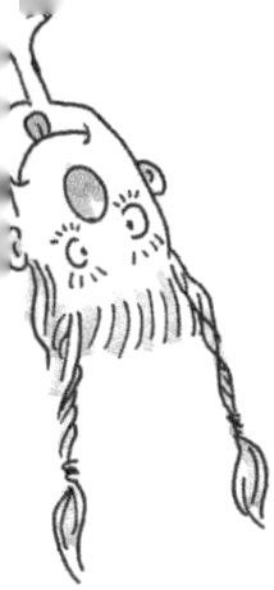

Das Spielen gilt bei dieser Entwicklung als weiterer wichtiger Antrieb. Denn der Lust zu spielen folgten die Menschen schon immer.[235] Hier erlebten sie Freude, erprobten ihre Fähigkeiten, entwickelten z. B. ihr abstraktes Denkvermögen. Um zu verstehen, dass zwei kleine Äste an die Oberlippe gehalten einen Säbelzahntiger darstellen sollen, muss man ihn sich vorstellen können. Der Humor hat seine Wurzeln im Spiel, ist selbst eine Art Spiel.[237] Und damals wie heute kann der Humor sich erst entfalten, wenn die Beteiligten spielen, mit Werten und Normen, mit ihren Alltagserfahrungen.[238] Das Spiel – eine weitere wichtige Gemeinsamkeit zwischen Humor und Clowns.

Psychologisch-kreative Effekte

Mit Hilfe des Humors lässt sich negativer Stress beeinflussen. Humor hilft, eine andere Perspektive einzunehmen, Distanz zu gewinnen von der aktuellen Situation,[239] sogar paralysierende Gefühle der Angst und Hilflosigkeit zu verringern.[240] Negative Gefühle haben negative Erwartungen zur Folge, die wiederum negative Gefühle verstärken.[241] Ein Teufelskreis. Innerer Abstand dank Humor hilft da weiter. Lautes Lachen ist nicht wichtig, ein stilles Lächeln genügt.[242] Wenn sich nach komischen Impulsen von Klinik-Clowns bei den Zuschauern Zufriedenheit und eine gute Stimmung einstellt, so genügt das für einen positiven Effekt,[243] der den Heilungsprozess unterstützt.[244]

Clowns und Humor wirken sowohl vorbeugend als auch in der Akutsituation und in der Nachsorge. Beim Schmerz ist der Effekt am größten. Denn der unmittelbare physische Reiz macht ja nur einen geringeren Teil des schwierigen Erlebens aus, besonders bei Kindern und Jugendlichen. Weit stärker wirken die psychische und soziale Komponente – und die lassen sich gut beeinflussen. Viele Studien zeigen: Angst und Depression verstärken den Schmerz, Humor verringert ihn.[245] Allerdings nicht allein. Wurden in Versuchen den Testpersonen statt lustiger Szenen Horrorfilme gezeigt, verbesserte sich deren Schmerztoleranz ebenfalls.[246] Beim Schmerz scheint es weniger um den Scherz zu gehen als um die Ablenkung. Wie es den Betrachtern der Horrorfilme später erging, bleibt unklar. Die Zuschauer von Sketchen indes konnten länger anhaltend mehr Schmerz aushalten. Mit komischen Impulsen lassen sich sogar postoperative Schmerzen verringern.[247]

Humor fördert zudem die Resilienz. Resilienz bedeutet die grundsätzliche (und trainierbare) Fähigkeit, mit Widrigkeiten fertig zu werden, sich nicht „unterkriegen" lassen.[248] Da aber oft genug der Humor genau dann fehlt, wenn wir ihn am nötigsten brauchen, empfiehlt der amerikanische Psychologe und Humorforscher Paul E. McGhee, in guten Zeiten Humorfähigkeiten zu üben, um in schlechten darauf zurückgreifen zu können.[249] Lachyoga hilft ebenso.[250]

Ein solches Training würde auch Pflegende dabei unterstützen, ihren teils belastenden Alltag besser zu bewältigen. Für Intensivstationen wurde das mehrfach untersucht. Das übereinstimmende Ergebnis: Humor mindert dort den erlebten Zeitdruck, den negativen Stress und stärkt den Zusammenhalt im Team. Gemeinsames Lachen hilft als Ventil, eine stressige Schicht entspannter ausklingen zu lassen.[251]

Neurologisch-physiologisch

Doch warum sind Lachen und Lächeln ansteckend? Lassen wir uns auf einen Menschen als Gegenüber ein, nehmen dessen Mimik, Gestik und Körperhaltung wahr, so passen wir uns (wenn auch sehr reduziert) dessen Mimik, Gestik und Körperhaltung an. Die Spiegelneuronen in uns bewirken dies. Ein Effekt, der für das Lächeln (oder Gähnen) gilt, zudem grundsätzliche Bedeutung besitzt für unsere menschliche Entwicklung – physisch und psychisch. Ohne Spiegelneuronen keine Verbindung zwischen Mutter und Kind, ohne Spiegelneuronen keine Empathie. Und fühlen wir uns verbunden, wirkt das „Kuschelhormon" Oxytozin – ob wir uns nun in den Arm nehmen oder gemeinsam lachen.[252]

Ganz banal machen komische Impulse einfach Spaß. Und ist der Mensch erheitert, lächelt oder lacht er, werden ähnliche Gehirnareale aktiviert wie bei einem leckeren Essen, beim Hören der Lieblingsmusik oder beim Sex.[253] Ein Humorzentrum ist dafür nicht verantwortlich, denn es gibt keins. Je nach Art des Witzes, Cartoons, der Szene werden unterschiedliche Teile des Gehirns aktiviert – meist sind vier sogenannte Cluster involviert.[254] Immer beteiligt – wie bei allen positiven Gefühlen – ist unser Belohnungssystem. Das besteht vor allem aus dem limbischen System mit dem Nucleus accumbens als Zentrum, auch wenn weitere Strukturen beteiligt sind. Denn vor allem vom Nucleus accumbens aus wird bei Heiterkeit (wie bei Empfindungen des Glücks oder der Liebe) das Hormon Dopamin in den Körper geschickt – und wir fühlen uns gut.[255]

Suchtzentrale Nucleus accumbens

Allerdings: Auch dieser kleine Zellverbund will – wie alles in unserem Körper – stimuliert werden, braucht immer wieder neue Reize. Der Witz, der Cartoon, die Clownszene muss also besser sein als erwartet, sonst gibt's kein Belohnungsdopamin.[256] Deshalb ist die Halbwertzeit eines verstandenen Witzes auch flüchtig: Das erste Mal mag es noch komisch sein, die nächsten Male gilt dies nur noch für Varianten oder in Gesellschaft – dann droht Langeweile.[257] Der Nucleus accumbens gilt auch als Suchtzentrale des Körpers.

Lautes Lachen wirkt körperlich, das hat jeder schon erlebt. Erst aktiviert es uns, dann entspannt es (v. a. tiefere Atmung, verbesserter Herz-Rhythmus, bessere Versorgung der Muskeln).[258] Doch die Reaktion auf komische Impulse muss nicht groß und laut ausfallen. Schon stilles Lächeln wirkt positiv. Auch das wird vom Nucleus accumbens entsprechend beantwortet. Es muss sich allerdings um echtes Lächeln aus echter Erheiterung heraus handeln. Ein Lächeln aus Verlegenheit, Hilflosigkeit oder Höflichkeit wird willentlich hergestellt – und bleibt auf der Dopaminebene folgenlos. Fachleute haben etwa 14 bis 18 Formen von Lächeln erkundet, aber nur ein einziges gilt als echtes, als sogenanntes Duchenne-Lächeln. Nur bei diesem sind die Gesichtsmuskeln von Mund und Augen so kombiniert, wie es willentlich kaum herzustellen ist.[259]

Ein Humortest für alle

Wer möchte, kann nun einen Selbstversuch unternehmen, wie es um den eigenen Humor bestellt ist – frei nach Rolf-Dieter Hirsch, Psychiater für alte Menschen und einer der Pioniere für Humor in der Medizin. Hirsch hat über das Lachen (als einem Indiz) Entwicklungsstufen des Humors identifiziert, und wer will, kann sich hier einordnen. Wahrscheinlich können sich alle in jeder Stufe wiederfinden, zumindest zeitweise. Aussagekräftig ist deshalb eher, wie häufig man sich auf der jeweiligen Stufe verortet.

Erste Stufe: Nicht lachen können. Denn ich finde die Situation, den Impuls nicht komisch oder will oder kann gerade nicht lachen.

Zweite Stufe: Über andere lachen können. Anderen unterläuft ein Missgeschick oder sie verhalten sich kurios. Lachen auf dieser Stufe fällt nicht schwer, da man damit auch die eigene Überlegenheit ausdrückt.

Dritte Stufe: Über mich lachen können. Das gelingt nicht so leicht, ich darf mich und meine Missgeschicke ja nicht so ernst nehmen. Aber Achtung: Bisweilen instrumentalisieren wir dieses Lachen, um uns etwas interessanter oder bewusster darzustellen.

Vierte Stufe: Über mich dürfen andere lachen. Für einen Clown bedeutet diese Stufe (im Schutz der Rolle) eine Art Arbeitsgrundlage, er strebt das Lächerliche geradezu an. Für Nicht-Clowns gelingt das Akzeptieren dieses Lachens umso leichter, je weniger heikle Aspekte von sich berührt werden.

Fünfte Stufe: Zusammen mit anderen über mich lachen können. Entscheidend dabei ist nicht die Lautstärke, sondern das eigene Empfinden. Ein gequältes Mitlachen bedeutet Anpassung, nicht Erkenntnis. Wer dagegen freudvoll mit anderen die eigenen Fehler, Missgeschicke, sogar heikle Erfahrungen belachen kann, signalisiert eine gewisse Distanz zu sich, ist nicht mehr mit allen Anteilen an sich identifiziert.[260]

Für den Fall, dass nun jemand von sich und dem eigenen Humor enttäuscht sein sollte – der Sinn für Humor ist trainierbar.[261]

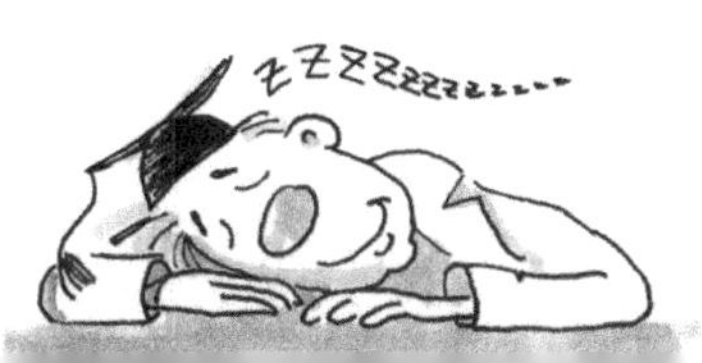

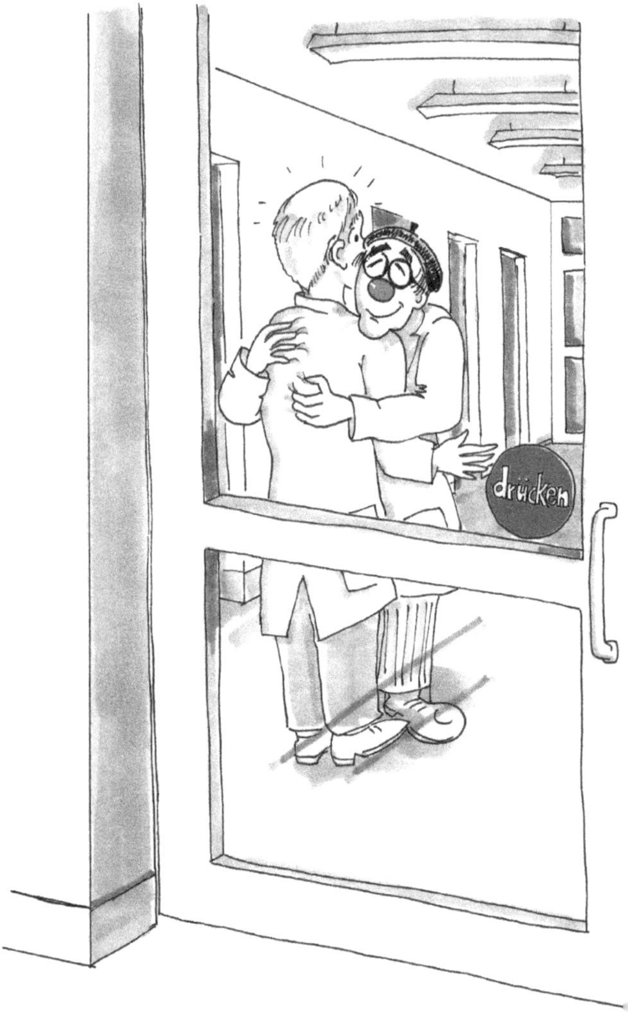
drücken

Kapitel 10
Wirkungsvolle Vielfalt

Die Wirkung von Clowns in Kliniken lässt sich von außen nur schwer einschätzen. Denn von außen betrachtet ist das Krankenhaus mit all seinen weißen Kitteln, all dem EEG, EKG, CT und MRT, all den Abteilungen wie Kardiologie, Hämatologie, Endokrinologie oder Pulmologie ein guter, ein sinnvoller, ein wichtiger Ort – den man möglichst meidet. Eine Klinik weckt keine Assoziationen von Freiheit und Abenteuer. Wer Klinik hört, ahnt eher Angst, Leid und Schmerz. So baut sich bei vielen (verständlicherweise) reflexhaft eine gewisse emotionale Distanz auf. Die trifft dann auch Klinik-Clowns. Die erscheinen ebenfalls irgendwie gut, irgendwie sinnvoll, irgendwie wichtig. Mehr aber nicht. Ihre wesentliche Bedeutung im Klinikalltag, die der emotionalen Basisarbeit, schimmert allenfalls in der Ferne.

Mehr als ein Jahrzehnt ist vergangen, seit ich an einer lädierten Bandscheibe operiert worden bin. Der Neurochirurg, die Pflege – alle waren sachkundig, aufmerksam, freundlich. Dennoch fühlte ich mich – unabhängig von den Schmerzen – nicht wirklich wohl auf Station. Der Grund war dieses unnatürliche Weichzeichner-Umfeld: Wände, Türen, Bettbezüge, sogar die Kittel des Personals, alles war in Pastelltönen gehalten. Zudem schienen sämtliche Geräusche und Gespräche gedämpft. Ich erlebte alles wie durch ein Milchglas, kam mir dauersediert vor. Welch ein Gegensatz, als meine Clownkollegen mich einmal besuchten: Endlich mal ein fettes Rot, ein kräftiges Grün in den Kostümen, ein paar normal laute Stimmen im Zimmer, Musik auf dem Gang. So hatte ich zumindest für diese kurze Zeit wieder das Gefühl: Ich bin im Leben.

Vitalitätsspritze

Diese Erfahrung hat mich selbst überrascht. Denn ich war ja erwachsen, konnte Schmerzen und die Notwendigkeit der Betreuung viel besser einschätzen als Kinder. Zudem arbeitete ich lange schon selbst als Clown-Doktor, hatte die Magie des Augenblicks oft genug aus der Innenansicht erlebt. Dennoch. Als frisch operierter Patient mit vielen Schmerzen fühlte ich mich nicht souverän, sondern hilfsbedürftig. Und die Clowns haben von Beginn an einen Zauber verbreitet. Schon ihre äußere Erscheinung am Ende des Flurs – so ganz anders als alle, die mir sonst dort begegneten. Dann: Ihre Lebensfreude, ihre Komik, ihre Zuneigung – all das habe ich aufgesogen, erlebt wie eine große Spritze Vitalität.

Wie mag es da den Kindern ergehen?

Natürlich hinkt der Vergleich. Dennoch kann er manche Hinweise geben. Auch wenn viele pädiatrische Stationen inzwischen mit lustigen Wandmalereien und Spielecken kindgerecht gestaltet, die Pflegekräfte in bunter Arbeitskleidung unterwegs sind – es bleibt eine Klinik mit entsprechenden Regeln und Strukturen. Da sind Clowns mehr als nur Farbtupfer. Ihr buntes, schrilles, deutlich unangepasstes Äußeres allein steht im großen Kontrast zu allen anderen: Hier sind – in einem Rahmen von Schwäche und vager Hoffnung – Symbole des Lebens, Symbole der Normalität sichtbar.[262] Und niemand bedarf einer Erklärung.

Clownesker Perspektivwechsel

Clowns, diese klinischen Fremdkörper, sind auch im Zeichen eines Perspektivwechsels unterwegs. Denn natürlich schauen Ärztinnen oder Pfleger bei einem Kind mit Blinddarmentzündung oder Schädel-Hirn-Trauma vor allem auf die Behandlung der Blinddarmentzündung oder des Schädel-Hirn-Traumas. Clowns nicht. Ihr Blick ist ein anderer. Sie schauen vor allem auf die gesunden Anteile, mit deren Hilfe das Kind noch spielen kann.[263] Andererseits betrachten sie dessen lädierten Anteile ebenfalls anders: Was ist mit einer Blinddarmentzündung oder einem Schädel-Hirn-Trauma noch spielend möglich?[264] Clowns verändern die Atmosphäre im Krankenzimmer, können Kinder emotional entführen aus der Klinik, mit ihnen abtauchen in eine andere Welt. Clowns lassen das Kind zumindest für einen magischen Moment lang wieder einfach nur Kind sein.[265]

Clowns können ideale Spielpartner sein. Denn ihre erwachsenen (Darsteller-)Anteile haben den Infusionsständer oder den frisch operierten Arm der Kinder im Blick, ihre kindlich-clownesken machen Musik und Unsinn. Regeln sind vorhanden, aber dehnbar, Art und Verlauf des Spiels völlig ungewiss. Gewiss ist nur: keine Langeweile. Und jedes Kind, jede Mutter, jeder Vater kann sich aussuchen, nur zu schauen oder mitzumachen. Das alles unterscheidet das Spiel mit Clowns vom Spiel mit anderen Kindern auf der Station. In diesem doch heiklen Rahmen bewährt sich, dass die Clowns auf spielerisches Expertentum zurückgreifen können. Denn das Spiel, das ungebundene, nicht zielorientierte Tun, das nichts beabsichtigt und außerhalb des normalen Lebens steht, ist ihr eigentliches Metier.[266] Die Clowns ignorieren dabei den Ernst der Situation nicht, doch sie stellen diesen in den Spielschatten.

Paul kennt die beiden Clowns gut und mag sie sehr. Paul ist körperlich und geistig eingeschränkt, emotional aber gut ansprechbar. Heute treffen ihn die Clowns auf dem Flur, wo er auf ein bewegliches Brett geschnallt wurde, das, in die Senkrechte geschwenkt, ihm das Gefühl von Stehen vermittelt. Einem Clown vermittelt es ein ganz anderes Gefühl: Messerwerfen im Zirkus. Pantomimisch bedeutet er Paul sein Vorhaben und ruft ihm zu: „Keine Angst, ich kann mit Messern umgehen." Dann bittet er den Kollegen um einen Tusch und die Show beginnt: Mit großen Gesten und Geräuschen wirft der Clown die nicht vorhandenen Messer auf Pauls Brett. Eines nach dem anderen – manchmal fliegt auch eins vorbei und verfehlt nur knapp die danebenstehende Krankengymnastin. Und Paul gluckst vor Lachen.

Humor contra Angst

Clowns kann es zudem spielend gelingen, zwei weitere große Nöte von Kindern in der Klinik zu mildern: Neben der Langeweile sind das Angst und Grenzverletzungen.

Angst besitzt einen natürlichen Gegenspieler: den Humor. Es ist nicht so, dass die Clowns als Humorfachbeauftragte unterwegs sind, um ständig Lachsalven zu produzieren, aber sie suchen ihren Spaß.

Und wenn Clowns Spaß haben, haben es meist auch die Zuschauer. Und wer lacht oder sich freut, gewinnt Abstand zu seinem Leid, seiner Angst.[267] Clowns kommt dabei zugute, dass sie mit allem versuchen zu spielen, was sie finden. So können sie angstbesetzte Gegenstände verfremden: Eine Spuckschale wird zum Hut, eine Spritze zum Lutscher. Clowns können zugleich Prozeduren parodieren, die sonst Angst verursachen: z.B. versuchen, eine Infusion mit Kakao zu geben. [268]

Clowns können mit der Angst auch die Schmerzen mindern.[269] Das sogar gezielt.[270]

> *Die fünfjährige Lisa hat den Clown gebeten, sie zur Lumbalpunktion (LP) zu begleiten, denn dabei sei sie immer sehr ängstlich. Als der Clown am Untersuchungstag kommt, fragt er: „Hier? Aber ich habe solche Angst vor Punktionen." Lisa sagt darauf: „Aber du brauchst doch keine Angst vor der Punktion zu haben, die bekomm' doch ich und nicht du!" Zusammen üben sie dann sogar den „Katzenbuckel", der für die LP erforderlich ist. Lisa „fliegt" später in den Armen des Clowns in den Behandlungsraum und lässt die Prozedur ruhig über sich ergehen. Und der behandelnde Arzt sagt anschließend: „Lisa war völlig entspannt, es gab keine Abwehr. Wir haben es gemeinsam geschafft, ohne Medikamente Angst und Schmerz auszuschalten."*[271]

Diese Form der clownesken Intervention entfaltet eine besondere Tiefe. Denn das Gefühl, jemandem zu helfen, der noch hilfloser ist als man selbst, hilft dem Helfenden sehr. In diesem Fall wird Lisa ein Stück stärker, sicherer, größer.[272] Der amerikanische Psychotherapeut Irvin D. Yalom beschreibt die Wirkung so: „Indem (wir) dem Patienten erlauben, (uns) etwas zu lehren, (beziehen wir uns) mehr auf die Person als auf die Pathologie dieses Patienten. Diese Strategie steigerte unweigerlich dessen Selbstachtung."[273]

Ein „Nein" ernst nehmen

Auch dem letzten großen kindlichen Problemfeld in der Klinik können Clowns entspannt begegnen. Sie gehören (u. a. neben Erziehern, Musik- oder Ergotherapeutinnen) zu den Ausnahmen, die ein „Nein" des Kindes wirklich akzeptieren. Auf vielen Stationen sind sie sogar die Einzigen. Alle anderen setzen sich (fast) ständig über ein „Nein" hinweg, weil sie es im Rahmen von Untersuchung oder Therapie tun müssen. Und je jünger die Kinder sind, desto verletzender erleben sie dies. Clowns hingegen nehmen jedes „Nein" ernst. Sie spielen manchmal aber auch damit. Denn „Nein" bedeutet nicht gleich „Nein". Manchmal steht es für einen Test: „Kann ich euch vertrauen, oder seid ihr wie alle anderen hier?"

Mehmet schüttelt den Kopf. Die Clowns dürfen nicht ins Zimmer. „Kein Problem, wir bleiben draußen, aber – darf vielleicht mein Bein rein?", sagt der Clown und streckt ein Bein in den Raum. Ein irritierender Vorgang. Geht Mehmet darauf ein, gleich ob er den Wunsch ablehnt oder nicht, beginnt das Spiel: Darf vielleicht der Kopf, der Arm, der Popo, der Kollege ins Zimmer? Und bei jeder noch so absurden Frage ist Mehmets kindliche Antwort für die Clowns verbindlich. Lehnt er alles ab, bleibt ein letztes Mittel: Die Clownsgrenze. Mit einem Klebeband wird auf dem Boden eine Linie markiert und mit dem Wort „Clownsgrenze" beschriftet. Die Clowns, die nur vor dem Zimmer standen, verabschieden sich. „Und falls doch ein Clown drüber gehen sollte, dann rufst du uns. Wir kommen und helfen dir."

Dass Clowns den Kindern zu der wichtigen Erfahrung der eigenen Wirksamkeit verhelfen können, hat einen einfachen Grund: Clowns besitzen keinen eng begrenzten, äußeren Auftrag. Das unterscheidet sie von allen anderen Arbeitskräften im Krankenhaus. Das gibt ihnen die Freiheit, ein „Nein" zu akzeptieren. Clowns können viel, müssen aber nichts. Ihr Auftrag ist offener, mehr ein innerer: Sie bieten sich an für Kontakt, für Beziehung und schaffen einen Raum, in dem Kinder Spaß haben dürfen, sich und ihre Gefühle angstfrei zeigen können.[274] Die Kinder müssen ebenfalls nichts, sollen noch nicht einmal etwas wollen. Diese Freiheit schafft die Basis für eine echte Begegnung.

Diese Begegnung kann Bedeutung gewinnen über den Moment hinaus. Gerade bei Kindern mit chronischen Krankheiten oder bei Langzeitpatienten können aus wiederholten, echten Begegnungen mit einzelnen Clowns echte Beziehungen erwachsen. In einem Rahmen, in dem Kinder sich schwach erleben und misstrauisch sind, in dem

Geschwister und Freunde fehlen, kann das sehr bestärken. „Mein Clown" steht dann für Vertrauen und Freundschaft – in Ausnahmefällen über den klinischen Rahmen hinaus. Was dann beide Seiten freut.

Lange haben die Clown-Doktoren den damals fünf Jahre alten und sehr kranken Jason begleitet. Es hatte sich ein enges Verhältnis zwischen ihnen entwickelt. Nach mehr als einem Jahr ging es Jason endlich gut genug, dass er entlassen werden konnte. Ein paar Monate später war einer der Clowns dann privat in der Stadt unterwegs. Plötzlich rannte ein fremdes Kind auf ihn zu und rief: „Mein Clown-Doktor! Mein Clown-Doktor!" Es sprang dem jungen Mann in die Arme und sagte strahlend: „Ich bin`s, Jason." Er sah ganz anders aus, richtig gut und gesund. Woran er den Clown erkannt hat? „An den Augen und dem Gang."

Clowns wirken im System Familie

Es mag vielleicht überraschen, aber Clowns können selbst bei den Kindern etwas Positives bewirken, von denen sie als „doof" abgelehnt werden. Der Grund: Clowns begegnen Kindern meist zusammen mit deren Angehörigen. Und es geschieht immer wieder, dass Mütter oder Opas mehr Spaß mit den Clowns erleben als Sohn oder Enkelin. Da alle sich in einem Zusammenhang, einem Familiensystem bewegen, hängt das Verhalten jedes einzelnen Familienmitglieds vom Verhalten der anderen ab. So beeinflusst Mamas oder Opas Freude das Kind – das es ohnehin schwer ertragen kann, Eltern oder Großeltern wegen sich leiden zu sehen.[275]

Eine ähnliche Wechselwirkung gilt auch im Zusammenhang mit pflegendem oder medizinischem Personal.

Luna, ein fünfjähriges, zartes Mädchen, hat ein schweres Schädel-Hirn-Trauma erlitten. Seit fast vier Wochen liegt sie in der Klinik – ohne jede Reaktion. Die beiden Clowns kennen Luna, nähern sich vorsichtig dem Bett. Eine Krankenschwester steht noch im Zimmer und schaut. Der eine Clown stimmt eine zarte Melodie auf der Mundharmonika an, seine Kollegin streichelt vorsichtig Lunas Hand.

Eine schöne Stimmung breitet sich aus. Auf einmal bewegt Luna zwei Finger, öffnet ganz wenig ihr linkes Auge. Fast könnte man sagen, sie schaut die Clownin an. „Nein", sagt die Schwester, „das glaub' ich nicht." Luna „schaut" weiter, während sie gestreichelt wird und die Mundharmonika leise klingt. Die Schwester steht immer noch ungläubig dabei. „Ich krieg' eine Gänsehaut", sagt sie leise und geht, um ihre Kollegin zu holen.

Clowns weisen noch weitere Verhaltensauffälligkeiten auf, die sie in starken Kontrast zu allen anderen Arbeitskräften in der Klinik stellen: Ihr Umgang mit Zeit und Sprache.

Aufgrund ihres offenen Arbeitsauftrages verfügen Clowns über Zeit. Und das an einem Ort, der unter dem Diktat der Uhr steht.[276] Klinik-Clowns können nicht nur sich, ihr Spiel und ihre Energie verschenken, nein, auch ihre Zeit.[277] Und sie können dabei auf ihre Tradition verweisen. Denn schon die Narren der Vergangenheit verfügten über eine gewisse Zeitlosigkeit, schienen aus der Zeit gefallen.[278] Obwohl im spielerischen Umgang mit der Zeit kein richtig oder falsch existiert, sondern nur ein angemessen oder unangemessen,[279] so wächst wirkliche Freiheit (auch die des Spiels) nur auf dem Boden des Zeithabens und Zeitlassens.[280]

Die Kraft der Körpersprache

Die nächste Besonderheit gilt der Sprache. Reden als üblichste Form der Kommunikation dominiert natürlich auch im Krankenhaus. Anders bei den Klinik-Clowns. Sie können ihre Körper sprechen lassen, ihr nonverbales Potenzial nutzen, um bei den Kindern mehr Aufmerksamkeit, mehr Ablenkung zu erreichen. Oft genug besitzen Szenen besondere Emotionalität, besondere kommunikative Dichte, wenn wenig Sprache und viel Körperlichkeit im Spiel sind.[281] Clowns können zudem auch hier auf ihre Geschichte verweisen, die vor allem eine Geschichte der Körperkomik ist.[282]

Die beiden Clowns werden vom Arzt ins Besprechungszimmer gebeten. Eine arabische Mutter sitzt dort mit ihrem Kind und einer Be-

treuungskraft, die Dolmetscherin fehlt noch. Alle sind sprachlos, scheu, unsicher. Die Clowns nicht. Sie grüßen, entdecken die Akte (es gibt schon eine) – und wissen, was zu tun ist. Einer setzt sich auf den Schreibtisch, schlägt die Akte auf und liest in Gromolo (der Clown-Fantasiesprache) laut daraus vor. Schon lächeln viele. Dann ist die Akte ausgelesen, der Clown wirft sie in den Papierkorb. Doch die Kollegin schimpft, das sei verkehrt. Also versucht der Kritisierte – immer noch auf dem Schreibtisch sitzend – die Akte aus dem Mülleimer zu holen. Es klappt nicht. So klettert er ganz auf dem Schreibtisch und will sich über den Rand beugen. Da rutscht er ab. Ein groteskes Bild: Die Hände auf dem Fußboden, den Bauch auf dem Schreibtisch, die Beine in der Luft. Inzwischen ist – fast unbemerkt – die Dolmetscherin gekommen. Der Clown kämpft sich zurück auf den Schreibtisch, um sie zu begrüßen. Doch da kommt der Arzt und trägt ihn einfach aus dem Zimmer.

Hofnarren der Moderne

Clowns wirken im Krankenhaus auf alle, die ihnen begegnen. Das kann im Rahmen der strengen klinischen Hierarchie einen besonderen Reiz entfalten. Denn hier sind sie die Hofnarren der Moderne. Der Vergleich mit Mittelalter und früher Neuzeit ist dabei ebenso statthaft wie gewollt: Die früheren Hofnarren brachen das starre Gefüge auf, vermittelten einen Hauch von Anarchie am Hof – sehr zur Freude des niederen Adels, der Mägde und Knechte. Ähnliches gilt heute für das naiv-despektierliche Verhalten der Clowns gegenüber der medizinischen Oberklasse. Mancher Assistenzarzt, manche Pflegekraft hat das schon schmunzelnd registriert.

Auch der Vergleich in die entgegengesetzte Richtung stimmt: Kommt medizinisches Personal zum Kind, um eine Kanüle zu legen oder Medikamente zu geben, haben Clowns ihre spielerische Arbeit zu unterbrechen oder zu beenden. Im Unterschied zum Fürsten früherer Jahrhunderte, der nach Lust und Laune Hofnarren zu sich befahl oder fortjagte, folgen Ärztinnen und Pflegekräfte aber (meist) pragmatischen Impulsen. Selbst wenn sich das für Clowns anders anfühlen mag. Und um ihr Leben müssen die Hofnarren von heute ebenfalls nicht fürchten. Ihre vielleicht wichtigste Botschaft an die anderen klinischen Arbeitskräfte lautet: Clowns machen keine Arbeit, versuchen vielmehr, die Arbeit anderer zu erleichtern. Entspannte Kinder klingeln weniger.

Clowns bieten sich in der Klinik allen als Kontakt an:[283] Ob Besucherinnen, Reinigungspersonal, Geschwisterkindern oder Vertretern der Qualitätskontrolle, ob türkischem Papa oder russischer Oma – alle, die in Kontakt treten wollen, können dies tun. Clowns kennen keine Unterschiede. Das kann in der steifen klinischen Struktur mit all den Regeln und technischen Geräten sehr belebend wirken, eine Abwechslung, vielleicht sogar Hilfe sein für die anderen Arbeitskräfte dort.[284] Von Ausnahmen abgesehen.

Das Wartezimmer der Ambulanz ist voll, alle Stühle am Rand sind mit Kindern und Eltern besetzt. Die beiden Clowns veranstalten gerade einen kleinen Wettbewerb wie im Basketball. Nur sollen hier Kinder und Eltern mit zusammengeknüllten Papiertüchern, die der Spender neben dem Waschbecken hergibt, in den Papierkorb treffen. Die Clowns machen mit. Einer von ihnen trifft dreimal hintereinander und erklärt sich sofort strahlend zum Sieger. Natürlich braucht er eine Siegerehrung. Dazu kommt auf einen großen ein kleiner Tisch. Die Kollegin bläst nun eine Fanfare und der Sieger klettert auf das kleine Podest. Oben streckt er jubelnd die Arme in die Luft – und hört im selben Moment: „Kracks". Mit dem einen Fuß ist er in die Tischplatte eingebrochen. Das war gar kein stabiler Tisch, der sah nur so aus. Nach einer kurzen Pause der (persönlichen) Betroffenheit, beginnen die Clowns den Tisch zu beschimpfen. Und ermuntern die Kinder, sie zu unterstützen. Dem kommen einige freudig nach. Zuletzt bekommt der kaputte Tisch noch einen kleinen Tritt, dann gehen die Clowns.

Brave Clowns sind langweilige Clowns

Dieser einmalige Unfall – ich gebe es zu, er ist mir passiert – zog Kreise. In der Organisation der Clown-Doktoren ebenso wie in der der Klinik. Die Kostenfrage war schnell geklärt, (120 Euro, übernommen von der Haftpflichtversicherung des Vereins) aber nicht so schnell die Frage: Was darf ein Clown in der Klinik und was nicht? Es war der damalige Chefarzt, der in einer Mail (sinngemäß) schrieb: Das Risiko eines solchen Unfalls könne die Klinik verkraften. Aber Klinik-Clowns, die nichts riskierten, seien langweilig und entbehrlich.

Damit stellte ein Mediziner heraus, was viele Menschen beim Blick auf die Clownerie gerne ignorieren: Clownesker Humor trägt wie der Humor insgesamt immer etwas Übertretendes, Peinliches, latent Aggressives in sich. Das macht auch bei den Clowns einen Teil des Reizes aus, der allem Verbotenen innewohnt. Beim improvisierten Spiel entscheiden die Clowns dann über Größe und Richtung des heiklen Untertons. Es lässt sich erspüren, wem der Clown was zumuten kann. Basis – und das ist wesentlich – bleibt immer die spielerische, gutmütige Absicht, der freundliche Kontakt.

Oft lässt sich die Frage nach dem Spielraum der Klinik-Clowns nicht so einfach beantworten, sie hängt ab vom inneren Spielraum der Beteiligten. Dürfen Clowns im Krankenzimmer eines Kindes mit der Handtasche der Mutter spielen? Mit dem Handy des Opas? Der Jacke des Bruders? Klar ist nur, dass eine respektvolle, freundliche, vor allem spielerische Haltung den Raum erweitert. Manche Mütter, Opas, Brüder spielen mit, manche eben nicht. Und das ist spürbar. Aber sind vielleicht Stühle umgefallen, ist ein Bett verrückt worden oder der Mülleimer nun im Weg? Sollen Clowns aufräumen? Dürfen sie eine Art Chaos hinterlassen? Eine eindeutige Antwort wird es nicht geben, denn diese hängt ab vom Kontakt der Clowns zum Kind, von deren Selbstverständnis. Allerdings: Das Hinterlassen eines (überschaubaren) Durcheinanders kann die Wirkung des clownesken Spiels verlängern – zumindest für die Zeit des Aufräumens. Und: Welchen Eindruck hinterließen wohl Clowns, die brav die Ordnung wiederherstellten? Wo sich doch Kinder freuen, wenn die Regeln der Erwachsenen mal übertreten werden.[285]

Clowns als Wutableiter

Aber Kinder in der Klinik freuen sich nicht nur, wenn Clowns kommen. Manche lehnen sie ab, manche sind richtig wütend. Wenngleich das weniger den Clowns gilt. Doch stellen die sich als Wutableiter zur Verfügung, geben den Kindern und Jugendlichen Raum für schwierige Gefühle.[286]

Die Cortisontherapie macht den Jungen aggressiv. Die Krankenschwester sagt zu den Clowns: „Da kommt ihr nie rein, der schmeißt alle raus." Doch die Clowns scheuen kein Risiko, gehen in das Zimmer. Einer von ihnen ruft sofort: „Wo ist das Kind, das alle rausschmeißt?" Das Kind ruft: „Raus!" Da meldet sich die Clownin und zeigt auf den Kollegen: „Der soll raus und zwar sofort, oder?" Sie wendet sich dem Clown zu und ruft: „Raus!" Ein Spiel beginnt. Und der Junge ist gar nicht mehr wütend.[287]

Am anderen Ende ihres Spielspektrums bewegen sich die Clowns, wenn sie schwerstbehinderte, komatöse oder sterbende Kinder besuchen. Auch das gehört selbstverständlich zu ihren Aufgaben.

Bei der Übergabe heißt es für die Clowns, Tim liege im Sterben, ein Langzeitpatient, es sei besser, das Zimmer auszulassen. Später im Gang kommt Tims Vater aber direkt auf die Clowns zu und sagt: „Tim würde euch so gerne nochmal sehen." Natürlich gehen sie zu ihm. Der Vater lässt sie mit Tim alleine. Die Clowns setzen sich an sein Bett. Tim kann kaum die Augen aufhalten, so schwach ist er. Immer wieder fallen sie ihm zu, aber jedes Mal, wenn es ihm gelingt, sie zu öffnen und er sieht, dass die Clowns noch da sind, leuchten seine Augen. Eine Clownin zaubert für Tim eine Nase hervor – ganz langsam. Dann verstecken die Clowns mit Tims Hilfe diese Nase, damit der Papa sie später suchen kann. Ein Spiel zum Abschied.

Die „Macht der Anwesenheit"

Der US-amerikanische Psychotherapeut Yalom nennt die „Macht der Anwesenheit" als Grund für eine solch bewegende Verbindung.[288] Solch eine Macht versuchen Klinik-Clowns zu bilden. Sie scheuen vor keiner Krankheit, keiner Verletzung zurück. Ihre Botschaft an jedes

Kind lautet: „Ganz gleich, wie groß deine Ängste oder Schmerzen auch sein mögen, wir lassen dich nicht im Stich."

Diese Haltung berührt nicht nur die Kinder, sondern auch die Darsteller der Clowns. Dieser unbedingte, bedingungslose Wunsch nach Kontakt, nach Verbundenheit zum Kind berührt gleichzeitig den Kontakt des Menschen hinter der roten Nase zu sich. Dieser wird ebenfalls offener, intensiver. Dieses Verbundensein mit sich und anderen besitzt einen zutiefst befriedigenden Effekt: Eine besondere Form von Glück. Und stellt letztlich eine wesentliche Motivation dar, als Clown kranken und verletzten Kindern zu begegnen.

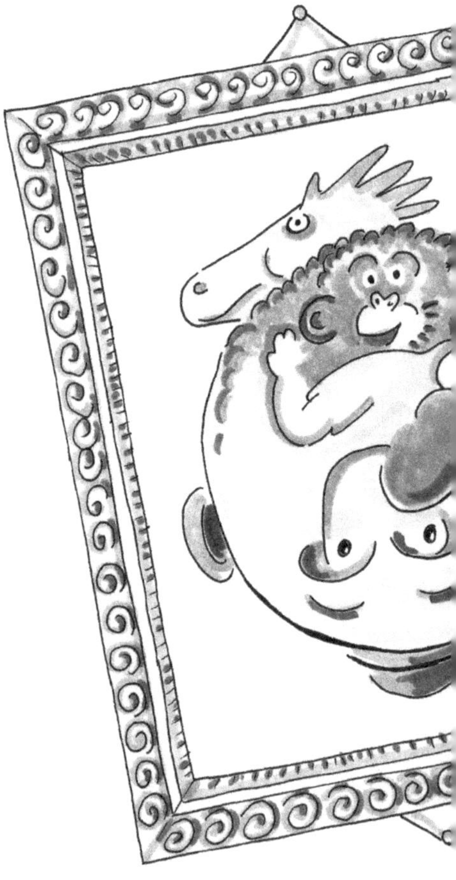

Kapitel 11
Verwirrende Doppelrolle – Mensch, Clown, Mensch …

Clowns in der Klinik bewegen sich in doppelter Mission. Sie verstehen sich einerseits als Künstler, die ohne feste Bühne, Handlung und Text unterwegs sind. In dieser Rolle wollen sie unterhalten. Gleichzeitig haben sie sich einer menschlichen Aufgabe verschrieben: Sie versuchen schwierige Situationen zu entspannen – im besten Fall kranken Zuschauern auf dem Weg zur Gesundung zu helfen.

Die Gleichzeitigkeit dieser Doppelrolle verwirrt Clowns immer wieder.

Ich war noch recht neu bei den Clown-Doktoren. Bei der Übergabe der Schwestern auf Station, in der sie uns kurz über Namen, Diagnose und Zustand der Patienten informierten, stellte sich heraus: Ein Kind war der Sohn eines früheren Redaktionskollegen. Ich wurde unruhig, unsicher. Ist der Vater im Zimmer? Und falls ja: Akzeptiert er mich in meiner neuen Rolle oder findet er mich albern? Muss ich vor ihm gut, also lustig sein? Erwähnt er unsere frühere Zusammenarbeit vor dem Kind, und droht mir damit eine Demaskierung? Derart verunsichert betrete ich später zusammen mit der Kollegin das Zimmer. Der Vater des Kindes ist nicht da. Kleine Entspannung. Die Mutter, die ich auch flüchtig kannte, lächelt freundlich. Größere Entspannung. Das Kind ist munter und lächelt ebenfalls. Große Entspannung. Dann fällt mir ein, als eine Art Wahrsager aufzutreten, in eine leere Colaflasche wie in eine Kristallkugel zu schauen und darin den Vater des Jungen, dessen Beruf und Alltag zu sehen. Riesenentspannung. Das weitere Spiel ist dann problemlos und freudvoll.

Clown als Kunstfigur

Meine Verunsicherung war nicht nur Folge fehlenden Selbstbewusstseins als Mensch und Darsteller (dazu später mehr), sondern auch Folge einer Rollenkonfusion. Denn wie ich verstehen sich viele Klinik-Clowns in erster Linie als Darsteller einer Kunstfigur, die schon äußerlich deutlich zu identifizieren ist. Als Clowns verhalten sie sich anders als privat, bewegen sich anders, reden manchmal gar anders. Wird nun ein Clowndarsteller während seiner künstlerischen Arbeit auf der nicht-künstlerischen Ebene angesprochen („Wie kann ich euch etwas spenden?"), so trifft ihn das gewissermaßen auf dem falschen Fuß. Für alle Nicht-Clowns: Eine solche Situation fühlt sich in etwa so an, wie wenn einem in der Sauna plötzlich und unerwartet der Chef gegenübersteht. Und beide sind unbekleidet.

Genau so habe ich das erlebt (in der Klinik, nicht in der Sauna). Was also tun?

Hier hilft ein Blick auf die Geschichte der Klinik-Clownerie und das Selbstverständnis der Klinik-Clowns. Begründer Michael Christensen und seine Kolleginnen bewegte von Beginn an eine soziale Mission, jedoch stammten sie alle als Künstler aus der Manege. Sie hatten ihre Zirkusfigur in die Klinik transferiert und waren dort als Arztparodie aufgetreten. Entsprechend diesem Verständnis rekrutierten sie für die wachsende Clownsarbeit im Krankenhaus professionelle Künstler – gleich ob diese Tänzerinnen waren oder Sänger, Jongleure oder Schauspielerinnen. Dieses Verständnis der New Yorker Keimzelle befruchtete die Arbeit der Klinik-Clowns weltweit. So verwundert es nicht, dass sich viele Clowns heute im Krankenhaus zuerst als Künstler sehen.

Distanz zum Publikum

Gegenüber anderen darstellenden Künsten existieren aber deutliche Unterschiede. Im Schauspiel, Varieté, Musical oder in der Oper besitzt die Trennung zwischen Mensch und Rolle elementare Bedeutung. Figuren wie Macbeth oder Mackie Messer wollen dargestellt sein, auch ohne dass die Darsteller privat ähnlich fühlen. Text und Handlung sind vorgegeben und müssen eingehalten werden, sonst wird das Zusammenspiel auf der Bühne unmöglich. Die Distanz zum Publikum bleibt (meist) gewahrt, dessen Reaktion ist in der Regel berechenbar, beschränkt sich auf Beifall oder Buhrufe. Der künstlerische Fokus liegt in der Wirkung. Persönlicher Kontakt, gar die Gefühlslage der Künstler sind für das Publikum uninteressant.[289] Allein Künstler, die auf der Straße spielen, weichen etwas ab von diesem Muster.

Anders in der Klinik.

Hier treffen die Künstler auf ein Publikum, das nicht gekommen ist, um ein Schauspiel oder Konzert zu erleben. Kinder, Väter, Mütter sind weder zu diesem Anlass noch freiwillig da. Ihre Bedürfnisse sehen anders aus: Ablenkung von Angst, vielleicht Zuspruch und Trost. Das von Macbeth oder Mackie Messer zu erwarten, ist absurd, denn dies sind künstliche Figuren, die sich ausschließlich im künstlichen Rahmen eines Stückes bewegen. Transferierte man diese in einen anderen, alltäglichen Rahmen würden sie vor allem verunsichern, vielleicht ängstigen – wie Clowns, die unvermittelt in einer Tiefgarage auftauchen.

Kommunikation und Kontakt

In der Klinik lautet der Arbeitsauftrag: Spielen im Kontakt mit Kindern, Eltern, Arbeitskräften – wie, das bleibt jeder Clownin überlassen. Begrenzt wird diese sehr offene Situation allein von Zeit, Medizin und Hygiene. Und vor allem von Wünschen und Bedürfnissen der Zuschauer: Wollen sie Besuch vom Clown oder nicht? In der Klinik geht es zuerst um Kommunikation, um Kontakt zum kranken, verletzten Kind und dessen Eltern. Das gilt in sehr umfassenden Maß, betrifft Worte, jedes Lachen oder Seufzen, Körperhaltung, Körpersprache – „kurz, Verhalten aller Art“[290]. Die Beziehung zum Gegenüber ist dabei bedeutender als der Inhalt,[291] zumal die Begegnung oft an einem privaten, ja intimen Ort stattfindet, nämlich dem Krankenzimmer. Fühlen sich Kind und Eltern als Zuschauer wertschätzend und wohlwollend eingeladen, können sie ein Paradoxon nutzen: Die Maske des Clowns kann ihnen helfen, sich zu zeigen, wie sie sich fühlen, kann ihnen helfen, ihre Masken abzulegen.[292]

Einen weiteren Grund, sich in der Klinik vornehmlich als Künstler zu verstehen, lautet: Schutz. Das ist auch meine Erfahrung. Die Clownsfigur sichert mir als Darsteller Schutz in diesen offenen, ja unberechenbaren Spielsituationen: Schutz vor der gefühlten Leere im Kopf, wenn Kinder einen erwartungsvoll anschauen („Mir fällt nichts ein"); Schutz vor zu viel Nähe zu einem Kind und dessen Leid („Das ist schwer auszuhalten"); Schutz vor dem eigenen Über-Ich („Das darf ich jetzt aber nicht machen").[293] Dieses Schutzbedürfnis ist verständlich, sind doch bei der Arbeit als Klinik-Clown im engen Kontakt mit dem Publikum immer wieder unsere privaten Grenzen berührt. Anders als auf der Bühne.

Ein kleiner Vergleich mag das verdeutlichen. Figuren wie Macbeth oder Mackie Messer entstehen sozusagen rückwärts. Der Schauspieler in Shakespeares gleichnamigem Stück oder der Sänger in der Dreigroschenoper bekommen ein Script, eignen sich Text und Szenenablauf an, versetzen sich in die Gefühlswelt ihrer Figur und deren Bedeutung im Handlungsrahmen und bekommen außerdem Hinweise vom Regisseur. Dies alles gleichen sie ab mit ihrer Sicht der Rolle und ihren persönlichen Erfahrungen, Kompetenzen. So entstehen für die Bühne der König von Schottland und der Londoner Bösewicht.

Clowns finden ihre Figur völlig anders.

Da keine fertigen Stücke vorhanden sind, müssen die potenziellen Clowndarsteller ihre Figur entwickeln. Und niemand kann vorher sagen, wie das Ergebnis aussehen wird. Es gibt allein eine vage Vorstellung, wobei die Darsteller das Material für ihre Clownsfigur ausschließlich in sich finden. Dank einer Vielzahl an improvisierten Spielen und Übungen entwickeln sie (meist unter Anleitung) nach und nach bestimmte Sichtweisen, Fähigkeiten, Eigenheiten, Vorlieben, die sie zu einer Clownsfigur zusammensetzen.[294]

Die Hilfe von außen ist dabei unerlässlich, kann sich später aber als problematisch erweisen. Denn die meisten Lehrkräfte, die erste Schritte in der Klinik-Clownerie anleiten, sind als Künstler für die Bühne sozialisiert. Und vermitteln den Clowns für die Arbeit im Krankenhaus ein entsprechend strenges Bühnen-Bewusstsein von der zu spielenden Figur.

Ganz offensichtlich verfügt eine derart entwickelte Clownsfigur über eine erhebliche Schnittmenge mit der Darstellerin.[295] Manches ähnelt sich, manches weicht von der Privatperson ab, steht eher für Wünsche, Träume, Sehnsüchte.[296] Und die Clownsnase verleiht in gewisser Weise Flügel, diese in einem bestimmten Rahmen auszuleben: Clowns können unsicheres Terrain betreten, folgenlos scheitern, große Gefühle empfinden.[297]

Qualitäten als Mensch gefragt

Die Entwicklung der Figur und die daraus folgenden Gemeinsamkeiten von Clowns und ihren Darstellern sind für die Arbeit in der Klinik wesentlich. Denn ständig sind hier in wechselnden Szenen und Konstellationen menschliche Qualitäten gefragt. Ein Clown wirkt da nur glaubhaft, wenn sich der Darsteller dahinter sichtbar, berührbar zeigt, wenn er seiner Figur eine gewisse Authentizität verleiht – denn nur als Mensch kann er mit dem Inneren von Kind oder Mutter korrespondieren. Andernfalls bleibt die Begegnung hohl und künstlich.[298]

Nun sind Clowns aber als Clowns in der Klinik unterwegs und nicht privat als Besuchsdienst. Entsprechend werden sie als Clowns wahrgenommen, besitzt das Publikum eine gewisse Erwartung. Nach der ersten Begegnung mit dem Kind auf der menschlichen Ebene, brauchen Clowns vielleicht in der nächsten Sekunde ihre künstlerischen Fähigkeiten, um diesem Kontakt eine besondere Note zu geben, ihn zu halten, auszubauen. Clowns in der Klinik brauchen also stets beides, den Menschen und den Clown, zum Teil im sekündlichen Wechsel.

Was wie ein Widerspruch klingt, ist keiner. Viel wichtiger als das clowneske Verständnis ist dabei die Sichtweise von außen: Jedes Kind, jede Mutter, jeder Pfleger, jede Ärztin sieht sein clowneskes Gegenüber in dem Moment so, wie sie es sehen wollen oder können. Clowns in der Klinik sind als eine Art Vexierbild unterwegs,[299] also ein Bild, auf dem mehrere Varianten zu erkennen sind, je nachdem, was der Betrachter unbewusst erkennen will oder kann. Im privaten Kontakt geschieht dies im Rahmen unserer sozialen Rollen ähnlich, nur fällt der Kontrast zwischen den einzelnen Bildern und ihrer Deutung geringer aus: Als Bahnfahrer bereitet es mir z. B. keine Kopfschmerzen, meinen Sohn im Arm zu halten, mit einem Sitznachbarn über Fußball zu plaudern und gleichzeitig dem Kontrolleur meine Fahrkarte zu zeigen.

„Human first, character second"

Clowns zeigen in der Klinik eine Kombination von Menschlichkeit und Handwerk, eine Mischung von Innerem und Inszenierung.[300] Begründer Michael Christensen brachte es auf die Formel: „Human first, character second."[301] Dieses Bewusstsein der steten Parallelität von Mensch und Figur lässt mich nun in früher als heikel erlebten Szenen gelassen reagieren.

> *Am Ende des Spiels in dem Zimmer des Kleinkindes spricht die Mutter ganz beglückt den Clown an. „Es ist so schön, dass ihr das macht." Der Clown freut sich sehr über dieses Lob. Er überlegt kurz und antwortet: „Ich verrate Ihnen ein Geheimnis: Wir machen das, weil es uns großen Spaß macht." Sie lachen sich an und fühlen sich verstanden.*

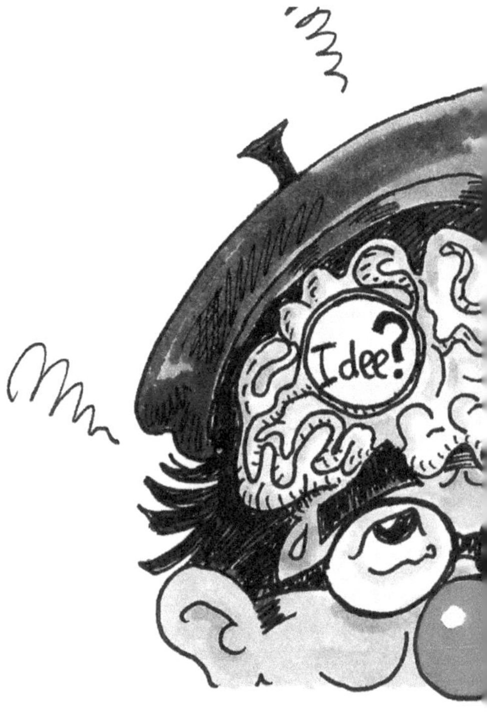
Idee?

Kapitel 12
Improvisation als Programm

Clowns besuchen in der Klinik ein sich ständig wandelndes Publikum. Kranke und verletzte Kinder kommen und gehen – von Dauer ist nur der Wechsel. Und bei den Langzeitpatienten folgen gute Tage auf schlechte. Was Clowns an ihrem klinischen Arbeitsplatz erwartet, bleibt unkalkulierbar. Allein deshalb ist es wenig sinnvoll, die Kinder mit einem festen Programm, mit einstudierten Nummern erreichen zu wollen. Zudem würden sich Langzeitpatienten schnell langweilen. Improvisation heißt das Stichwort. Das bedeutet: Umgang mit dem nicht Vorhersehbaren,[302] und betrifft das Spiel in sehr umfassendem Maße.

Die clowneske Improvisation in der Klinik ist eine besondere. Denn anders als auf der Bühne oder der Straße sind dem freien Spiel hier klare Grenzen gesetzt: Allen voran von den Kindern. Wie geht es ihnen, welche Rücksichten erfordert ihre Erkrankung, Verletzung? Wie reagieren sie auf das Kommen der Clowns? Sind sie in der Lage, spielerische Impulse aufzunehmen? Nehmen sie mögliche Mitspielangebote an oder nicht? Falls mehrere Kinder im Raum sind: Wie reagieren die anderen, nicht angespielten Kinder? Wie verhalten sich die Angehörigen? Und: Gibt es Personal, das im Zimmer arbeitet? Kann es eingebunden werden oder unterbricht es das Spiel? Impuls, Aktion, Resonanz – die Kommunikation der Clowns mit ihrem Publikum findet ständig und stets in alle Richtungen statt. Das erfordert einen wachsamen Blick.[303]

Nichtwissen aushalten

Da Clowns in der Klinik meist im Duo unterwegs sind, muss dieser Blick aber auch der Kollegin gelten. Wie agiert sie, bewegt sie sich? Zeigt sie eine Spielidee? Reagiert sie auf meine Aktionen? Und nicht zuletzt gilt es, den Blick nach innen zu wenden: Wie wirkt die ganze Szenerie auf mich? Spüre ich einen Impuls im

Zimmer, ein Kuscheltier, das hervorsticht, eine Aktion des Kindes? Oder gibt es nichts von außen, außer erwartungsvollem Schauen? Dann gilt es, erst einmal das Nichtstun, das Nichtwissen auszuhalten und alle Antennen auf Empfang zu stellen.

Zu all diesen Bedingungen der Improvisation kommen weitere klinikspezifische hinzu: Was gibt es an Hygieneregeln zu beachten? Sind Pflegekräfte, Ärztinnen unter Druck, reagieren sie empfindlich auf Lärm? Als wir zum Beispiel einmal mit Kindern Fangen spielten auf dem Flur, kam ein Arzt ganz aufgeregt aus seinem Zimmer: Schnelle Schritte bedeuten im Krankenhaus fast immer einen Notfall.

Wie im Jazz

Im Rahmen dieser limitierenden Faktoren bewegen sich Clowns in der Klinik aber auf freiem Feld, können machen, was sie wollen. Das klingt verlockend, das klingt einfach. Doch improvisieren, zumal künstlerisch, bedeutet nicht, einfach mal „spontan" zu sein. Ein Kleinkind, das ein Klavier entdeckt und irgendwie auf die Tasten haut, ist vielleicht spontan, aber weit weg von jeder künstlerischen Improvisation. Die erfordert bestimmte Kompetenzen, gute Vorbereitung. Im Jazz zum Beispiel wird ständig improvisiert. Doch gelingt den Musikern das nur, wenn sie das Thema des Spiels (die Melodie) kennen und ihr Handwerkszeug (ihr Instrument) beherrschen.[304]

Improvisierende Clowns sind Künstler des Augenblicks.[305] Zu Beginn einer Szene, mit dem Eintritt in ein Zimmer, wissen sie nicht, was geschehen wird (was sie im Übrigen mit den Zuschauern verbindet). Und doch gelingt ihnen oft ein feines, facettenreiches, ja witziges Spiel – wenn, ja wenn sie in Kontakt mit ihrer Kreativität sind. Kreativität lässt sich aber nicht „machen", ist nicht erzwingbar.[306] Vielmehr geht es um das genaue Gegenteil.

> *Die Clowns erleben im Wartezimmer der Onkologie eine ruhige Atmosphäre. Vielleicht vier, fünf Kinder zwischen vier und zehn Jahren mit ihren Eltern schauen interessiert. Ein Clown setzt sich entspannt auf einen Stuhl, zieht ein kleines Regal vor sich und legt seine Füße darauf. Warum? Er weiß es nicht. Der Kollege kommt, sieht das Regal*

– und versteckt sich dahinter. Damit ist die Spielidee geboren. Nun wird das Versteck ausgebaut: Stühle, der kleine Tisch, Bilderbücher und Taschen stapeln die Clowns auf das kleine Regal. Die Clowns verstecken sich und zeigen sich den Kindern immer wieder kurz mit: „Kuckuck!“ Einige Kinder verstecken sich ihrerseits – und haben Spaß an dem kleinen Spiel.

Raum für Bewusstlosigkeit

Kreativität verlangt Loslassen, Planung und Überlegung, den kontrollierenden Verstand aufzugeben. In gewisser Weise braucht Kreativität Raum für Bewusstlosigkeit, Unkonventionelles, Chaos.[307] Und sie erfordert Mut. Mut, abwarten zu können, Mut, Zukünftiges nicht beherrschen zu wollen.[308] Dies alles gelingt umso besser, je mehr Sicherheit und Vertrauen im Spiel sind – in sich, die Kollegin, die Situation. Ein Clown kann sich improvisierend umso leichter auf unbekanntes Terrain wagen, wenn dieses für ihn nicht heikel, lächerlich oder irgendwie gefährlich ist.[309]

Dabei hilft zum Beispiel, dass die Clownfiguren, mit denen die Darsteller spielen, vorhanden und erprobt sind und nicht jeweils in der Situation noch gefunden werden müssen.[310] Die Selbstreflexion in der künstlerischen Improvisation gestaltet sich ohnehin schwierig: Denn die Darsteller sind nicht nur gestaltende Künstler, sondern gleichzeitig Werkzeug, Material und die daraus gestaltete Form. Sie sind alles in einem.[311]

All diesen komplexen Bedingungen zum Trotz soll die clowneske Improvisation aber spielerische Leichtigkeit ausstrahlen. Das gelingt häufiger als es den Anschein macht, denn Improvisation funktioniert nicht nach dem Alles-oder-nichts-Gesetz. Es sind viele Variationen möglich. Dabei hilft, wenn die Clownspartner ähnliche Kompetenzen und Vorstellungen besitzen über gewisse Regeln im Spiel. Dann kann ganz von alleine eine gewisse Freiheit und Offenheit entstehen.[312] Kurz: Die Clowns können wirklich spielen. Und Spaß haben. Denn: Wenn sie ihn nicht spüren, wie soll es dann den Zuschauern gelingen?

Handeln, handeln, handeln

Für dieses improvisierende Spiel gibt es Lebenselixiere. Dazu gehört einmal Handeln[313]. Bei Keith Johnstone, dem Begründer des Improvisationstheaters, heißt es: „Was wir brauchen ist Handeln, nicht Denken".[314] Andere nennen die Prämisse: Handeln, nicht reden. Der Grundsatz lautet schlicht: „Show, don't tell".[315] Beim Handeln suchen improvisierende Clowns zudem, was im normalen Alltag viele tunlichst vermeiden: Konflikt. Denn Konflikte bergen Reibung und Überraschung – also alles, was eine humorvolle Intervention ausmacht. Doch Konflikthaftes, Unerwartetes anzustreben bedeutet stets eine Gratwanderung: Das Kind im Blick zu haben, zudem die Angehörigen, Arbeitskräfte, Kollegen, die Hygiene. Der Spielprozess, die Spielszene will einerseits gestaltet werden, andererseits braucht es eben ein gewisses Maß an Unsicherheit, Nicht-Kontrolle. Denn wird das Spiel berechenbar, wird es schnell langweilig.[316]

Diese Gleichzeitigkeit der Anforderungen, diese gewissen Paradoxien, die mit der künstlerischen Improvisation verbunden sind, können schon verwirren. Allerdings: Niemand, noch nicht einmal die Clowns selber, wissen ja, wie eine Szene zu sein hat. Für alle Beteiligten entfällt damit der heikle Soll-Ist-Vergleich. Zudem können ungeplante, also echte Fehler für Clowns zum Ausgangspunkt einer neuen komischen Wendung im Spiel werden.[317] In gewisser Weise gibt es deshalb keine Fehler, sondern nur kreative Momente.[318]

Die beiden Clowns nähern sich dem Warteraum der Allergologie-Ambulanz. Bislang hatten sie schon viel Spaß, fühlen sich energiegeladen. Nun springt einer durch die offene Türe und begrüßt Kinder und Eltern mit einem lauten: „Ha, Ha!" Alle sind sehr überrascht. Die größeren Kinder amüsieren sich, die kleineren erschrecken sich, ein Kind beginnt zu weinen. Das war nicht die Absicht. Nach einer kurzen Verschnaufpause kommt sein Kollege, reicht dem ersten Kind neben der Türe seine Hand und sagt: „Entschuldigung." Dann stellt er sich vor den nächsten Stuhl, reicht dem nächsten Kind seine Hand und sagt wieder: „Entschuldigung." So geht er von Stuhl zu Stuhl, von Kind zu Kind, während der Kollege geduldig zuschaut. Nachdem der sich entschuldigende Clown seine Runde beendet hat – beginnt er bei dem ersten Kind wieder von vorne: „Entschuldigung." Der Kollege schließt sich an. So entsteht ein Entschuldigung-Spiel, mit dem die Clowns auch wieder gehen, indem sie sich bei ankommenden Kindern entschuldigen, die gar nicht wissen wofür.

Mal Flop, mal Flow

Dem Flop, dem echten Fehler, steht auf der anderen Seite des Möglichen der Flow gegenüber. Das ist ein sehr besonderer Zustand, in dem die Clowns spielend im Moment aufgehen, ohne Zweifel, ohne hemmende Selbstreflexion. In dem Moment existiert weder Langeweile noch Angst, weder Über- noch Unterforderung.[319] Dieser Fluss ist nicht nur sichtbar, sondern für die Spieler sogar körperlich spürbar. Ich habe das erlebt, fühlte mich Stunden später noch leicht und heiter.

Ein letztes Risiko für improvisierende Clowns nähert sich indes schleichend, mischt sich fast unbemerkt ins Spiel. Das Risiko heißt: Routine. Nicht dass Routine grundlegend von Nachteil wäre. Bereits erprobte Spielaktionen wieder zu nutzen kann helfen, heikle Situationen zu meistern. Vielmehr stellt Routine dann ein Risiko dar, wenn Clowns sich zunehmend auf das verlassen, was schon einmal funktioniert hat. Damit geben sie die Freiheit, die Unberechenbarkeit, die Spannung ihres Spiels auf. Damit unterliegen sie der Gefahr, ihre Spielfreude, ihre Präsenz zu verlieren.[320] Und damit würde ein wesentlicher Aspekt der Clownsbesuche in der Klinik entfallen: Frische und Vitalität.

Wie viel sie von ihrer Energie, ihren Potenzialen abgeben, spüren die Clowns, wenn ihre improvisierende Arbeit getan ist: Sinkt die Spannung, steigt die Erschöpfung. Begründer Michael Christensen sagt sogar, er kenne keinen Klinik-Clown, der nach der Arbeit nicht gerne ein Nickerchen machen würde.

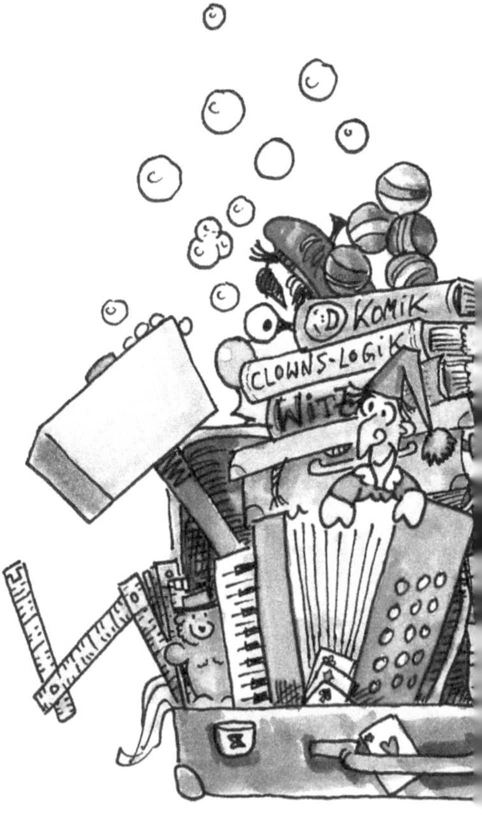
KOMIK
CLOWNS-LOGIK

Kapitel 13
Die Komik des Clowns und sein Handwerkszeug

Eines vorweg: Man muss Clowns nicht mögen oder lustig finden, auch die im Krankenhaus nicht. Jeder darf die vielen verschiedenen Formen von Clowns wahlweise albern, langweilig oder bedrohlich finden. Es gibt gute Gründe, bei Clowns zurückhaltend zu sein, denn Clownsfiguren (ich beschränke mich hier auf Varianten des Augusts) sind ambivalent. Bei ihnen weiß man nie, was sie im nächsten Moment unternehmen, sie können verunsichern und irritieren, noch ehe sie handeln.[321] Vielleicht soll man gar mitspielen! Gewiss bleibt nur eines: Ein Clown an sich ist nicht komisch, schon gar kein Spaßmacher. Clowns, die vorgeben komisch zu sein, sind albern und langweilig.[322] Warum? Es fehlt ihnen und ihren Aktionen die Echtheit, die Überraschung, vor allem die Unberechenbarkeit – und damit viele Voraussetzungen, die Komik erzeugen.[323]

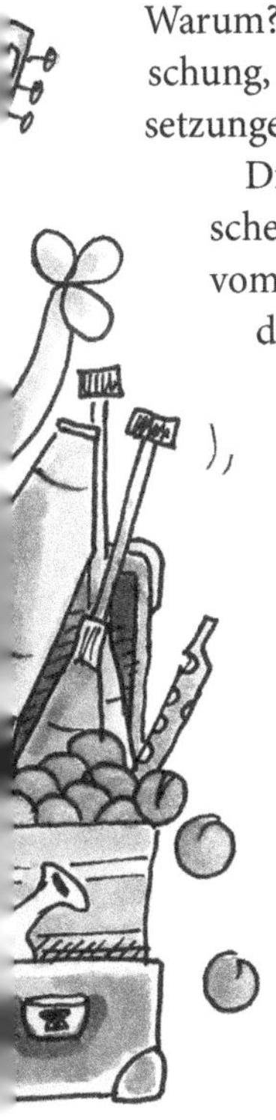

Die Komik des Clowns entsteht dann durch den Kontrast zwischen seinem wirklichen, ernsthaften Bemühen, etwa seinen Hut vom Boden aufzuheben und seinem absurden Scheitern, da er den Hut jeweils selbst mit dem Fuß wegstößt.[324] Das Publikum gewinnt den Eindruck, dass Clowns komisch sind wider Willen, sie sich in ihrer Welt aber irgendwie natürlich verhalten.[325] Vor allem auf dieser Natürlichkeit basieren Erheiterung und Verbindung gegenüber dem Clown. Wer hat nicht schon mal etwas aufgehoben, das dann weggeflogen ist? Erst der Gegensatz (die Inkongruenz) zwischen dem erwarteten Handgriff und dem realen Scheitern macht die Komik aus. Die Zuschauer lachen nicht über den Gag, sondern über den Dummkopf, der sich so idiotisch verhält.[326] Anders gesagt: „Der Clown macht keine Witze, er ist der Witz."[327] Und die Zuschauer freuen sich. Sie lachen ja über den Clown und sind selbst natürlich nicht betroffen.[328]

Clownerie bleibt irgendwie fremd

Dennoch: Die Clownerie ist ein Phänomen, das selbst denen, die es betreiben, irgendwie fremd bleibt, nicht eindeutig – vor allem theoretisch – fassbar wird. Denn das Clownsspiel, sofern es improvisierend stattfindet, ist immer abhängig von der jeweiligen Situation und den vielen dort aufeinander wirkenden Personen und Zufällen.[329] Meist sind es derart viele Impulse, dass Clowns selbst später nicht im Einzelnen beschreiben können, warum dies oder jenes geklappt oder nicht geklappt hat. Zudem macht die komplette, auch körperliche Aktivität der Akteure die mal bewusst, mal unbewusst ablaufenden Prozessen vollends unüberschaubar – und damit nicht in Worte fassbar.[330]

Ist das nun Kunst? Sind Clowns also Künstler? Clownerie eine Profession? Schließlich kann sich jeder eine rote Nase aufsetzen und Clown nennen.

Was Kunst letztlich ist oder nicht, bleibt relativ, entscheidet sich jeweils im Kopf der Betrachtenden. Clownerie unterscheidet sich da in nichts von anderen Kunstformen. Musik entsteht beim Singen unter der Dusche ebenso wie in der Metropolitan Opera in New York. Ein kleines Kind, das mit Wachsmalstiften eine Sonne aufs Papier bringt, malt ebenso wie Picasso oder Leonardo da Vinci.

Ob den Kindern in den Kliniken nun Kunst gezeigt wird oder Klamauk, wird ihnen gleichgültig sein, solange es ihnen gefällt. Allerdings erhöhen sich die Chancen für ihren Spaß, wenn die Clowns eine gewisse Fachkompetenz mitbringen, ihr Handwerk beherrschen wie Maler ihre Pinsel oder Musiker ihr Instrument. Um vor Kindern, die ein kritisches, weil unmittelbares Publikum darstellen, dauerhaft bestehen zu können, genügt es nicht, eine rote Nase zu tragen und irgendwie nett und lustig zu sein.

Es gibt Struktur im Chaos

Denn so wirr oder chaotisch Clownsszenen auch erscheinen mögen, es gibt Prinzipien, Techniken, die diesen Struktur verleihen und improvisierenden Clowns untereinander Spielverständnis geben.[331] Da es in der Clownerie – im Gegensatz zu anderen Formen der darstellenden Kunst

– keine Trennung zwischen Bühne und Zuschauerraum gibt,[332] müssen die Darsteller entsprechend agieren. Besonders für das Krankenhaus gilt: Alles ist alles gleichzeitig, und alles wird durch die Clowns für den jeweiligen Moment definiert. Das Publikum hat die Freiheit zu wählen, zwischen Betrachten und Mitspielen – und kann jederzeit zwischen diesen Optionen zu wechseln. Aktion der Clowns, Reaktionen der Zuschauer, entsprechende Aktion der Clowns, nächste Reaktion der Zuschauer – die Impulse können hin und her fliegen wie ein Ball im Tischtennis. Sicherheiten gibt es dabei nicht: Die Interaktion zwischen Clown und Zuschauer stellt ein „Ad-hoc-Experiment mit ungewissem Ausgang" dar.[333]

Das Verständnis, und im besten Falle Einverständnis, zwischen Clowns und Publikum, funktioniert verbal und über Körpersprache. Dabei geht es nicht nur darum, was gesagt oder gezeigt wird, sondern wie es gesagt oder gezeigt wird. Clowns spielen wirklich. Und der Zuschauer meint, einerseits den Clown und dessen Beweggründe zu verstehen, andererseits auch die Beziehung, die der Clown zu ihm hat.[334] Für seine Offenheit, seine Ehrlichkeit wird der Clown geliebt, manchmal beneidet.[335] Es kann eine emotionale Verbindung zwischen Clown und Publikum entstehen, bisweilen in einer Tiefe, die alle Beteiligten, auch die Clowns, verspüren.

Ohne „Jawohl" kein Spiel

Das alles kann sich zufällig ergeben, tut es meist aber nicht. Die Kenntnis von einigen grundlegenden Arbeitsprinzipien kann helfen. Allen voran das Jawohl-Prinzip.[336] Das bedeutet nichts anderes, als dass die Clowns alle Impulse des Partners vorbehaltlos bejahen und darauf eingehen. Ein „Nein" würde das Spiel, die Szene sofort und radikal beenden.

Die etwas ungläubige Frage in einem Clownkurs lautete einmal: „Sagst du wirklich immer ‚Jawohl' zu den Spielangeboten deines Partners?" Antwort: „Ja, immer, auch wenn ich die nicht verstehe. Dann versuche ich eben damit zu spielen."

Weiter stellt das Prinzip des „Fokuswechsels“ eine wichtige Basis dar. Damit wird erreicht, dass Clowns abwechselnd agieren, sich nicht die Schau stehlen oder neutralisieren. Da Zuschauer immer nur eine Aktion auf einmal wahrnehmen können, lenken die Clowns deren Aufmerksamkeit dahin, wo das geschieht, was gerade wahrgenommen werden soll.

Das Prinzip des „klaren Status“ wird in der Praxis oft vernachlässigt. Den Tiefstatus, also den des ahnungslosen Tollpatschs, wollen und können viele einnehmen. Den Hochstatus aber, also denjenigen, der Bescheid weiß, Anweisungen und Verbote ausspricht, meiden viele, der ist ihnen privat nicht so vertraut. Kurz: Alle spielen (unbewusst) gerne das, was sie privat am besten kennen.[337] Mit dem Hochstatus verbinden viele Clowndarsteller zudem negative Assoziationen: Eine Art Chef, der herrisch, rechthaberisch, auf jeden Fall unsympathisch erscheint. Wer möchte schon so vom Kind oder Vater wahrgenommen werden? Die Scheu davor belegt indes nicht nur mangelnde Erfahrung mit einer clownesken Chefrolle, sondern kann Kinder in echte Bedrängnis bringen.

> *Der Duft von Pizza weht auf den Gang. So ist die Spielidee der beiden Clowns schon vor Betreten des Spielzimmers geboren: „Pizza, lecker.“ Vorsichtig nähern sich die Clowns dem Tisch mit den vier Kindern. Marie, mit sechs Jahren die älteste der Runde, kennen sie am besten. Einer der Clowns bleibt etwa einen Meter vor dem Tisch stehen, reckt sich nach vorne, vergrößert die Augen und öffnet den Mund Richtung Maries Teller. Marie bekommt einen Schreck, fürchtet um ihre Pizza, die endlich eine Abwechslung zu dem üblichen Klinikessen darstellt. Der hungrige Clown reckt sich unbeeindruckt weiter und nähert sich langsam Marie. Da ruft sie laut „Nein!“, bedeckt ihr Pizzastück mit der Hand – und beginnt zu weinen.*

In diesem Fall fehlt ein Clown mit Hochstatus, der den vorwitzigen, hungrigen Kollegen zurückhält – und damit Marie beschützt. Aber das ist zwingend. Ein weiterer wichtiger Effekt des klaren Status: Ein Clownschef erweitert den Handlungsspielraum des Kollegen erheblich, da alle Beteiligten wissen, hier sichert jemand die Grenzen. Zudem beleben Statusunterschiede, die daraus entstehende Reibung und

Spannung, das Spielen.[338] Und: Status ist ohnehin immer vorhanden, niemals kann sich jemand – ob Clown oder nicht – neutral verhalten.[339] Fehlt ein Partner kann ein solistisch arbeitender Clown einen Zuschauer oder auch Gegenstände zum Chef erklären und entsprechend damit spielen.[340]

Szenen rhythmisieren

Eine weitere Gemeinsamkeit mit der Musik besteht im Rhythmisieren des Spiels. Als Basis vieler Varianten dient ein Dreierrhythmus. Dem Publikum wird zuerst der Rahmen der Handlung präsentiert. Dabei beginnen die Clowns ihr Spiel in stabilen Verhältnissen und zeigen dies durch ihren alltäglichen Umgang z. B. mit einem Hut: Wer darf ihn aufsetzen? Als zweiter Schritt deuten sich Schwierigkeiten an: Der Hut fällt auf den Boden und rutscht immer wieder weg. Die Aufmerksamkeit des Publikums wird gesteigert, es erwartet eine Veränderung, eine Lösung. Im dritten Teil haben die Clowns dann die Wahl. Erste Möglichkeit: Sie zeigen in einer maßlosen Überzeichnung das, was das Publikum insgeheim befürchtet, in dem Sinne: „Nein, das tun die jetzt nicht wirklich“ – sie versuchen z. B. den Hut mit einem Hechtsprung zu greifen. Als zweite Option können sie die Erwartungen an ihre Tollpatschigkeit grotesk unterbieten: Sie streiten sich, einer fällt hin – auf den Hut – und auf einmal ist der Hut verschwunden. Als dritte Möglichkeit bleibt ihnen, die Erwartungen des Publikums mehr als zu erfüllen, indem einer den Hut außerordentlich elegant und trickreich aufhebt. Gelingt die Umsetzung dieses Dreierrhythmus, dann kann es dem Spiel der Clowns eine besondere Note verleihen.[341] Und wie bei jedem Musikstück hilft es auch in der Clownerie, einen klaren Beginn und einen klaren Schluss zu präsentieren.

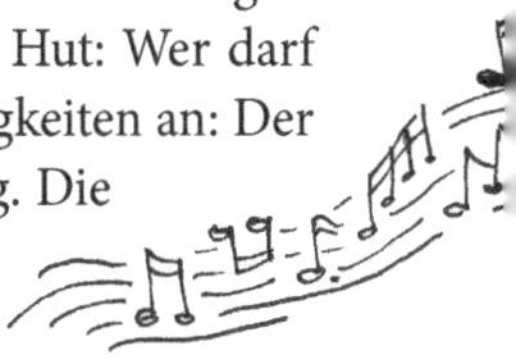

Clowns haben eine Vielzahl von Techniken entwickelt, um die gewünschte Wirkung beim Publikum zu erzielen. Im Gegensatz zu den allermeisten Formen der darstellenden Kunst lautet das Ziel aber: Scheitern.[342] Clowns spielen dabei gerne mit dem Mit- und Vorausdenken der Zuschauer, sogar deren Besserwissen.[343]

Die beiden Clowns wollen das Zimmer in der Klinik verlassen. Einer will routiniert die Tür öffnen – steht aber an der Seite ohne Klinke, diese ist zudem durch den Kollegen verdeckt. Entsetzt ruft er: „Jemand hat die Klinke geklaut." Das Kind im Bett versucht zu beruhigen. „Du stehst auf der falschen Seite, du musst auf die andere Seite." Der Clown versteht. Er schaut durch das Fenster in der Tür auf deren Vorderseite. Dort sieht er eine Türklinke, kann die aber natürlich nicht erreichen. „Oh, nein!" Auch weitere Hinweise des Kindes interpretiert der Clown verkehrt. Letztlich steht das Kind auf und öffnet den „dummen" Clowns die Türe.

Slapstick als Alleinstellungsmerkmal

Neben der Tollpatschigkeit gilt vor allem das körperliche Spiel, der Slapstick, als clownstypisch. Das hat einmal historische Gründe.[344] Vor allem aber findet sich diese besondere Körperlichkeit sonst nirgendwo in der darstellenden Kunst. Kein Jongleur, kein Akrobat, kein Schauspieler zelebriert das Stolpern, Stürzen, Ausrutschen etc. derart wie ein Clown. Jede Aktion, und sei es nur, sich auf einen Stuhl zu setzen, kann übertrieben schwierig gestaltet werden. Auch Streits, Prügeleien lassen sich so prima in Szene setzen. Ähnlich wie bei anderen Kunstformen (Ballett oder Akrobatik) wird die körperliche Anstrengung kaschiert. Alles soll möglichst leicht aussehen – und der Zuschauer staunen.[345]

Weitere Techniken sind u. a.:

- Übertreibungen (das Kind, das dem Clown eben noch auf dem Flur begegnete, wird begrüßt, als hätten sich beide jahrelang nicht gesehen),
- Gegensätze (die eben noch süße Handpuppe wird plötzlich zur wilden Schnecke),
- Material verfremden (die Spuckschale wird zur Kappe, zur Flugzeug-Steuerung),
- Manipulation von Gegenständen (der Koffer klebt am Boden oder schwebt feststehend in der Luft) oder Körperteilen (die eigene Hand will nicht in die Manteltasche),

- Verletzung der Logik (ein Tisch wird als Bett gesehen),
- Imitation/Persiflage (das Kind winkt, der Clown winkt zurück, erst mit der Hand, dann dem Arm, dem Oberkörper, dem Popo usw.),
- Tempovariationen (Stolpern im Normaltempo, Reaktion darauf in Zeitlupe),
- Gromolo (die Clown-Fantasiesprache besteht aus Lauten, die einem gerade einfallen. Es geht nur um die damit vermittelten Emotionen).[346]

Über diese singulären Techniken hinaus, lassen sich auch komplexere Spiele wiederholt inszenieren – auf vielfältige Weise immer wieder neu. Und immer stellt ein Konflikt den Motor dar, Konflikte der Clowns untereinander oder mit Gegenständen. Einige Spiele kommen Kindern irgendwie bekannt vor. Und ähnlich wie bei ihnen, besteht bei den Clowns ein tiefes Einverständnis: So sehr sie sich auch streiten mögen, sie bleiben Freunde, lieben sich wie Geschwister.[347] Dieses Bewusstsein hilft den Clowns, ihre Konflikte lustvoll auszuspielen, ebenso wie den Kindern, ohne Sorge den gezeigten Streit zu genießen.

Immer wieder gerne gespielt

Konkurrenzspiel: Das Spiel besitzt eine einfache, aber ungemein freudvolle Grundstruktur. Welcher Clown ist schöner, schlauer, größer, kleiner? Wer darf als erster ins Zimmer usw.? Und jedes Mal lautet die Antwort: Ich, ich, ich!
Ablenkspiel: Eine Clownin entdeckt einen besonders bequem aussehenden Stuhl – und setzt sich hinein. Der Kollege zeigt sich erst unschlüssig, ob der Stuhl wirklich so bequem ist, möchte es dann aber testen. Nun muss er sich etwas Schlaues einfallen lassen, die Kollegin herauszulocken. Er sagt: „Du schau mal, hier hinten fliegt ein ganz toller Schmetterling.“ Die Clownin ist interessiert, steht auf, um nach dem Schmetterling zu schauen – und Schwupps, sitzt der andere im Stuhl. Die derart Angeschmierte durchschaut den Trick und nutzt diesen jetzt selbst. So geht es hin und her, werden immer absurdere Versprechungen gemacht – und angenommen.

Tauschhandelspiel: Der Clown entdeckt z. B. „ganz tolle" Schuhe unter dem Bett des Kindes. So schöne hat er noch nie gesehen. Er sagt: „Hör mal, du hast da so tolle Schuhe. Kann ich die haben?" Das Kind lehnt – natürlich ab. Neuer Versuch des Clowns: „Ich geb' dir auch (er sieht sich um, entdeckt ein Pflaster und holt es) ein Pflaster dafür." Das Kind lehnt natürlich wieder ab. So geht es weiter, die Tauschangebote werden dabei immer größer, immer absurder, zum Schluss handelt es sich vielleicht um die Tür oder das Bett des Nachbarn.

Die Universalität der Clownerie zeigt sich besonders darin, dass sich Elemente, Techniken des Clownspiels beliebig mit Elementen anderer darstellender Künste verbinden lassen. Und: Die Clowns besitzen dabei eine doppelte Chance. Sie können in ihrem Versuch zu zaubern, zu tanzen oder zu jonglieren (gekonnt) scheitern, oder sie können das Publikum überraschen, indem sie tatsächlich (gekonnt) zaubern, tanzen oder jonglieren. Das Können vieler Clowndarsteller, das sie aus anderen Professionen mitbringen, kombiniert mit der fantastischen Vielfalt der Clownerie, bringt das Publikum immer wieder zum Staunen.

Gerne wird jongliert (mit Bällen, Keulen, Alltagsgegenständen), Musik gemacht (von Blockflöte bis Tuba), gesungen (von Hip-Hop bis Oper), gezaubert (echt oder persifliert), mit Puppen gespielt (vom Socken bis zur teuren Handpuppe), getanzt (vom Musical bis zum klassischen Ballett), eine Geschichte erzählt und/oder dargestellt. Zudem kann z. B. mit Zeichnen (auf Papier oder Glastüren), Origami oder Akrobatik gearbeitet werden.

Die beiden Clowns betreten fast zaghaft das kleine Zimmer. Zwei Betten stehen dort. In dem einen liegt die zehnjährige Eva, in dem anderen die siebenjährige Sandra. Das Zimmer wirkt voll. „Ihr habt es aber klein hier", sagt die Clownin. „Das stimmt", erwidert Sandra fast kleinlaut. „Aber wie groß ist es eigentlich?", fragt der Clown. „Ich glaube, wir müssen es mal ausmessen." Schwupps geht er vor der (kleinen und leichten) Kollegin in die Knie, und die steigt mit ein paar geübten Bewegungen auf dessen Schultern. Vor den staunenden Kindern wandert diese Clownpyramide durch den Raum. Die Clownin oben tastet nach Decke und Wänden, macht sich Notizen. Nach einer Runde durch den Raum steigt sie wieder herun-

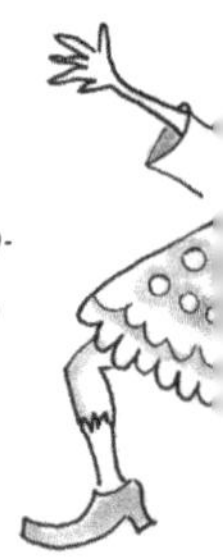

ter. Die beiden Clowns sehen sich an und sagen zu den Kindern: „Wirklich klein euer Zimmer, aber da kann man nichts machen" – und gehen. (Anmerkung: Das Staunen der beiden Mädchen war das temporäre Übertreten der Hygieneregeln wert.)

Gutes handwerkliches Können zeigt sich bei Clowns ferner darin, dass sie ihre Aktionen so oder in ähnlicher Qualität wiederholen können. Mal komisch zu sein oder einen clownesk wirkenden Ausrutscher zu produzieren, das können viele. Aber eben aus Zufall und unabsichtlich nur einmal. Professionellen Clowns hingegen gelingt dies (fast) beliebig oft.

Clowneskes Timing

All dieses Handwerkszeug wird zu guter Letzt noch erweitert durch einige Elemente, mit denen sich die Szenen, Spiele weiter steuern, variieren lassen. Jeder Spielimpuls zum Beispiel benötigt einen guten Zeitpunkt, um zu wirken, andernfalls kann er verpuffen. Diese zeitliche Abstimmung nennt man auch in der Clownerie Timing. Pausen in den Aktionen, also stilles Verharren, können enorm helfen, steigern sie doch (wie in der Musik) die Spannung und gönnen dem Publikum eine Verständnispause. Wie oft und in welchem Abstand die Impulse vom Clown wiederholt werden, bezeichnet man als Takt.[348] Wie häufig eine Wiederholung dabei sein sollte, lässt sich leicht beschreiben: Ist das Publikum interessiert, dann noch einmal (am besten etwas verändert), ist es desinteressiert, besser lassen und etwas Neues versuchen. Allen Aktionen ist gemein, dass das Publikum durch gezielte Blicke immer wieder in das Geschehen integriert wird.

Sich mit all diesen Prinzipien, Techniken und anderen Elementen vertraut zu machen, bedarf eines gewissen Aufwandes. Die größte Herausforderung stellt dabei vermutlich das Entwickeln einer Clownslogik dar. Während wir privat versuchen, heikle Momente reflexhaft zu vermeiden, hält sich der Clown zurück, lässt diese geschehen. Rutscht zum Beispiel eine Tüte vom Tisch, greifen wir privat sofort zu, um sie aufzuhalten. Anders der Clown. Der schaut interessiert, denn der Vorgang markiert für ihn ein neues Spiel.

Weit schwieriger wird es, ist man selbst betroffen. Denn will uns jemand hauen, drehen wir uns natürlich weg, bringen uns in Sicherheit. Nicht so der Clown. Der lässt sogar das geschehen. Denn die Zuschauer wollen nicht nur sehen, dass, sondern auch wie jemand getroffen wird.[349] Wobei die Komik der Handlung deutlich sein muss, andernfalls würde das Publikum Mitleid empfinden.[350] Beispielhaft lässt sich dieses Annehmen in vielen Szenen des Duos Stan Laurel und Oliver Hardy beobachten: Der eine weiß genau, dass er nun mit Farbe übergossen wird, wartet aber in Ruhe ab, bis die Aktion beendet ist, um dann den Kollegen zu beschmutzen, der das wiederum in Ruhe geschehen lässt usw. Nur auf diese Weise funktioniert das Spiel – und erheitert uns.

Es braucht viel Übung und Erfahrung, diese private Logik für die Clownsrolle umzukehren. Und noch mehr, sich nicht jedes Mal erst bewusst daran erinnern zu müssen. Im besten Fall reagiert der Clowndarsteller irgendwann entspannt aus einer clownesken Intuition heraus.

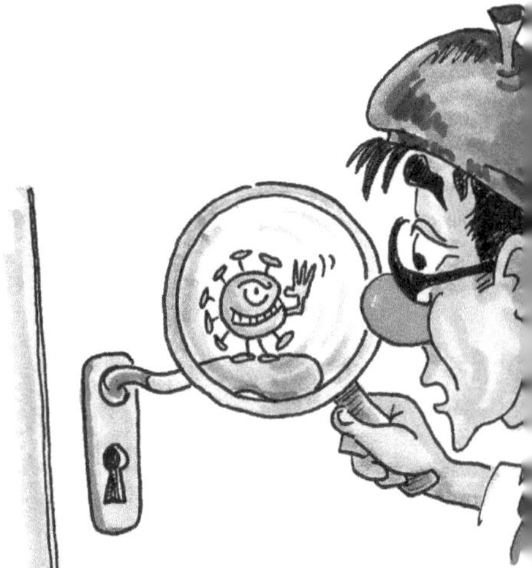

Kapitel 14
Immer sauber, nur nicht zu bunt

So sehr die Clowns ihre Freude am Spiel, ihren Spaß mit den Kindern ausleben können (und sollen), so wenig dürfen sie vergessen, in welchem Rahmen sie unterwegs sind. Und im Krankenhaus gelten völlig andere Bedingungen als in allen anderen Feldern, in denen Clowns arbeiten. Ein wesentlicher Unterschied betrifft die Hygiene. Die Ausnahme stellt hier nämlich die Regel dar: Alle Kinder in der Klinik sind mehr oder weniger abwehrgeschwächt – oder werden es, durch eine Infektion, eine Verletzung, eine chronische Erkrankung, eine größere Wunde, eine Operation. Manche Kinder, besonders auf den onkologischen Stationen, brauchen noch wesentlich höheren Schutz. Derart beeinträchtigt halten sich Kinder zudem in einer Umgebung auf, in der ein erhebliches Infektionsrisiko besteht. Es finden sich schließlich viele Keime in der Klinik. Diese Kombination macht deutlich, wie wichtig es ist, hygienische Standards zu beachten. Hinzu kommt der Selbstschutz: Denn Clowns wollen (und sollen) weder sich noch andere anstecken.

Clowns als Sicherheitsrisiko

Zum Verständnis beim Thema Hygiene hilft es, sich bewusst zu machen, als Clown in der Klinik ein gewisses Sicherheitsrisiko zu verkörpern. Denn Clowns gehen nicht nur von Zimmer zu Zimmer, sondern auch von Station zu Station – tragen also potenziell Keime durch die halbe Klinik. Sie kommen auch von außerhalb, bringen z.T. eigene Keime mit. Wer erkältet ist, sollte zu Hause bleiben, wer einen Lippenherpes hat, sollte die Visite über einen Mundschutz tragen. Denn schnell fasst man sich mal an den Mund, weil es dort juckt – und schon sind die Keime auf der Hand und dann bald verteilt.

Wer durch einen starken Infekt oder eine Grippe geschwächt ist, sollte auf keinen Fall in die Klinik kommen. Ähnliches gilt für akuten Durchfall, denn der kann bakteriell oder viral bedingt sein. Wenngleich in der Klinik jede Clownin für sich entscheidet, ob sie ein Kind besuchen will oder nicht, gibt es für Erkrankungen z. B. mit dem Norovirus eine klare Empfehlung: Draußen bleiben! Einmal gilt das Norovirus als leicht übertragbar (auch per Tröpfcheninfektion), zum anderen sind diese Kinder sehr mit sich und ihrer geschwächten Verdauung beschäftigt. Außerdem klingt diese Erkrankung in der Regel nach wenigen Tagen ab.

Weltweit gibt es nur bedingt gültige Hygienestandards, trotzdem helfen ein paar Grundregeln weiter. Die Kleidung der Clowns sollte regelmäßig gewaschen werden, wobei regelmäßig bedeutet, idealerweise nach jedem Besuch im Krankenhaus. Da die Keime, mit denen zwangsläufig auch die Kleidung kontaminiert wird, bei 30 oder 40 Grad nur einen kleinen Badeausflug machen, muss die Waschtemperatur mindestens 60 Grad betragen. Entsprechend sind die Materialien, die Stoffe von Hose, Jacke oder Clown-Doktorkittel, auszusuchen. Gleiches gilt auch für sämtliche Applikationen, Bemalungen: Was 60 Grad Waschtemperatur nicht schadlos übersteht, hat als Kleidung in der Klinik nichts zu suchen. Auch sollten die Ärmel am besten nicht über die Ellenbogen reichen, da die Unterarme häufig Betten oder Tische berühren – aber die Ärmel nicht ständig gereinigt werden können. Die Haut der Unterarme dagegen lässt sich mühelos, wie die der Hände, regelmäßig desinfizieren.

Gefährliche Hände

Viele Untersuchungen belegen, dass etwa neunzig Prozent sämtlicher Ansteckungen über die Hände erfolgen. Ein Hochrisikofaktor sind die Türgriffe. Das bedeutet, die Hände müssen vor und nach jedem Spiel im Zimmer desinfiziert werden. Der Effekt von Waschen ist geringer, zudem waschen wir uns jedes Mal wichtige Fette aus der Haut, sodass diese leidet. Die neuen Händedesinfektionsmittel dagegen sind mit einem Rückfetter versetzt, der die Haut sogar noch pflegt. Das Waschen mit Seife empfiehlt sich nur, wenn die Hände wirklich verschmutzt sind durch Sekrete, Flüssigkeiten oder ähnliches, oder wenn der Patient eine Clostridieninfektion hat. (Die Sporen der Clostridien müssen abgewaschen werden, sie lassen sich nicht durch Desinfektionsmittel beseitigen.) Keine Kleinigkeit: Die Clowns sollten keine Ringe an den

Fingern tragen, keine Uhren oder Armbänder am Handgelenk. Denn an die darunterliegende Haut kommt kein Desinfektionsmittel.

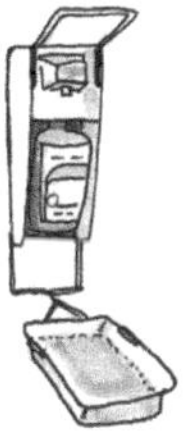

Wie desinfiziere ich die Hände richtig? Vorab: Sparsam zu sein, ist nicht ratsam. Man sollte jedes Mal so viel Desinfektionsmittel nehmen, dass die hohle Hand gefüllt ist. Dann auf die Handflächen verteilen, die Finger ineinander verschränken, die Kuppen und den Nagelansatz der Finger extra behandeln, ebenso den Daumen. Und: Das Handgelenk nicht vergessen. Eine effektive Händedesinfektion dauert 30 Sekunden. (Bei Lungentuberkulose sogar 60 Sekunden.) Die Fingernägel sollten kurz und nicht lackiert sein. Und selbst wenn die Clowns im Zimmer Handschuhe getragen haben, sollten sie danach die Hände desinfizieren. Denn beim Ausziehen der Handschuhe können Keime auf die Haut von Hand oder Unterarm gelangen, und fast zehn Prozent der Handschuhe sind nicht zu hundert Prozent dicht. Eine wichtige Grundregel sollte jeder Clown verinnerlicht haben: „Während der Arbeit: Hände aus dem Gesicht".

Saubere Requisiten

Clowns in der Klinik sind Improvisationskünstler, die natürlich mit verschiedenen Requisiten arbeiten. Das können Handpuppen sein oder Musikinstrumente, Jonglierbälle oder Zaubertücher. Alles, aber auch wirklich alles, muss regelmäßig desinfiziert werden. Zwei Aspekte sind dabei zu beachten: Hatte ein Patient das Schüttelei oder den Zauberstab in der Hand, gilt dafür die Händeregel, nach dem Zimmer sofort desinfizieren. Das Kind könnte ja einen unerkannten Keim haben, der über das Schüttelei oder den Zauberstab an das nächste Kind übertragen werden könnte. Sollte kein Patient die Requisiten berühren, genügt es, diese am Ende des Besuchstages zu reinigen. Gleiches gilt für den Kugelschreiber, mit dem ein Clown sich Notizen bei der Übergabe gemacht hat.

Für empfindliche Musikinstrumente wie Ukulele oder Geige gibt es alkoholfreie Reinigungstücher. Wer im Zweifel ist, ob sein Instrument desinfizierbar ist, sollte es nicht in Zimmer mit keimbelasteten Kindern mitnehmen. Handpuppen sollten bei 60 Grad waschbar sein, in Ausnahmefällen hilft die Übernachtung des Hasen oder der Schnecke im Gefrierfach weiter.

Wer mit einem Akkordeon, einer Handtasche oder Ähnlichem unterwegs ist, wird diese immer wieder mal abstellen. Meist auf den Boden. Zwar sind die Fußböden auf normalen Stationen in der Klinik nicht so belastet wie lange angenommen, doch unbedenklich sind sie nicht. Das bedeutet: Nichts, das auf dem Boden gestanden oder gelegen hat, darf in Kontakt mit dem Kind kommen, weder direkt noch indirekt zum Beispiel über die Bettwäsche. Man sollte sich auch nicht hinknien oder gar auf den Boden legen. Wer weiß schon, was dort vor kurzem verschüttet und noch nicht beseitigt wurde? Daher empfiehlt es sich, auch die Schuhsohlen am Ende der Visite zu desinfizieren und die Schuhe in einer (immer wieder neuen) Plastiktüte zu verstauen.

Essen? Nein, danke!

Da Clowns spiel- und bewegungsfreudige Wesen sind, werden sie den Raum, das Mobiliar nutzen. Allerdings dürfen sie das in der Klinik nicht in dem Maße, wie auf der Straße oder bei einer Party. Das Bett des Kindes sollte tabu sein, beim Körperkontakt ist Vorsicht geboten. Das Klettern auf Stühle und Tisch ist sicher komisch, sollte mit Blick auf die Hygiene aber besser ebenfalls unterbleiben. Freundliche Kinder bieten hungrigen Clowns gerne mal etwas zu essen an. Ist der Schokoriegel oder der Keks nicht verpackt, sollte man aber dankend verzichten.

Besondere Hygienebedingungen gelten auf Stationen mit erhöhtem Risiko für Patienten oder Personal: In Infektions- oder Isolierzimmern und auf onkologischen Stationen. Die Regeln für das Nutzen von Handschuhen, Kitteln, Mundschutz differieren dabei von Klinik zu Klinik. Entscheidend sind die Hinweise des Pflegepersonals. Auch im Sinne des Selbstschutzes gilt: Lieber zu viel Hygiene als zu wenig. Eine Clownsnase außen auf dem Mundschutz zum Beispiel ist keine gute Idee. Und: Jeder Clown trägt für sich die Verantwortung. Wer ein Infektionszimmer nicht besuchen will aus Sorge um sich (und seine eigenen Kinder vielleicht), der sollte das auch nicht tun. Clowns können nur frei spielen, wenn sie innerlich frei sind.[351]

Entscheidende Sekunden

Deutlich weniger als bei der Hygiene gibt es Regeln und Verbindlichkeiten für Schminke und Kleidung. Jede Clowndarstellerin ist frei, die für sich und ihre Figur passende Schminke und das dazu passende Kostüm zu wählen. Es hilft allerdings, ein paar Hinweise zu beachten, selbst wenn das Ignorieren davon – anders als bei den Hygieneregeln – keine schlimme Infektion zur Folge haben kann. Aber verängstigte Kinder sind auch nicht das Ziel.

Denn wie bei jedem Kontakt entscheidet sich in den ersten Sekunden, ob ein Kind sein Gegenüber, den Clown, vertrauensvoll einschätzt und ihm näherkommen möchte – oder eben nicht. Deshalb muss (!) jeder Clown mit seinem Kostüm etwas Harmlos-Spielerisches transportieren, das sofort erkennbar ist. Ansonsten fehlt das Vertrauen – die Basis jeder clownesken Intervention. Zumal die Begegnung von Kind und Clown nicht als Begegnung unter Gleichen erfolgt.

Auf der einen Seite steht, sitzt oder liegt das körperlich unterlegene Kind, vielleicht zusätzlich physisch und psychisch geschwächt. Auf der anderen Seite kommen (meist) zwei Clowns, erwachsen, groß, zudem im Gesicht bunt bemalt und schrill bekleidet. Unter Umständen erscheinen sie im weißen Kittel der Clown-Doktoren, was schlechte Erinnerungen aktivieren kann. Ältere Kinder können diese Begegnung rational einordnen, haben eventuell schon Erfahrungen gemacht mit Klinik-Clowns oder davon gehört, sind also weniger schreckhaft. Doch auch hier hilft es, die Schwächsten und Kleinsten im Blick zu haben. Ein- oder Zweijährige reagieren sofort und unmittelbar auf alles, was ihnen irgendwie unheimlich erscheint. Clowns mit grellbunter Schminke, wildem Kopfschmuck oder ausufernden Applikationen an der Kleidung sind prädestiniert, reflexhaft deren Abwehr auszulösen.

Weg vom Klischee

Auch wenn sich die Klischees von grell bemalten Clowns und deren Aussehen hartnäckig halten: Diese gehen ausschließlich zurück auf Zirkusclowns. Denn die müssen für ihren Kontakt viele Meter zwischen sich und dem Publikum überwinden. Zudem bleibt ihr Kontakt – bis auf wenige Ausnahmen – sehr distanziert. Ganz anders in der Klinik. Hier stellt genau das Gegenteil, nämlich der unmittelbare Kontakt, das Ziel dar. Und der geht nur von Mensch zu Mensch. Deshalb sucht das kindliche Gegenüber im clownesken Vexierbild immer zuerst den Menschen, nicht den Clown. Erste Quelle für diese Suche stellt das Gesicht dar. Je besser darin der Mensch zu erkennen ist, umso besser. Für die weitere Einschätzung ist dann dessen Mimik zentral. Das Mienenspiel gilt als wesentliche Quelle, Emotionen zu erkennen.[352] Fast wie auf einer Art Anzeigetafel, lassen sich so Gefühle und Intentionen des Gegenübers lesen.[353] Man muss sich dessen noch nicht einmal bewusst sein.

Wenige freundliche Farben, vielleicht ein angedeutetes Kindchenschema mit betonten Rundungen und großen Augen, ein paar Linien um den Mund, die das Lächeln unterstreichen – das alles kann die Freundlichkeit und Harmlosigkeit des clownesken Gegenübers betonen.[354] Ähnlich wirkt – aus der Ferne – die Figur des Augusts im Zirkus, an dem sich die meisten Klinik-Clowns orientieren.

Frau bleibt Frau

Das schlichte Übernehmen des Klischees vom August[355] führt allerdings in Bezug auf Kleidung in die Irre: Hosen in der Dimension eines Zwei-Mann-Zeltes, Schuhe in absurder Übergröße, vielleicht noch kombiniert mit einer wilden Perücke werden in der Klinik jedes noch so kontaktfreudige kleine Kind erschrecken. Viel besser ist es, der Clowndarsteller orientiert sich an seiner eigenen Statur. Die lässt sich oft genug wirkungsvoll karikieren. Lange, schlanke Personen wirken in zu kurzen Hosen witzig, kürzere und fülligere Menschen eher in zu langen Hosen. Hemd und Jacke, Bluse und Rock, Hut und Brille – alles sollte der Clowndarsteller nach Gefühl aussuchen. Der Verstand kann später helfen, diese Wahl zu überprüfen. Zum Beispiel in dem Sinne: Bleibt der Mann als Mann, die Frau als Frau (und damit der Mensch) im Clown sichtbar? Gelingt es zum Beispiel, bei großen, kräftigen Staturen, diese etwas kleiner und zarter erscheinen zu lassen? Ist letztlich – schon äußerlich – ein Sympathieträger zu sehen?

Doch nur kein Stress: Bei der Suche nach der passenden Schminke, nach dem passenden Kostüm hilft munteres Probieren weiter. Und ein Beachten der kollegialen Rückmeldung – vor der Arbeit im Krankenhaus.

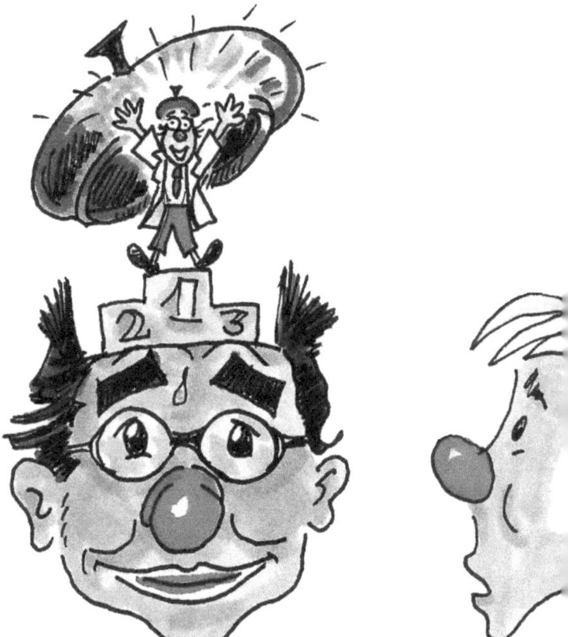
2
1
3

Kapitel 15
Grenzerfahrungen

Es gehört zu den vielen Paradoxien der Arbeit, dass Clowns im weiten Feld der Improvisation immer wieder an Grenzen stoßen – einkalkuliert oder unvermittelt, außen oder innen. Nicht immer fällt es leicht, diese Grenze zu akzeptieren oder deren Ursache auszumachen. Bisweilen verhindern Grenzen überhaupt jedes Arbeiten.

Die äußerste Grenzlinie wird durch die Zustimmung der Chefärzte und die Finanzierung gezogen. So gibt es immer noch Kliniken mit pädiatrischen Abteilungen, die nicht von Clowns besucht werden (oder nicht mehr). So stellt die Finanzierung von Besuchen immer wieder eine große Aufgabe dar für die jeweilige Organisation der Klinik-Clowns. In der Regel decken ausschließlich Spenden die Honorare, in der Regel beteiligen sich die Kliniken allenfalls indirekt daran.

Innerhalb des Krankenhauses kann die Arbeit der Clowns ebenfalls enden, ehe sie richtig begonnen hat: Bei fehlender Übergabe durch die Pflegekräfte. Denn bevor sie über die Station gehen, informieren sich die Clowns über alle Kinder und deren aktuellen Zustand. Dies ist Voraussetzung für jede clowneske Arbeit in der Klinik. (Clowns unterliegen der Schweigepflicht.)

Blinddarm oder Keime?

Die Clowns müssen wissen, ob ein Kind eine Blinddarm-OP hatte (nach der anfangs jedes Lachen schmerzt), im Bett liegen muss (nach einer LP), kaum Besuch von der Mutter bekommt (und tieftraurig im Zimmer sitzt) oder heute entlassen wird (und etwas überdreht auf dem Gang herumläuft). Zudem können Kinder isoliert liegen, um vor fremden Keimen geschützt zu werden oder andere vor den eigenen Keimen zu schützen. Da muss der clowneske Besuch beschränkt bleiben auf das Spiel vor dem Fenster in der Türe. Vielleicht müssen manche schlafen (nach einem Schlafentzugs-EEG) oder sind im Haus unterwegs zum Röntgen oder MRT. Vielleicht sind gerade Ärzte im Zimmer.

Solche medizinischen und praktischen Gründe stellen indes nur einen Teil der äußeren Grenzen innerhalb der Klinik dar, die die Clowns erleben. Ein Limit heißt schlicht: „Nein". Dies kommt vom Kind oder dessen Angehörigen und ist – mit gewissem Spielraum – stets verbindlich. Zwangsbeglückung gehört nicht zum clownesken Selbstverständnis.[356]

Große elektronische Konkurrenz

Fernsehen, DVD, Laptop, Tablet und Smartphone – die elektronische Konkurrenz der Clowns ist groß und unermüdlich. Und die Gewöhnung der Kinder daran beginnt immer früher. So stellen Zweijährige, die routiniert auf dem Tablet spielen, in industrialisierten Ländern keine Seltenheit mehr dar. In der klinischen Notsituation fällt es vielen Eltern nochmal schwerer, ihren leidenden Kindern den Wunsch nach elektronischer Ablenkung zu begrenzen. Clowns können sich da aufreiben in ihrem Versuch nach leibhaftigem Kontakt. Denn die Aufmerksamkeit des Kindes ist gebunden. Bisweilen hilft die Mama („Gib' mal das Handy her"), bisweilen eine unmittelbare Spielidee („Ich will mal SpongeBob sein" – „Nein, ich"), bisweilen aber auch nichts. Und diese Schwierigkeit ist leider „progredient" – wachsend.

Der fünfjährige Justin, ein onkologischer Patient, hat schon viele Wochen im Krankenhaus verbringen müssen. Geholfen hat ihm dabei der kleine DVD-Spieler, auf dem er seinem Liebling „SpongeBob" zuschauen kann. Nun liegt er in einem Bett der Ambulanz und verfolgt wieder interessiert dessen Aktionen. Da geht die Tür auf und zwei Clowns kommen herein. „Guten Tag, können wir dich besuchen?" Justin blickt nur kurz hoch – und dann schaut er weiter auf „SpongeBob". Als wäre nichts gewesen. Die Clowns spüren ihre Chancenlosigkeit und gehen.

Allerdings: In manchen Ländern, wie z. B. den Niederlanden, nutzen Klinik-Clowns das Internet, um mit „ihren" Kindern die Zeit bis zum nächsten Besuch zu überbrücken – per Chat. Oder setzen Computer ein, um Kindern per Videostream Clowns ins Krankenhaus zu bringen, die sonst keinen entsprechenden Besuch bekommen.[357]

Die klinische Realität ändert sich ebenfalls. Die Vielfalt der verschiedenen Nationen und ethnischen Gruppen, denen Clowns in Kinderkliniken begegnen, wächst und wächst. Selbst wenn der Clown eine Art universales Kulturgut darstellt,[358] so muss nicht jeder Mensch aus Saudi-Arabien oder Japan Clowns kennen und in der Klinik erwarten. Humor und Komik besitzen zwar eine gewisse Universalität, werden aber von kulturellen Normen und sozialen Milieus begrenzt[359], die sich natürlich von Land zu Land unterscheiden. Was einen Vater aus Italien freut, kann für einen aus China verletzend sein. Zudem gibt es religiöse Besonderheiten zu beachten. Diese Grenzlinien sind allerdings sehr schmal und müssen von den Clowns erspürt werden.

Sozialisiert und konditioniert

Am schwierigsten sind die inneren Grenzen zu identifizieren, die inneren Impulse zu dechiffrieren. Denn auch die Menschen hinter der Nase haben eine Biografie, sind sozialisiert und konditioniert, haben innere Stimmen, die häufig im Ego zu verorten sind. Eine strafende Variante lautet: „Das Kind lacht ja gar nicht, streng' dich mal an!".[360] Oder: „Die Kollegin hat jetzt schon dreimal hintereinander eine schöne Spielidee gehabt, für das nächste Zimmer musst du aber eine haben!" Eine überhebliche Variante signalisiert: „Leute, schaut her, hier kommt der lustige Clown!" Oder: „Ich kann auch ganz toll zaubern!"

Ich habe viele dieser Varianten erlebt.

Das Clownsspiel in der Klinik ist prädestiniert, solche inneren Stimmen zu aktivieren. Denn je offener der Handlungsrahmen, desto größer ist das Risiko, sich unsicher zu fühlen. Für Klinik-Clowns gibt es in der künstlerischen Improvisation keinen gelernten Text, keine festgelegten Abläufe wie auf der Bühne, nichts, was Sicherheit vermitteln könnte. Die Clowndarsteller beginnen jede Szene bei null, um diese dann als Dramaturg, Regisseur und Darsteller in einem zu entwickeln. Sie setzen sich gewissermaßen selbst aufs Spiel.[361] Das löste bei mir, gerade in den Anfangsjahren als Clown-Doktor, immer wieder Stress aus.

Mit der Anforderung spielerisch in der Klinik zu improvisieren, ist zudem verbunden, sich dabei öffentlich zu präsentieren – und einer Bewertung auszusetzen. Und anders als Ärztinnen oder Reinigungskräfte verfügen Clowns hier über keine Haltestangen in Form von Arbeitsaufträgen: Keine Spritze muss beim Kind gesetzt, kein Boden gewischt werden. Diese doppelte Offenheit kann sehr verunsichern.

Versagensangst und Selbstzweifel

So können Versagensangst und Selbstzweifel immer wieder Begleiter sein während der clownesken Arbeit. Sie hemmen dabei gleich zweifach. Einmal verhindern sie guten Kontakt zu sich und damit auch zum Kind. Denn Angst und Stress setzen den Körper (und das Gehirn) unter Spannung und verringern Empathie wie Intuition erheblich.[362] Zudem bleibt der Zugang zur Spielfreude blockiert, da keine Kapazitäten mehr frei sind für komplexe, kreative Lösungen.[363]

Es gibt aber noch weitere Mechanismen, mit denen man seine Fantasie (ungewollt) drosseln kann. Zum Beispiel: originell, witzig sein zu wollen.[364] Oder: seine Idee als unpassend zu empfinden.[365] Der eine wie der andere Satz steht für einen falschen Anspruch. Denn für das Spiel in der Klinik müssen die Spielimpulse weder originell noch passend sein. Keith Johnstone, der Begründer des Improvisationstheaters ist überzeugt, dass sogar „schwachsinnige" Impulse positiv sind. Denn auch die unterbrechen Routinen, lösen eine Veränderung aus, die wiederum Aufmerksamkeit erregt.[366] Und: „Bin ich inspiriert, geht alles gut, versuche ich es richtig zu machen, wird es ein Desaster."[367]

Nun prägen diese Schwierigkeiten die Menschen hinter der roten Nase in der Klinik ganz unterschiedlich. Manche erinnern sich an nichts dergleichen, manche an fast nichts anderes. Bei manchen – und so war es bei mir – taucht der Stress stets in bestimmten Situationen auf, mit bestimmten Partnern, vor bestimmten Leuten. Denn in diesen Situationen wurde ich mit einem Teil meines Selbstbildes konfrontiert. Und das war lange Zeit negativ, defizitär geprägt. Der fragende Blick des Kollegen, eine vermeintlich kritische Bemerkung einer Mutter – und schon bröckelte mein Selbstbewusstsein, mein Bild von mir als darstellender Künstler.

Nun gibt es zwei Möglichkeiten, mit diesen schwierigen Erfahrungen umzugehen. Die eine: zu versuchen, es nicht zu spüren. Die andere: daran zu arbeiten, sein Selbstbild zu verändern. Ich habe beides ausprobiert.

Rettung durch Reden

Schnelle Rettung in so erlebten Notsituationen verspricht Reden. Denn Reden ist auf jeden Fall sicherer als Handeln.[368] Und Reden hilft, Haltung zu zeigen, hinter der sich Gefühle verbergen oder zerreden lassen.[369] Doch vorrangig redende Clowns verzichten auf ihr Ausnahmemerkmal, die Körperkomik, und verfehlen oftmals ihr Publikum.

> *Auf dem Flur begegnet den beiden Clowns eine Mutter, die einen Kinderwagen schiebt. Das Kind darin, vielleicht ein Jahr alt, schaut die Clowns direkt an. Es lächelt. Ebenfalls die Mutter. Der eine Clown spricht die Mutter an: „Ah, seid ihr unterwegs?" Die antwortet: „Ja, im Zimmer ist es so eng." Die andere Clownin sieht auf Mutter und Kind, überlegt und fragt: „Machen wir einen Sehtest?" Der Kollege stimmt ihr zu. „Eine gute Idee." Die Mutter schaut erst etwas irritiert, freut sich dann aber über die Seifenblasen. Das Kind schaut, ohne deutlich sichtbare Gefühle zu zeigen.*

Eine Begegnung von Clowns mit Mutter und kleinem Kind an der erst einmal nichts auffällig erscheint. Die Besonderheit zeigt sich beim Betrachten des Redens. Denn die Clowns sprechen die Mutter an, eröffnen den Kontakt auf der Ebene der Erwachsenen. Bei vorsichtigen oder ängstlichen Kleinkindern eine gute Idee, bei offenen, freundlich lächelnden Kindern (wie in diesem Fall) wird aber der wichtigere Adressat verfehlt – das Kind. Ein direkter Seifenblasen-Gruß hätte es sicher nicht überfordert, und die Mutter ebenso gefreut. Und dem Kind ein anderes Gefühl vermittelt.

Um in offenen Situationen seinen Stress nicht zu spüren, hilft Routine ungemein. Das, was schon zigmal gelungen ist, stützt in der Not. So kann ein und derselbe Zaubertrick, immer wiederholt, über Jahre durch die Klinik tragen, so verhindert eine Gitarre auf dem Rücken die Konfrontation mit dem eigenen Nicht-Wissen: Das Liedrepertoire ist groß und einem sicher.

Schlaue Fragen

Ich hatte eine andere Methode entwickelt: Ich stellte den Eltern (oder älteren Kindern) immer wieder eine Reihe von kleinen, kuriosen Fragen in – das war der Clou – deren Landessprache. In einem Vokabelheft hatte ich sicher über fünfzig Varianten gesammelt. Fragen und Antworten waren manchmal wirklich witzig – doch die Nachteile gravierend. Ich ließ mir und den Kollegen noch nicht einmal die Chance zu improvisieren, weil ich sofort das Heftchen zückte. Spiel und der entsprechende Spaß fehlten völlig. Und: Mit den Fragen und Antworten war die Aufmerksamkeit auf mich beschränkt. Den Kollegen hatte ich ausgeblendet.

Erst in einem Krisengespräch wurde dies deutlich. Dabei war ungemein hilfreich, meiner Motivation auf die Spur zu kommen: Es war vor allem meine Unsicherheit und weniger der Wille, Kollegen auszubremsen. Die zweite, wesentliche Hilfe bestand in meinem Entschluss, das Risiko zu benennen, im Krankenzimmer vor dem Kind zu stehen und zu sagen: „Ich habe keine Ahnung, was wir jetzt tun werden." Ab und zu habe ich mich das getraut – und niemals eine Katastrophe erlebt. Inzwischen kommt die Panik vor dem Nicht-Wissen nur noch selten hoch. Und der Spielspaß aller Beteiligten ist beträchtlich gestiegen.

Ganz wesentlich für meinen wachsenden Mut als Clown war mein verändertes Selbstbild als Mensch. In einem langen, schon Jahrzehnte währenden Prozess der Selbstreflexion konnten viele meiner alten Konditionierungen und Glaubenssätze als fremd und falsch entlarvt werden. Mit tiefgreifender Wirkung – versöhnlich und befreiend. Das war und ist nur möglich mit fachlicher Hilfe und der Hilfe der Teilnehmenden vieler Selbsterfahrungsgruppen.

Hilfe durch Praxistests

Die Arbeit in Klinik (und Altenheim), die mir eine Herzensangelegenheit ist, empfand ich in diesem umfassenden Prozess als große Unterstützung. Denn in den offenen Spielsituationen konnte ich meine zaghaften Schritte immer wieder einem Praxistest unterziehen – und meine Fortschritte erleben. Da ein Clown zum Beispiel mit allen Gefühlen spielt, sind alle entsprechenden Erfahrungen seines Darstellers wichtig – einschließlich die von ihm weniger geschätzten Anteile.[370] Zudem beginnt „der Weg zur Rolle des Narren mit der Selbstbeobachtung“, wie der Clown-Erneuerer Jango Edwards schrieb.[371] Und: „Um anderen helfen zu können, muss (der Narr) sich erst einmal selbst helfen.“[372]

Ein mehr wohlwollender Blick auf sich schaltet indes nicht jedes Risiko aus, dem die Clowns in dem offenen Klinikrahmen ausgesetzt sind. Jedoch mit gänzlich anderen Folgen. Jedenfalls bei mir. Was früher massive Vorwürfe auslöste, kann ich nun mit gewisser Gelassenheit registrieren. So bleiben (natürlich) auch Clowns z. B. von Mann-Frau-Themen nicht unberührt, spielen Clowninnen in Sichtweite eines attraktiven Assistenzarztes vielleicht besonders extrovertiert, finden sich männliche Clowns im Spiel mit einem witzigen Vater plötzlich in einer Konkurrenzsituation wieder. Ein freundlicher Blick auf sich selbst hilft hier. Vielleicht kann man als Clown diese Situation dann sogar für ein Spiel nutzen.

Da ein Clown sich umfassend, auch in seiner Körperlichkeit präsentiert, ist ein entspanntes Verhältnis zu seinem Körper sehr von Nutzen. Vor allem in Bezug auf das, was einem nicht so passend erscheint, was aber die Blicke auf sich zieht. Andernfalls wird der Mensch hinter der roten Nase sich im Spiel nie wirklich frei und sicher fühlen.[373] Wie sich hierbei die Selbstwahrnehmung verändern kann, möchte ich an zwei kleinen Beispielen zeigen: meinen Augenbrauen.

Buschiges Beispiel

Meine Augenbrauen sind (noch) schwarz und kräftig bis buschig. Als Kind, besonders als Pubertierender habe ich sehr darunter gelitten. Meine Mitschüler hatten – in meiner Wahrnehmung – alle schmale, feine Haarlinien über den Augen, nur ich hatte dicke, schwarze, strubbelige, die zum Teil noch über der Nase zusammenwuchsen. Ich musste ertragen, deshalb immer wieder gehänselt zu werden, ich hätte „Briketts“ im Gesicht. Die Veränderung kam spät und schleichend. Ein veränderter Blick auf mich und mehr Erfahrung in der Klinikarbeit hatten daran wesentlichen Anteil. Denn als Clown-Doktor wurde ich bisweilen gefragt: „Das sind ja tolle Augenbrauen, sind die echt?“ Und Menschen, die mich privat neu kennenlernten und von meinem Beruf erfuhren, sagten immer wieder: „Clown – irgendwie passt das, bei den Augenbrauen.“ So kann ich heute sogar bei Augenbrauen-Scherzen entspannt mitlachen.

Doch Clowns werden oft mit Leid verschiedenster Ausprägung konfrontiert. Die Haltung, mitzufühlen, nicht mitzuleiden, macht das Arbeiten – in Kombination mit der Distanz schaffenden roten Nase – in vielen Situationen leichter. Doch können Clowns von ihrer persönlichen Betroffenheit überrascht werden, die individuell ganz unterschiedlich ausfällt. Da kann eine kurze Pause und ein stärkendes Gespräch mit der Kollegin helfen, da kann regelmäßige Supervision die Psychohygiene stärken.[374] Doch besitzt jeder Mensch, jeder Clown persönliche Grenzen, die eine wichtige Funktion erfüllen.

Die beiden Clowns besuchen auf ihrer Tour heute die Intensivstation, wie immer mittwochs. Keine einfache Station, denn oft genug muss viel Technik wenig Leben erhalten. Meist sind nur zwei, drei Kinder besuchbar, aber die Schwestern und Ärztinnen freuen sich immer, wenn die Clowns kommen. Doch an diesem Tag geschieht etwas Besonderes. Als die beiden Clowns durch die Türe in den Raum blicken, in dem die frisch operierten Kinder liegen, oft genug verkabelt und mit Schläuchen an Maschinen angeschlossen, daneben Mutter oder Vater sitzend, kommen dem einen, nämlich mir, die Tränen. „Hier kann ich nicht arbeiten“, sage ich und muss sofort gehen.

Was ist passiert? Die Atmosphäre der Intensivstation, die ich als Clown schon viele Jahre kannte, traf mich an diesem Tag mit Wucht – wie es einen trifft, wenn man in einem tropischen Land aus dem klimatisierten Haus ins Freie tritt. Nur, dass es hier völlig unerwartet geschah. Der Grund: Mein Sohn war damals etwa ein halbes Jahr alt, also ähnlich alt wie einige der kleinen Patienten dort. Und ich sah die Eltern – die nichts tun konnten, außer da zu sein. Diese geballte elterliche Hilflosigkeit überwältigte mich in meiner Angst, uns könnte Ähnliches wiederfahren. Mehr als ein Jahr habe ich nicht mehr auf dieser Station gearbeitet. Und es war genau richtig, diesem Impuls zu folgen. Begründer Michael Christensen spielte zum Beispiel nie auf einer Krebsstation oder in einer Krebsklinik. „Ich muss mich doch nicht ständig mit dem umgeben, woran mein Bruder gestorben ist", sagt er.[375]

Limitierende Inkompetenz

Nun unterscheiden sich all diese Grenzen: Sie sind durchlässig oder massiv, temporär oder von Dauer – je nachdem wie der Mensch hinter der roten Nase damit umgeht. Besonders limitierend indes erweist sich Inkompetenz.

> *Dem zweijährigen, sehr unruhigen Jungen steht eine größere Operation bevor. Um ihn zu entspannen hatten die Ärzte ihm ein Medikament gegeben, das aber das genaue Gegenteil bewirkte. Er hampelt noch aufgeregter als sonst in seinem Gitterbettchen umher. In dieser Situation kommen zwei Clowns ins Zimmer. Sie rufen, ohne auf die Situation zu achten: „Wir sind eine Erscheinung, wir sind eine Erscheinung." Die Folge: Verwirrung und Ärger. Die sorgenvolle Mutter bittet um Ruhe – erfolglos. Die Clowns machen weiter. „Wir sind eine Erscheinung, wir sind eine Erscheinung." Auch: „Könnten Sie bitte gehen", hilft nichts. Letztlich schiebt sie beide beherzt aus dem Zimmer – und hat größere Ängste als zuvor.*

Die OP verlief gut, die böse Erinnerung blieb. Der Junge ist heute 16 Jahre alt und die Mutter bezeichnet sich als „clowns-traumatisiert", wie sie mir erzählte.

Natürlich gibt es Klinik-Clowns, die nicht gut arbeiten – da geht es diesem Berufsstand nicht anders als Ärzten, Pflegepersonal oder Reinigungskräften. Dennoch ist die clowneske Arbeit eine besondere: Sie betrifft Kinder und Eltern unmittelbar, zudem in einer Situation, in der diese schwach und verletzlich sind. Und: Die Clownsarbeit ist nicht zwingend. So besteht das Risiko, dass wenige inkompetente Clowns großen Schaden anrichten.[376]

Starkstrom-Clowns

Eine künstlerische Ausbildung, eine umfassende Kompetenz in der clownesken Klinikarbeit stellen zwar keine Garantien auf gelungene Besuche dar, doch mindern sie das Risiko. In der Regel lässt sich das nicht innerhalb weniger Wochenendkurse aneignen. Auch ambitionierte Heimwerker zum Beispiel, die zu Hause prima Lampen anschließen oder Steckdosen anbringen können, überlassen Starkstromanlagen tunlichst den Fachleuten. Nun haben Klinik-Clowns wenig mit Starkstromanlagen zu tun, dafür viel mit gesundheitlich und emotional belastetem, zudem sehr heterogenem Publikum: Dem siebenjährigen Mädchen, das fast ertrunken wäre und nun im Koma liegt – mit der verzweifelten Mutter an ihrer Seite; dem kleinen Jungen, der sich von seiner Gehirnerschütterung gut erholt hat und energiegeladen den Gang auf und ab flitzt; dem achtzehnjährigen Leukämie-Patienten, der in einer Phase der Chemotherapie nur schwach lächeln kann; den Eltern des Säuglings, der an der Leiste operiert wurde und nun umhergetragen wird.

Diese Bandbreite an Anforderungen braucht eine breite Ausbildungsbasis.

Woran können nun Betriebswirte und Diplom-Pädagoginnen, Ärzte oder Erzieherinnen erkennen, mit welcher Art Clowns sie konfrontiert sind? Ein paar Fragen an die Clowns, ein paar Anregungen, deren Arbeit zu betrachten, helfen weiter.

Wie sind die Clowns ausgebildet? Nutzen sie Supervision, Coaching, regelmäßige Fortbildungen? Sind sie seriös organisiert? Wollen Sie einen Vertrag mit der Klinik? Haben sie sich einen verbindlichen ethischen Codex gegeben? Besitzen alle einen positiven Leumund? Bitten sie um eine regelmäßige Rückmeldung seitens der Klinik? Wie skizzieren sie ihre Besuche: Planen sie ein Programm oder wollen sie improvisieren? Bestehen sie auf einer Übergabe durch die Pflegekräfte vor jeder Runde auf der Station?

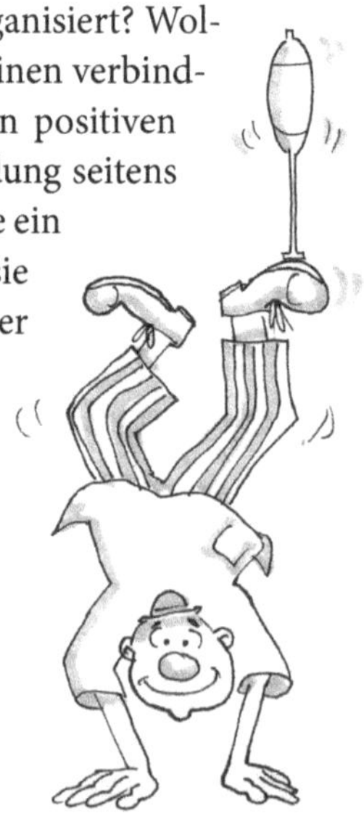

Testphase sinnvoll

Eine Testphase kann dann Wesentliches offensichtlich machen. Denn die Clowns wirken auf alle. Und dies schon allein durch ihre äußere Erscheinung: Ist die freundlich, signalisiert Harmlosigkeit? Oder tragen die Clowns große Perücken, sind wild geschminkt? Fühlt sich ein Erwachsener im Kontakt unwohl, wird es einem Kind ebenso ergehen. Wie gehen die Clowns auf die Kinder zu? Sind sie empathisch? Haben sie die jeweiligen Kinder und deren Alter im Blick oder wollen sie witzig sein? Ist ihr Spiel abwechslungsreich oder zeigen sie in jedem zweiten Zimmer dieselbe Routine? Sind sie laut oder können sie auch leise spielen? Sind sie immer angepasst oder auch mal mutig und frech? Wie ist ihr Umgang mit dem Personal? Beachten sie die hygienischen Vorschriften?

Diese Hinweise klingen umfangreich, müssen es auch sein. Andernfalls leiden unter der clownesken Inkompetenz vor allem die, die ohnehin leiden: die Kinder.

Doch die Zahl der gut ausgebildeten Klinik-Clowns ist „progredient", also wachsend.

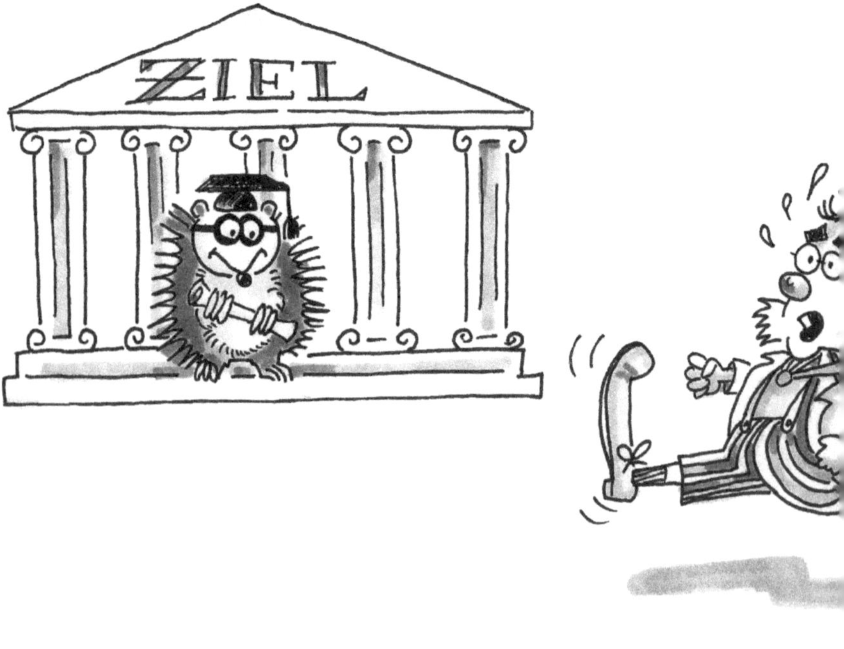
ZIEL

Kapitel 16
Viel Wissen, wenig Wissenschaft

Clowns im Krankenhaus machen Spaß. Meistens jedenfalls.

Clowns im Krankenhaus verändern die Atmosphäre auf den Stationen, machen sie lockerer, heiterer. Ziemlich oft sogar.

Clowns im Krankenhaus helfen den Kindern, ihre Schmerzen, ihre Not zeitweise zu vergessen. Relativ oft.

Clowns im Krankenhaus helfen den Kindern, schneller gesund zu werden. Schwer zu sagen.

All dies sind Thesen, die sich nicht genau, sprich: wissenschaftlich exakt, belegen lassen. Denn Gefühle entziehen sich weitestgehend der Messbarkeit, sind nur sehr aufwändig kategorisierbar. Und: Für Gefühle interessiert sich eine naturwissenschaftlich determinierte Medizin allenfalls am Rande. Dennoch haben in der Vergangenheit eine Reihe von Forschungsgruppen solche und ähnliche Fragen in Bezug auf Klinik-Clowns untersucht.

Zwei Pilotstudien, vorgenommen Ende der neunziger Jahre des vergangenen Jahrhunderts an der renommierten New Yorker Columbia Universität, machten den Anfang. Sie zeigten, dass Kinder, die einen Herzkatheter gesetzt bekamen, weniger Stress aufwiesen, wenn sie von einem Clown begleitet wurden. Gleiches galt für die Eltern der Kinder. Zudem wurde beobachtet, dass sich aufgrund der clownesken Intervention die Stimmung beim Pflegepersonal verbesserte und sogar die Ärzte ihre Arbeit einfacher fanden.[377]

Eine Studie über Studien

Weitere Forschungen der folgenden Jahre wurden in einer Meta-Studie ausgewertet, also einer Studie über Studien. Die Autorin suchte in medizinischen Datenbanken nach Publikationen über die Auswirkungen von Clowns auf Kinder in Krankenhäusern. Für die Jahre 2000 bis 2014 fand sie 19 Veröffentlichungen weltweit. Die meisten davon aus Italien, Schweden und Israel[378]. Nimmt man eine kanadische Studie von 2008 hinzu,[379] eine österreichische von 2013[380] und eine deutsche von 2015,[381] so lassen sich viele Gemeinsamkeiten feststellen.

Zu den Kernpunkten der Studien zählte eine Frage, die eine Kernkompetenz der Clowns berührt: Verändert sich durch einen humorvollen Impuls die Angst der Kinder? Die Antwort lautete bei allen Untersuchungen übereinstimmend: Ja, sie verringert sich zum Teil signifikant. Das Empfinden änderte sich ganz allgemein von ängstlich zu mehr optimistisch.[382]

In der aktuellsten Studie aus Greifswald konnten die Mediziner dies sogar über das Befragen hinaus belegen: Mit Hilfe von Wattestäbchen wurden Speichelproben der Kinder genommen, um die Konzentration des Hormons Oxytocin (des sogenannten Bindungshormons) zu messen. Die Antworten der Kinder mit Clownsbesuchen, sie hätten nun weniger Angst, wurden durch deren gestiegene Oxytocin-Spiegel belegt. In der Kontrollgruppe ohne Clowns blieb die Angst der Kinder und deren Oxytocin-Spiegel unverändert.[383] Angesichts der verringerten Angst überrascht es kaum, dass die von Clowns besuchten Kinder auch über weniger Schmerzen klagten. Zudem verbesserte sich ihre Akzeptanz gegenüber Medikamenten.[384]

Bei einer Studie in Italien untersuchten Psychologinnen eine besonders angstbeladene Situation: nämlich die Einleitung der Narkose unmittelbar vor Operationen. Viele Kinder erleben jenen Moment als sehr belastend. Die Wissenschaftlerinnen schätzen, dass dies für etwa sechzig Prozent der Kinder gilt. Die Kinder haben Angst vor dem unkalkulierbaren Eingriff, dem Verlust der Kontrolle und der Trennung von den Eltern. Die Angst und die damit verbundenen Stresshormone erforderten nicht nur mehr Narkosemittel, sondern waren sogar Ursache für viele postoperative Probleme, die bis zu einem halben Jahr nach dem Eingriff noch festgestellt werden konnten.[385]

Mehr Clowns, weniger Schmerzen

Die Kinder, die nun testweise bei der Einleitung der Narkose von einem Elternteil und einem Clown begleitet wurden, waren deutlich weniger ängstlich als die Kinder mit Elternteil, aber ohne Clown.[386] Was nicht weiter verwundert, denn meist sind Eltern ängstlich, wenn ihr

Kind operiert wird, und meist steigert die elterliche Angst die Angst der Kinder. Ähnliches konnten später kanadische Kollegen belegen.[387] Wurde im Italien des Jahres 2004 die clowneske Betreuung der Kinder noch wegen vorhandener Sorgen der OP-Pflegekräfte abgebrochen, so gehört sie inzwischen in vielen Kliniken weltweit zum Programm – auch in Italien. Von Deutschland über Dänemark bis Israel und Australien unterstützen Clowns die Anästhesisten und Chirurginnen: Auf ausdrücklichen Wunsch treffen sich Kind und Clown im Krankenzimmer. Dann begleitet die Clownin das Kind (meist mit Eltern) in den OP-Vorbereitungsraum, bleibt bei ihm, bis die Narkose wirkt. Anschließend führt die Clownin die (mehr oder weniger aufgeregten) Eltern in den Warteraum und betreut diese für eine gewisse Zeit. Nach der OP ist die Clownin wieder beim Kind, wenn es aus der Narkose erwacht. Eine Rundumbetreuung, mit der viele Betroffene fast ausschließlich positive Erfahrungen gemacht haben.

Neben Ängsten und Schmerzen leiden Kinder im Krankenhaus besonders unter dem Verlust ihrer Kontrolle, ihrer Selbstwirksamkeit. Von den meisten Arbeitskräften, sogar den Eltern, werden die kindlichen Grenzen oft missachtet, es muss eben so sein. Die Clowns zählen zu den wenigen Klinikprofis, die den Kindern etwas Kontrolle zurückgeben, gekoppelt mit der Freiheit, wählen zu können: z. B. Besuch oder keinen Besuch. Das erlebten und benannten die Kinder in den Studien auch so, das ist für Menschen ohnehin essentiell – kleine wie große.[388] Mit dieser erfahrenen Selbstwirksamkeit ging für die Kinder das Gefühl einher, dass die Angebote der Clowns frei waren von Verpflichtungen, expliziten oder impliziten Forderungen nach Anpassung oder Gegenleistung.[389]

Nervensystem auf null

In einer weiteren Untersuchung wurde der Frage nachgegangen, wie es den Clowns gelingt, dass Kinder ihre Schmerzen, ihre schwierige Situation im Krankenhaus temporär vergessen. Die Erklärung lautete: Es liegt am Überraschungsmoment. Die Begegnung mit Clowns, deren unvermuteten und für eine Klinik unpassenden Aktionen verdrängen die aktuellen Erlebnisse der Kinder. Das wirkt auf deren Nervensystem so, als ob es kurz auf null gestellt und neu gestartet würde. Die Kinder erleben dann am gleichen Ort neue Situationen, neue Welten. Diese sogenannte Affektregulation rückt bei den Kindern ihre gesunden Anteile in den Vordergrund, aktiviert zudem ihre Hoffnung und Zuversicht. Das gelingt sogar bei schwer kranken Kindern und kann dazu führen, die Aufenthaltsdauer in der Klinik zu verkürzen.[390]

Die Clownsbesuche verbessern also die aktuelle Stimmungslage der Kinder signifikant. Doch sie wirken noch weit darüber hinaus. Denn die von Clowns besuchten Kinder behielten das Krankenhaus in besserer Erinnerung als die Kinder der Kontrollgruppe ohne Clownsbesuch.[391] Ich habe schon mehrfach Erwachsene gesprochen, die als Kind in der Klinik waren und Clowns erlebt haben. Sie konnten sich nur an wenig dort erinnern, aber, dass ein Clown damals gegen den Schrank gerannt war, wussten sie noch. Welche Wirkung diese positive Gedächtnis-Selektion besitzen kann, lässt sich leicht vorstellen, wenn diese Kinder ihren Geschwistern, Freunden, Verwandten davon erzählen, vielleicht später als Eltern den eigenen Kindern.

Das System Familie profitiert

Auch die Wirkung auf das System Familie wurde in einigen Studien explizit abgefragt. Die Ergebnisse sind eindeutig: Der Gemütszustand der Eltern verbesserte sich, sie spürten weniger Angst, mehr Zuversicht und freuten sich über die Clownsbesuche. Auf Geschwister und Freunde wirkten die Clowns ebenfalls positiv, selbst wenn sie diese gar nicht erlebt hatten. Denn die kranken Kinder hatten Bruder oder Schulfreundin etwas zu erzählen, was sich deutlich von Brustabhören oder Blutabnehmen unterschied.[392]

Doch nicht nur Kinder und Angehörige wurden in den Studien befragt, auch pflegendes und medizinisches Personal.

> *Auf dem jährlichen Treffen mit den Ärzten haben die Clowns erfahren, dass die sich ärgern, wenn sie bei der Visite von den Clowns „bespielt“ werden. Es sei anstrengend, die Daten der Krankenakten im Kopf zu haben, mit den Kolleginnen zu diskutieren und sich dann auf das Kind einzulassen. Da möchten sie nicht „bespaßt“ werden.*

Ein verständlicher Wunsch. Als das nächste Mal zwei Clowns der Visite auf dem Gang begegnen, haben sie die passende Lösung schnell parat: Die Clowns schauen sich an, legen den Finger auf den Mund und schleichen „Psst" flüsternd an den Ärzten vorbei. Ein, zwei können sich ein Lächeln nicht verkneifen.

Abgesehen von den erwähnten OP-Pflegekräften betrachtet das Klinikpersonal die Clowns durchweg positiv. Diese werden als ein belebendes Element in der Klinik erlebt, eines, das schwierige Situationen entschärfen kann, ihren Arbeitsplatz aufwertet und Ausbrechen aus der Routine ermöglicht.[393] Die Clowns werden ob ihrer Kreativität und Professionalität geschätzt. Sie verbessern die Atmosphäre auf der Station[394] und können sogar dazu beitragen, dass Pflegekräfte weniger fehlen.[395] Kritisiert wird lediglich, dass ältere Kinder manchmal genervt auf die Clowns reagieren würden.[396]

So weit, so positiv.

Alle Studien weisen noch ein weiteres, gemeinsames Merkmal auf: Die clowneske Intervention in der Klinik ist – wissenschaftlich betrachtet – stets ein hochkomplexes Phänomen und deshalb nur schwer standardisierbar. Deswegen wurde überwiegend mit Stichproben gearbeitet, was die Generalisierbarkeit der Ergebnisse eingeschränkt.[397] So lauten – unisono – die abschließenden Forderungen:

„Wünschenswert wären weitere aussagekräftige Evaluationsstudien."[398]

„Weitere Forschungsarbeiten an größeren Stichproben wären notwendig."[399]

„Wir müssen jetzt mit einer wissenschaftlich aussagekräftigen Studie nachlegen."[400]

Diese Aussagen sind absolut zutreffend – und dennoch realitätsfern.

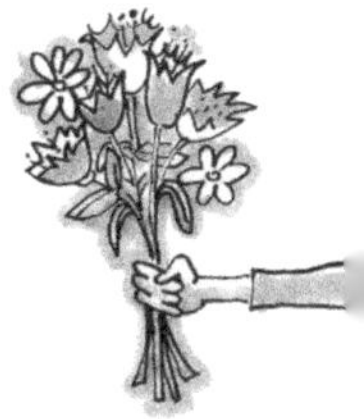

Kinder und Clowns sind schwer messbar

Denn bis auf wenige Ausnahmen wird es bei den Wünschen und Forderungen bleiben. Denn zu untersuchen, wie Clowns in der Klinik wirken, ist – wie erwähnt – schwierig. Alle Beteiligten müssten umfassend befragt werden, verbunden mit einem hohen Unsicherheitsfaktor. Manche Kinder können sich dann doch nicht entsprechend artikulieren, manche haben vielleicht in dem Moment der Befragung Schmerzen oder keine Lust, manchmal ziehen die Eltern ihre Einwilligung spontan zurück. Auch das Nutzen von objektiven Parametern, dem Messen des Hormonspiegels im Speichel der Kinder etwa, klingt einfacher als es ist. Vielleicht haben diese gerade etwas gegessen oder Besuch – schon fällt die Probe aus, die wegen der Vergleichbarkeit stets zur selben Uhrzeit erfolgen soll.[401] Und vor allem: Das auslösende Moment, die clowneske Aktion, ist immer improvisiert, also per definitionem nicht vergleichbar.

Die in weiten Teilen naturwissenschaftlich determinierte (Schul-) Medizin legt aber Wert auf aussagekräftige, also große Zahlen und damit vergleichbare Ergebnisse. Das Zauberwort lautet: evidenzbasierte Medizin (lateinisch gleich Einsichtigkeit). Diese steht für „den gewissenhaften, vernünftigen Gebrauch der aktuell besten externen, wissenschaftlichen Evidenz für Entscheidungen in der medizinischen Versorgung".[402] Es sind Untersuchungen zu Clowns in der Klinik denkbar, die dieses Gütesiegel erhalten könnten. Der erste Haken: Diese wären sehr teuer. Der zweite Haken: Das zahlt niemand. Denn die überwältigende Zahl der wissenschaftlichen Studien in der Medizin wird von der Pharmaindustrie finanziert. Die hat natürlich kein Interesse daran, für Untersuchungen zu zahlen, die belegen, dass ihre Schmerz- und Narkosemittel zu Teilen überflüssig sind. Zudem ist der Markt für Kinderarzneien ungleich kleiner als der für Erwachsene, also weniger interessant. Und ohne eine klare Produktvorstellung hinter dem Forschungsauftrag fehlt Pharmafirmen ohnehin jede Basis für eine Investition.[403]

Was also kann man tun, wenn man Interesse an Clowns in der Klinik hat?

Drei mögliche Optionen

Drei Optionen sind denkbar. Die erste: Warten auf finanzstarke Gönner (wie die Stiftung „Humor hilft heilen"), die eine Reihe von aufwändigen Untersuchungen ermöglichen, um dies als evidenzbasierte Medizin anerkannt zu bekommen. Also warten auf eine Art Ritterschlag der (Schul-)Medizin. Das ist allenfalls in bescheidenem Rahmen wahrscheinlich.

Die zweite Option: Hoffen auf Fortschritte in der Psychoneuroimmunologie. Diesem neuen medizinischen Wissenschaftszweig gelingt es, den Einfluss von Gefühlen auf den Organismus in objektiven Daten auszudrücken.[404] Denn, dass „die Entstehung und der Verlauf einer Krankheit sowie eine starke oder geschwächte Widerstandskraft untrennbar mit der seelischen Befindlichkeit verknüpft sind", ist für diese Mediziner keine Frage.[405] Damit könnten für sie Clowns in der Klinik interessant werden.

Die dritte Option: Gelassenheit und eine gewisse Distanz zur evidenzbasierten Medizin. Denn in diesem System ist die Wirkebene der Klinik-Clowns, die emotionale, ein Randphänomen. Ganz anders außerhalb. Denn seit Jahrzehnten verfügen viele Menschen, Fachleute wie Betroffene, über reiches Wissen, was die Wirkung von Klinik-Clowns betrifft, nämlich: Erfahrungswissen. Seit über dreißig Jahren sind Clowns in Kinderkrankenhäusern auf allen Kontinenten unterwegs.[406] Da sammeln nicht nur Clowns, Kinder und Eltern täglich Erfahrungen, sondern auch Krankenpfleger, Ärztinnen, Erzieherinnen, Therapeuten oder Lehrerinnen erleben, was (gute) Clowns bewirken können. Die allermeisten von ihnen begrüßen die clowneske Unterstützung. Sie vermissen auch keine wissenschaftlichen Nachweise. Sie haben die Kinder im Blick, spüren die Wirkung der Clowns auf diese unmittelbar. Und am eigenen Leib.

Die Dialyse-Station ist geteilt, sie wird gerade renoviert. Eine große durchsichtige Plastikplane trennt den Teil, in dem Staub produziert wird, von dem Teil, in dem das Blut der Kinder gereinigt wird. Der Clown schiebt die Plane etwas beiseite und schaut den Arbeitern interessiert zu. „Was machen Sie gerade?", fragt er. „Wir verteilen Ausgleichsmasse." Großartig. Ausgleichsmasse. Das könnte auch vielen Menschen hier in der Klinik helfen. Ihm fällt sofort die ältere Oberärztin ein, die sich fast pausenlos um die Kinder kümmert und den Clowns so freundlich gesonnen ist. Der Clown bittet die Arbeiter um etwas von dieser magischen Masse und bekommt sie in einem Plastiktütchen. „Liebe Chefin", ruft er später auf Station der Oberärztin zu, „ich habe hier etwas für Sie!" Und überreicht ihr das Tütchen. „Ausgleichsmasse." Sie hat es am Tag ihres Abschieds in die Rente mit nach Hause genommen.

Patch Adams, Mediziner und „Nasenaktivist", hat schon vor Jahren die Frage nach Belegen für die Wirksamkeit von Clowns beantwortet: „Es erstaunt mich immer wieder, dass Menschen das Bedürfnis empfinden, etwas Offensichtliches zu beweisen."[407]

Die Regierung der argentinischen Provinz Buenos Aires wartet auch nicht mehr. Seit Mai 2015 sind dort professionelle Clowns in jeder pädiatrischen Abteilung Pflicht.[408]

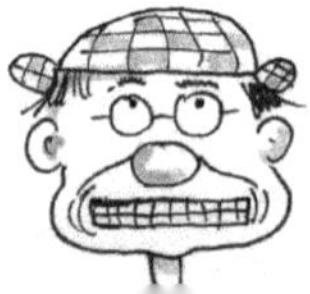

Ausblick

Clowns und kranke Kinder – eine berührende Kombination. Auf diese einen differenzierten Blick zu werfen, sie mit Wissen und mehr Bewusstsein anzureichern, veranlasste mich, dieses Buch zu schreiben. Dazu habe ich versucht, die Lage der Kinder zu ergründen und darzustellen. Denn so segensreich die moderne Medizin ist, ihren erzwungenen Aufenthalt in der Klinik erleben viele Kinder und Jugendliche als Ausnahmezustand. In individuell und stetig wechselnden Abstufungen ist ihre Zeit dort geprägt von Angst, Schmerz und Kontrollverlust.

Die Zeit besitzt eine besondere Bedeutung in der Klinik. Einerseits mangelt es daran, währt der Besuch von Geschwistern, Freunden und Eltern viel zu kurz. Andererseits fließt die Zeit in der Klinik träge dahin, weil ein kindlicher Alltag nahezu nicht stattfindet: Kein Kindergarten, keine Schule, keine Hausaufgaben, kein Besuch bei Freunden, kein Training im Fußball- oder Tennisverein, kein Abendessen in der Familie. Nichts. Verkürzt gesagt schwanken Kinder und Jugendliche in der Klinik zwischen Panik und Langeweile.

Da kommen Clowns gerade recht.

Denn passgenau wirken Clowns und der von ihnen transportierte Humor eben gegen Angst, gegen Schmerz, gegen Kontrollverlust und gegen Langeweile. Und sie stärken über die besondere Form des Kontaktes das Vertrauen und den Selbstwert der Kinder. Eine in dieser Prägnanz und Deutlichkeit auch für mich überraschende Erkenntnis nach dem Schreiben dieses Buches.

Eine weitere Überraschung kommt hinzu. Was stellt einen wesentlichen Lebensinhalt von Kindern dar? Spielen. Welchen Rahmen benötigt Humor, um wirksam zu sein? Einen spielerischen. Auf welcher Ebene bewegen sich Clowns bevorzugt? Auf der spielerischen. Selbst wenn Kindern das intuitiv schon immer klar war – ich habe, um diese Unmittelbarkeit zu sehen, viele Seiten lesen und schreiben müssen.

Die grundsätzliche Bedeutung von Clowns für Kinder in der Klinik ist ohnehin seit Jahrzehnten unbestritten. Eine anfangs belächelte Idee hat sich über die ganze Welt verbreitet, mit Millionen von Besuchen bei erkrankten oder verletzten Kindern. Clowns werden von vielen Verantwortlichen als unverzichtbar gesehen, als wichtiger Bestandteil des multidisziplinären Betreuungssystems und Gesundungsprozesses.[409]

Im Krankenhaus besuchen Clowns die Kinder meist in ihrem Zimmer. Bisweilen begleiten sie die Kinder aber auch gezielt: zu schmerzhaften Untersuchungen, in die Notaufnahme und zu Operationen. Oft genug werden sie von den kleinen Patienten ausdrücklich darum gebeten.[410] Clowns können in der Klinik sogar sterbende Kinder unterstützen. Clowns werden zwar vor allem mit Späßen assoziiert, doch stellen Emotionen ihre Arbeitsgrundlage dar und zwar in allen Ausprägungen: von Wut bis Ausgelassenheit, von Trauer bis stiller Freude. Kurz gesagt: Ihre Arbeitsgrundlage umfasst das Leben in allen Schattierungen – bis zum Ende.

Das clowneske Arbeitsfeld hat sich inzwischen erheblich vergrößert – weit über den klinischen Ursprung hinaus. Clowns besuchen Kinder und Jugendliche in der Psychiatrie, im Hospiz, in Behinderteneinrichtungen, auf Wachkomastationen, sie machen Hausbesuche bei Kindern mit lebensverkürzenden Krankheiten oder vertreiben Langeweile in Praxen von Kinderärzten. Und es kommen immer neue Einsatzfelder hinzu. Clowns arbeiten in Flüchtlingsheimen, sind mit „Clowns ohne Grenzen" sogar in Krisen- und Kriegsgebieten unterwegs, um Kinder dort an ihr Kindsein zu erinnern.

Auch die clownsinterne Welt hat sich verändert. Die Klinik-Clowns haben sich professionalisiert und organisiert. Es gibt spezielle Fortbildungen, entsprechende Dachverbände, nationale und internationale Treffen mit Workshops und Ideentransfer. Und: Der Bedarf steigt. Da immer mehr Chefs von Kinderkliniken den Wert dieses (für sie oft kostenlosen) Angebots erkennen, braucht man mehr clowneske Arbeitskräfte. Das freut die Kinder wie die Menschen, welche die universale Figur des Clowns darstellen dürfen.

Denn der Clown ist an vielen Orten zu Hause, in vielen Ländern in den Köpfen der Menschen verankert.[411] Der Clown gehört zur Kulturgeschichte vieler Gruppen, symbolisiert eine Figur, die Identität vermittelt und spielerisch leicht die Grenzen von Ländern, Geschlechtern und Alter überspringen kann. Dies bedeutet ein großes Geschenk und symbolisiert zugleich ein tiefes menschliches Bedürfnis: nach Lachen und Leichtigkeit.[412]

Insofern stellt dieses Buch auch eine Liebeserklärung dar. Eine Liebeserklärung an den Clown, an die Kinder und an diese Arbeit.

Ach ja, ein Jahr später gehörte ich wieder zu den Clowns, die bei dem (zu Beginn des Buches) erwähnten Varieté in den Pausen Spenden sammeln durften. Wieder teilten wir uns die Umkleide mit den Artisten aus aller Welt, wieder war ich beeindruckt von dem enormen Können dieser Zauberer und Akrobaten. Aber anders als noch vor Jahresfrist – bei Schreibbeginn dieses Buches – saß ich entspannt neben dem Drahtseilartist aus China und dem Tempojongleur aus Argentinien. Das fiel mir erst viel später auf – und freute mich ungemein.

Dank

Mein erster Dank gilt allen Kindern, die ich als Clown besuchen durfte, und da besonders Dir, Alina. Oft war es schön, manchmal sehr schön, manchmal schwierig – aber immer war es ehrlich. Das hat mich beeindruckt und wesentlich dazu beigetragen, dass ich mich in dieser Arbeit so wohlfühle.

Ganz maßgeblich zum Gelingen dieses Buches haben meine Lehrer und Lehrerinnen vom Zentrum für Integrative Körpertherapie und Humanistische Psychologie, Frankfurt am Main, beigetragen. Teils mittelbar durch die vielen Impulse der vergangenen Jahre, teils unmittelbar durch wertvolle Hinweise. Julius Schauer hat meine Haltung diesem Buchprojekt gegenüber und besonders das Kapitel „Grenzerfahrungen" geprägt.

Mein Dank gilt allen Arbeitskräften in den Kliniken: Allen Ärzten und Medizinerinnen, allen Pflegekräften, Therapeuten und -innen, Boten, Reinigungskräften – kurz, allen Menschen, die uns Clowns interessiert und freundlich begegnen, die uns so zusätzliche Energie und Motivation schenken.

Ich danke ganz besonders Michael Jetter und Dr. Christian Walter, die dieses Buchprojekt begleitet haben. Das taten sie fachlich versiert, zudem mit Fleiß, Akribie und Wohlwollen – was dem Buch und mir sehr gutgetan hat.

Auch an Prof. Dr. Thomas Klingebiel geht mein Dank. Als Direktor der Klinik für Kinder- und Jugendmedizin am Universitätsklinikum der Goethe-Universität Frankfurt ist er den Clown-Doktoren Wiesbaden seit langem ein zugewandter und zuverlässiger Partner. Auch dieses Buchprojekt hat er freundlich begleitet. Besonderer Dank gilt seiner Assistentin Sabine Schmid. Liebe Sabine, seit vielen Jahren hilfst Du uns Clowns, wo es ganz praktisch etwas zu helfen gibt. Ohne Dich würde vieles nicht gelingen. Zudem danke ich allen sehr, die sich für das Kapitel „Innenansichten" interviewen ließen. Sie gewähren berührende Einblicke in die Gefühlswelten rund um den Aufenthalt in einer Klinik. Sie alle haben dieses Buch auf besondere Weise bereichert.

Cornelia Ruks, der Hygienebeauftragten des Bürgerhospitals Frankfurt am Main, danke ich dafür, ihr besonderes Wissen nutzen zu dürfen. Dr. Jennifer Hofmann von der Universität Zürich verdanke ich wertvolle Literaturhinweise und Dr. med. Eckart von Hirschhausen das Vorwort. Dem Mediziner, Comedian und Gründer der Stiftung HUMOR HILFT HEILEN ist es ein Anliegen, unser Gesundheitssystem menschlicher zu gestalten. Indem er dieses Buch einer breiteren Öffentlichkeit vorstellt, kann er hoffentlich dazu beitragen.

Großer Dank gilt auch meiner Clown-Kollegin Dr. Elodie Kalb (der Doktor ist hier echt), die mir geschminkt und ungeschminkt manche Wahrheiten sagte. Und die mir mit ihrer Dissertation eine Fülle von Anregungen gegeben hat. Dies konnte sie als kompetente Gegenleserin gleich registrieren. Zudem verfasste sie die Liste der „ansteckenden Krankheiten“ am Ende des Buches.

Barbara Bischoff danke ich ebenfalls, die immer erste Ansprechpartnerin für jedes Kapitel war. Sie hat geduldig alles gelesen und mir wichtige Fragen gestellt. Zudem hielt sie mir oft den Rücken frei, wenn ich wieder in die Bibliothek wollte. Ein ganz spezieller Dank geht an unseren Sohn. Lieber Laurenz, Du warst mir in vielerlei Hinsicht eine große Hilfe. Einiges an Einsichten bei den Kapiteln Schmerz und Humor bei Kindern und Jugendlichen verdanke ich Erlebnissen mit Dir. Und Du hast mir erlaubt, diese zu erzählen zu dürfen.

Mein Dank richtet sich an alle anderen, die meinen Text vorab gelesen haben: Annemie Missinne, Angela Scochi, Martina Werner-Ritzel, Andreas Bentrup, Prof. Dr. Dr. Rolf-Dieter Hirsch. Sie haben mir durch ihre spezielle Sicht wichtige Hinweise gegeben, die das Buch klarer und freundlicher gemacht haben.

Ich danke Rainer Bormuth, dem Geschäftsführer der Clown-Doktoren e.V., der mein Vorhaben unterstützt hat. Der auch die Liste der „ansteckenden Krankheiten“ zur Verfügung stellte. In dem Zusammenhang danke ich Laura Fernandez, die die Clown-Doktoren aus New York nach Deutschland brachte und mich in ihre Gruppe aufnahm. Danke auch an alle Clowns, die freudig bereit waren, sich für das Buch bei der Arbeit fotografieren zu lassen und die mir erlaubten, Beispiele aus ihrer Erfahrung zu verwenden.

Hermann Löffler, dem Geschäftsführer des Mabuse-Verlags, bin ich dankbar, dass er diesem Projekt sofort zustimmte. Nicola Weyer für die entspannt-kritische und geduldige Betreuung, der Lektorin Claudia Weingartner für ihr kundiges und präzises Redigieren. Dieser Feinschliff tat dem Buch gut.

Abermals danke ich allen, die in irgendeiner Form zur Existenz und Alltagsarbeit der Deutschen Nationalbibliothek, Frankfurt am Main, beigetragen haben. Dort zu sitzen unter all den anderen still Arbeitenden hatte etwas Kontemplatives wie Produktives. Ich habe es immer als Privileg betrachtet, dort sein zu dürfen. Ohne diese Tage wäre dieses Buch nie entstanden. Ganz abgesehen davon: Die Knödel in Pilzrahmsauce in der Mensa waren eine Wucht.

Zuletzt danke ich all jenen, die ich namentlich nicht erwähnt habe. Im Alleingang wäre dieses Buch nicht möglich gewesen.

Friedberg, im Juli 2018

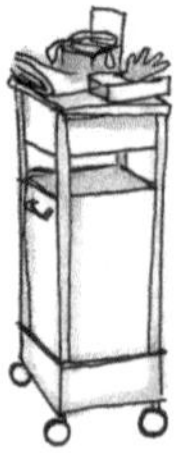

Fachbegriffe

Infektionswege:

1. Kontaktinfektion (direkt und indirekt)

Bei der Kontaktinfektion (manchmal auch als Schmierinfektion bezeichnet) werden Erreger direkt (über Körperkontakt) oder indirekt (über Gegenstände, „Schmierinfektion“) übertragen. Nichts anfassen, Abstand zum Kind halten, Hände vom Gesicht fernhalten und anschließend desinfizieren oder mit Kittel und Handschuhen ans Bett gehen.

2. Tröpfcheninfektion

Erreger werden über die Atemwege verbreitet (Niesen, Husten, Atmen). Mit Kittel, Handschuhen und Mundschutz das Zimmer betreten. Wenn das Spiel stärker ist als die Hygienevorschrift, dies berücksichtigen (z. B. wenn man mit der Kleidung mit dem Boden in Kontakt war, nicht mehr das Bett oder das Kind berühren; Requisiten entweder immer auf den Boden stellen oder nie).

3. Parenteral:

Infektion „unter Umgehung des Magen-Darm-Traktes“. Z. B. durch Bluttransfusion, Geschlechtsverkehr, aber auch während der Schwangerschaft über die Plazenta (Mutterkuchen).

4. Fäkal-oral:

Infektionsweg, bei dem mit dem Stuhl (fäkal) ausgeschiedene Erreger oral (über den Mund) aufgenommen werden.

Hände waschen und desinfizieren:

Jede Station mit Händewaschen und Desinfektion beginnen. Die Seife nimmt ein Großteil der Eiweißverbindungen ab, mit kaltem Wasser abwaschen. Das Desinfektionsmittel auf trockenen Händen so verteilen, dass die Hände 30 Sekunden feucht bleiben. Von Zimmer zu Zimmer entscheiden, ob erneut desinfiziert werden muss.

Hinweise beachten:

Ausnahmslos die Hinweise des Personals bei der Übergabe und die Schilder an den Zimmern beachten. Es gibt immer die Möglichkeit an oder vor der Tür zu spielen.

Im Zweifel: nachfragen (Personal, Kollegen)!

Infektionen – durch Erreger hervorgerufene Erkrankungen, die ansteckend sein können:

Name/ Abkürzung	Was ist es?	Verursacht durch?	Übertragungsweg?
IDOL	**I**nfekt der **o**beren **L**uftwege	Viren, z.B. RS-Virus, Bakterien	Tröpfcheninfektion, Kontaktinfektion (bei allen drei genannten Erkrankungen)
Pneumonie	Lungenentzündung	Viren, Bakterien	
Pertussis	Keuchhusten	Bakterium	
Hepatitis A	Leberentzündung	Virus	fäkal-oral oder über kontaminierte (verunreinigte) Nahrungsmittel
Hepatitis B und C		Viren	parenteral
Influenza A, B, C	Formen der Grippe	Viren	Tröpfcheninfektion, Kontaktinfektion
Mononukleose, Epstein-Barr-Virus-Infektion	Pfeiffersches Drüsenfieber	Virus: EBV	infektiöser Speichel („kissing disease“)
nosokomiale Infektionen	im Krankenhaus erworbene Infektionen	z. B. Noroviren, Rotaviren, Clostridien Pseudomonaden, multiresistente Bakterien wie MRSA, MRGN, ESBL	Tröpfcheninfektion, Kontaktinfektion, fäkal-oral

Name/ Abkürzung	Was ist es?	Verursacht durch?	Übertragungsweg?
Rubella, Parotitis epidemica	Röteln, Mumps,	Viren	Tröpfcheninfektion, Kontaktinfektion
Morbilli	Masern		Tröpfcheninfektion, Kontaktinfektion, selten auch über Luft
TBC oder TB	Tuberkulose	Bakterien, sog. Mykobakterien	wenn „offen“: Tröpfcheninfektion, Kontaktinfektion; wenn „geschlossen“: keine Gefahr
Varizellen	Windpocken	Virus	Tröpfcheninfektion, Kontaktinfektion, aber auch durch die Luft

Erkrankungen und Symptome, die nicht ansteckend sind:

Name?	Was ist es?
Anorexie/Bulimie	Magersucht/Ess-Brechsucht
Adipositas	Krankhaftes Übergewicht
Appendizitis	Blinddarmentzündung
BCS (Battered Child Syndrom)	Extreme Form der Kindesmisshandlung
Commotio cerebri	Gehirnerschütterung
Coxitis fugax	„Hüftschnupfen“, gleich vorübergehender Erguss im Hüftgelenk
CP (Cerebralparese)	Hirnschädigung (oft durch Sauerstoffmangel)
Diabetes mellitus	Zuckerkrankheit
Durchgangssyndrom	Bewusstseinsstörung nach Schädel-Hirn-Trauma oder Operationen
Enzephalitis	Gehirnentzündung

Name?	Was ist es?
Facialisparese	Halbseitige Lähmung der Gesichtsmuskulatur
Gastritis	Magenschleimhautentzündung
Gastroenteritis	Durchfallerkrankung
Hypospadie	Mündung der Harnröhre ist nicht am richtigen Platz
Epilepsie	Krampfleiden des Gehirns
Fieberkrampf	Krampfanfall bei Fieber ohne andere organische Ursache (keine Epilepsie!)
Leukämie	Blutkrebs
Meningitis	Hirnhautentzündung
Mukoviszidose (CF = cystische Fibrose)	Stoffwechselerkrankung. Verändert die Beschaffenheit von Körpersekreten, besonders in Lunge und Verdauungstrakt (mukos=Schleim, viszidus=zäh)
Obstipation	Verstopfung
Phlegmone	Weichteilentzündung
Purpura Schönlein-Henoch	Entzündung der kleinen Blutgefäße. Es kommt zu Einblutungen in der Haut
Pyelonephritis	Nierenbeckenentzündung
Sepsis	Blutvergiftung
SHT	Schädel-Hirn-Trauma
Spina bifida	„Wirbelspalt", angeborene Fehlbildung der Wirbelkörper
Tonsillitis, Pharyngitis, Laryngitis	Mandel-, Rachen-, Kehlkopfentzündung

Faustregel: Alles was auf „-itis" endet, ist eine Entzündung, alles was auf „-ektomie" endet, wurde entfernt. (Appendix = Blinddarm, Appendizitis = Blinddarmentzündung, Appendektomie = Blinddarmentfernung). „Syndrom" meint, dass bestimmte typische Symptome zusammengefasst werden, deren gemeinsame Ursache bekannt ist, nicht aber die Entstehung der einzelnen Symptome.

Noch mehr Fachausdrücke:

Name?	Was ist es?
CT	Computertomographie, ein bildgebendes Verfahren unter Einsatz von Röntgenstrahlen
ESBL	Extended-Spectrum Beta-Lactamase tragende Bakterien (Bakterien mit Enzymen, die Antibiotika spalten können)
Hickman- Katheder	Dauer-Venenkatheter zur Medikamentengabe, Blutentnahme
LP	Lumbalpunktion, Entnahme von Nervenwasser aus dem Lendenwirbel
MRSA	multiresistente Staphylococcus aureus
MRGN	multiresistente gram negative Erreger
MRT	Magnetresonanztomographie, ein bildgebendes Verfahren ohne Einsatz von Röntgenstrahlen
ÖGD, Gastroskopie	Magenspiegelung
PEG-Sonde	angelegter Zugang von außen in den Magen zur Ernährung
Reha	Rehabilitation, Wiederherstellung
Rezidiv	Rückfall
Shunt	angelegte Verbindung von zwei Hohlräumen (als „Überdruckventil" am Kopf oder Transportleitung am Arm für Dialyse)

Bezeichnungen der Fachgebiete bzw. Stationen:

Name	Was ist es?
Allergologie	Heilkunde von Allergien
Allgemeinpädiatrie	Allgemeine Kinderheilkunde
Chirurgie	Heilkunde von operativen Behandlungen
Hämatologie	Heilkunde vom Blut
Kardiologie	Heilkunde vom Herz und Kreislaufsystem
Neonatologie	Früh- und Neugeborenenheilkunde
Neurologie	Heilkunde von Erkrankungen des Nervensystems
Onkologie	Heilkunde von Krebserkrankungen

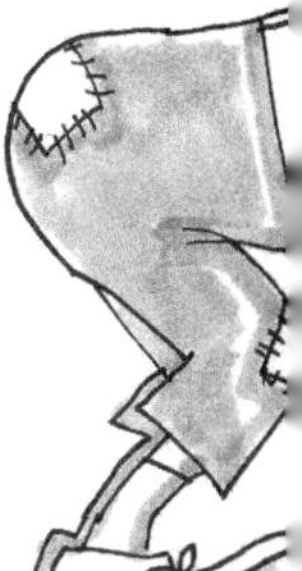

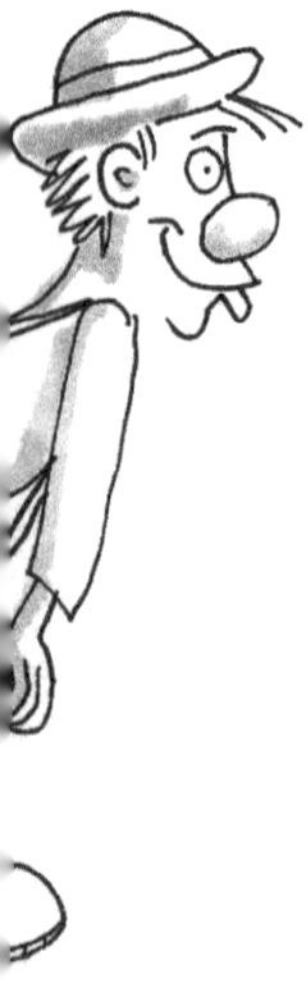

Endnoten

1. Vgl. Willeford, XVII
2. Vgl. Hutter, 101
3. Vgl. Barlowen, von, 2010, 12
4. Fried/Keller, 183
5. Vgl. Weihe (3), 266
6. Vgl. Willeford, 71
7. Vgl. Weihe (3), 268 f.
8. Vgl. Weihe (3), 273 und Barlowen, von, 2010, 147
9. Willeford, 8
10. Vgl. Johnstone, 60
11. Vgl. https://de.wikipedia.org/wiki/Pepi_I.
12. Vgl. zu diesem Abschnitt: Willeford, 14 f.
13. Vgl. Willeford, 13 f. und Gilberg, 8 f.
14. Vgl. Fried/Keller, 23 ff. und Barlowen, von, 2010, 27 ff.
15. Vgl. Barlowen, von, 2010, 33
16. Vgl. zu diesem Abschnitt Gilberg, 14ff.
17. Vgl. https://de.wikipedia.org/wiki/Commedia_dell'arte#Geschichte, Januar 2016
18. Vgl. zu diesem Abschnitt Gilberg, 14 ff.
19. Vgl. zu diesem Abschnitt Barlowen, von, 2010, 35; Fried/Keller, 9 ff. und 35; Gilberg, 25 ff. und Weihe (1), 11 f.
20. Vgl. Willeford, XX
21. Vgl. ebd.
22. Vgl. Weihe (1), 9 f.
23. Barlowen, von, 2010, 53
24. Vgl. Boissac in: Kalb, 69
25. Vgl. Fried/Keller, 181 und Barlowen, von, 2010, 51
26. Vgl. Kalb, 69
27. Vgl. Barlowen, von, 2015, 122
28. Vgl. Fried/Keller, 189 ff.
29. Vgl. Fried/Keller, 205
30. FAZ-Nr. 244, 19. Oktober 2016
31. Mail an den Autor vom 17. Oktober 2016; vgl. zu den Abschnitten Horrorclowns und Sheffield auch FAZ-Nr. 244, 19. Oktober 2016
32. Vgl. Hüther/Quarch, 17ff
33. Vgl. Fried/Keller, 182 f.
34. Vgl. zu diesem Abschnitt auch: Barlowen, von, 2010, 8 f.; Fey 2016, 90 ff.; Hüther/Quarch, 37ff und Weihe (3), 266 ff.
35. Vgl. Weihe (3), 267
36. Fried/Keller, 187
37. Vgl. Stuhlmiller, 148
38. Vgl. Hutter, 103
39. Vgl. Edwards, 69
40. Vgl. Edwards, 71
41. Vgl. Bartels, 139 und Davison in Kalb 118
42. Vgl. Barlowen, von, 2010, 118
43. Vgl. Willeford, 101
44. Vgl. auch Hein/Witte, 130 f.
45. Vgl. auch Marks, 136
46. Vgl. Hutter, 102
47. Vgl. Fey 2014, 99 f.
48. Vgl. Kalb, 166 f.
49. Dieses Kapitel beruht im Wesentlichen auf einem Gespräch des Autors mit Michael Christensen in dessen Haus in Easton, Pennsylvania, im Oktober 2017.
50. Vgl. Renz/Döring, 38
51. Adams 1999/1, 90
52. Vgl. www.patchadams.org/gesundheit/ im November 2017
53. Vgl. Adams 1999/1, 85 ff.
54. Vgl. Deppe, 8
55. Vgl. Müller/Behrens, 83
56. Müller/Behrens, 86
57. Vgl. zu diesen drei Abschnitten: Buchholz, E., 47 ff.; Deppe, 8 f.; Jaeger/Bovelet, 7 ff. und 19 ff.; Rachel, 155 ff.; Richter, 57 ff.)
58. Vgl. Westermann-Binnewies, 106
59. Vgl. Buchholz, 38

60. Vgl. Kerckhoff, 20 und 32 ff.
61. Vgl. Kerckhoff, 40 ff.
62. Vgl. Kerckhoff, 44 ff.
63. Vgl. http://www.uni-heidelberg.de/institute/fak5/sonstiges/timeline/frauen_baden.html
64. Vgl. zu diesem Abschnitt Grahmann/Gutwetter, 17 f. und Westermann-Binnewies, 107
65. Vgl. Schwittai, 4 und 13
66. Vgl. Brockhaus 2006, 682 f.
67. Vgl. Schwittai, 13 und Jetter 1986, 199 und 204
68. Vgl. Schwittai, 20, 27 f., 163 und Höflich, 80 f.
69. Vgl. Jetter 1986, 203 ff.
70. Jetter 1977, 24 f.
71. Vgl. zu diesem Absatz: Rachel, 161
72. Vgl. zu diesen Abschnitten: Rachel, 165 f.
73. Vgl. Grotensohn 1991, 22 und Grotensohn/Kullick/Krämer-Eder, 98
74. Vgl. Richter, 72
75. Vgl. Hockenberry; Fischer/Sobottka/Faas und Hoehl/Kullick
76. Vgl. Oelke, 588
77. Vgl. Hockenberry; Fischer/Sobottka/Faas und Hoehl/Kullick
78. Vgl. Wagner, (1), 395
79. Vgl. Oelke, 591
80. Protokoll des Autors
81. Vgl. zu diesem Abschnitt Grotensohn 1991, 7 und 1999, 47; Kullick, 98; Oelke, 32; Rollins, 181 f. und Weber 2007, 35 f.
82. Vgl. D'Antonio, 157
83. Vgl. Meincke, 19; Richter, 60 und Weber, 36
84. Vgl. Flammer, 22
85. Vgl. Steinberger, 133
86. Vgl. Grotensohn 199, 41 f.; Nickel in: Weber, 26 und Weber, 38
87. Vgl. D'Antonio, 157 f.
88. Vgl. D'Antonio, 160
89. Vgl. Weber, 29
90. Vgl. Grotensohn 1991, 7 ff. und Weber, 20 ff.
91. Vgl. Oelke, 35
92. Vgl. Meinecke, 41 ff.
93. Vgl. Oelke, 36; Biermann in: Weber 2007, 48 f.
94. Vgl. zu diesem Absatz: Grotensohn 1991, 15 ff. und Rachel, 158 ff.
95. Oelke, 34
96. Vgl. Weber 2007, 26
97. Vgl. zu diesem Abschnitt: Brixius/Kullick/Köhlen, 67 f.
98. Vgl. Largo in: Haug-Schnabel/Bensel 2005, 17 und Michaelis, 19 f.
99. Vgl. Oelke, 66
100. Vgl. zu diesem Abschnitt: Brixius/Kullick/Köhlen, 66; Grotensohn 1999, 51 und Hockenberry, 250
101. Vgl. Neumeyer, 27
102. Vgl. zu diesem Abschnitt: Brixius/Kullick/Köhlen, 66 f., Grotensohn 1991, 11 und 1999, 39 f.; Hockenberry, 250 und Steinberger, 134
103. Vgl. zu diesem Abschnitt: Grotensohn 1999, 49; Hockenberry, 250 und Steinberger, 134
104. Vgl. zu diesem Abschnitt: Brixius/Kullick/Köhlen, 67 f.; Grotensohn 1991, 11 ff. und 1999, 49 f.; Hockenberry, 250 und Steinberger, 134
105. Vgl. zu diesem Abschnitt: Grotensohn 1999, 50 ff.; Hockenberry, 250 und Steinberger, 134 f.
106. Vgl. zu diesen beiden Abschnitten: Grotensohn 1991, 13 f. und 1999, 68 ff.
107. Vgl. Zöllner/Calhoun/Tedeschi, 37 und Calhoun/Tedeschi, 455 ff.
108. Vgl. Wagner (2), 194
109. Vgl. Führer, 94; McCaffrey in Wager/Hechler/Hünseler/Zernikow, 77; Wachter, 2 und Wager/Zernikow, 6
110. Vgl. Schäfer, 18
111. Führer, 93

112. Vgl. Dobe/Zernikow, 46 f.; Hirsch 2009, 459; Schäfer, 18 und Wager/Zernikow, 6
113. Vgl. Hoffmann, 179 f.
114. Vgl. Oelkers-Ax, 20 f. und Schäfer, 28
115. Vgl. Oelkers-Ax, 21 und Wachter, 6
116. Vgl. Schäfer, 20 und Schaible, 1
117. Vgl. Schäfer, 28 und Wachter, 6
118. Vgl. Wachter, 8 und Wager/Zernikow, 6
119. Vgl. Schäfer, 25 f. und Wager/Zernikow, 6
120. Vgl. Schaible, 1 f; Richter, 30; Wachter, 8; Wager/Hechler/Hünseler/Zernikow, 90 und Wager/Zernikow, 8
121. Vgl. Hechler/Zernikow, 184)
122. Vgl. Wager/Zernikow, 8; Hechler/Zernikow, 184
123. Vgl. Führer, 95 und Hechler/Zernikow, 183
124. Vgl. Wager/Zernikow, 8
125. Vgl. Dobe/Zernikow, 31 ff.
126. Vgl. zu diesem Absatz: Führer, 93; Hechler/Zernikow, 186 und Wager/Zernikow, 8 ff.
127. Vgl. Hoffmann, 179 f.; Oelkers-Ax, 27 und Sandkühler/Benrath, 36 ff.
128. Vgl. Brixius, 62; Hoffmann, 80; Oelkers-Ax, 25 f. und Wagner (2), 194
129. Vgl. zu diesem Abschnitt: Haug-Schnabel/Bensel 2005, 78; Michaelis, 115; Oelkers-Ax, 32 ff.; Wager/Hechler/Hünseler/Zernikow, 79 und Wicki, 40 f.
130. Vgl. zu diesem Abschnitt: Oelkers-Ax, 35 ff.
131. Vgl. zu diesem Abschnitt: Führer, 93; Meißner, 33; Oelkers-Ax, 38 ff. und Wager/Hechler/Hünseler/Zernikow, 84 ff.
132. Vgl. zu diesem Absatz: Wager/Hechler/Hünseler/Zernikow, 86 ff.
133. Vgl. Wager/Hechler/Hünseler/Zernikow, 88 ff.
134. Vgl. Hechler/Zernikow, 187 und 195 ff.
135. Vgl. Hechler/Zernikow, 189 und Hoffmann, 183
136. Vgl. Wachter, 7
137. Vgl. Wager/Rohr/Wamsler/Kriszio/Hasan/Zernikow, 495 f.
138. Vgl. Dobe/Zernikow, 29
139. Vgl. Dobe/Zernikow, 56 und 155; Hechler/Zernikow, 184 ff.
140. Vgl. Hechler/Zernikow, 189 und Hoffmann, 182
141. Vgl. Meißner, 100 und 168
142. Vgl. Hechler/Zernikow, 189; Mühlig, 201; Wager/Rohr/Wamsler/Kriszio/Hasan/Zernikow, 497
143. Nestler/Göttermann, 49
144. Hechler/Zernikow, 189; vgl. weiter zu diesem Absatz: Hoffmann, 182
145. Vgl. Glaeske
146. Vgl. Hirsch/Ruch, 5
147. Vgl. Bergen 330 f. und McGhee 1979, 141
148. Vgl. McGhee 1980, 231
149. Vgl. dazu auch: Schreiner, 107 ff.
150. Vgl. Levine, 277; McGhee 1979, 47; 52; und 1989, 8; Pien/Rothbart, 6; Schreiner, 108
151. Vgl. Bergen, 357 f.
152. Vgl. dazu Brodzinsky/Rightmyer, 188; McGhee 1979, 46 ff. und Pien/Rothbart, 6
153. Vgl. Bergen, 330
154. Vgl. McGhee 1980, 232
155. Vgl. Bönsch-Kauke, 265 und 286
156. Vgl. Hoicka/Nameera, 597
157. Vgl. dazu Hofmann in Siegenthaler, 44; McGhee 1979, 45 und Schreiner, 125 f.
158. Vgl. McGhee 1979, 127 und Schreiner, 97 ff.
159. Vgl. Hofmann, J., 2015, 9; McGhee 1979, 81 und 127 f. und Schreiner, 100 ff.
160. Vgl. Bönsch-Kauke, 40
161. Vgl. Bergen, 352
162. Bönsch-Kauke, 40

163. Vgl. Bergen, 330 f. und 352 ff.; Hofmann, J., 2015, 9 f.
164. Vgl. dazu Bach, J., 183; Falkenberg, 25; McGhee 1979, 49 und Schreiner, 120 ff.
165. Vgl. Lempp, 94
166. Vgl. dazu Falkenberg, 26; Martin, 232; McGhee 1979, 52 f. und Schreiner 120 ff.
167. Vgl. Hoicka/Nameera, 586
168. Vgl. Hoicka/Nameera, 586 f. und Pien/Rohbart, 6
169. Vgl. zu diesem Abschnitt: Falkenberg, 26; McGhee, 1979, 64 ff. und 1980, 233 und Schreiner, 121 ff.
170. Vgl. Bergen, 332 f.; Hoicka/Nameera, 597; McGhee 1979, 67 ff.
171. Vgl. Hoicka/Nameera, 597
172. Vgl. McGhee 1979, 80
173. Vgl. McGhee 1980, 233
174. Vgl. Erbschwendtner, 624
175. Vgl. D'Antonio, 161
176. Vgl. Bergen, 347 und Schreiner, 130
177. Vgl. Schreiner, 135
178. Vgl. Siegenthaler, 44
179. Vgl. Falkenberg, 26 und Schreiner, 126 f.
180. Vgl. Bergen, 347; Siegenthaler, 42 und McGhee 1979, 75
181. Vgl. zu diesem Absatz: Bach, J., 186 f.; Bergen, 333 und 347 und Schreiner, 126 f.
182. Vgl. Bach, J., 188; Bergen, 331 und Schreiner, 130
183. Vgl. Falkenberg, 26
184. Vgl. Bach, J., 187 und Levine, 261
185. Vgl. dazu: Levine, 261; McGhee 1979, 74, 81 und 128 ff.; Schreiner, 127 und 135
186. Vgl. dazu auch: Erbschwendtner, 621
187. Vgl. Wild 2016, 40
188. Vgl. McGhee 1979, 75 ff. und 144 f.; Schreiner, 128 f.
189. Vgl. Schreiner, 136 und Siegenthaler, 44
190. Vgl. dazu Bergen, 343; Falkenberg, 26; McGhee 1979, 76, 131 f. und 141 f.; Schreiner, 138
191. Vgl. dazu: Bergen, 349 f.; Bönsch-Kauke, 212; Kauke, 49 f.; McGhee 1980, 224 und Schreiner 140 f.
192. Schreiner, 138; vgl. zu diesem Absatz: Bergen, 332 f. und 350; Bönsch-Kauke, 138 f. und 213; Kauke, 50 und Schreiner, 136 ff.
193. Vgl. Bergen, 350 f.; McGhee 1979, 133 und 138; Siegenthaler, 44
194. Vgl. Schreiner, 141 ff.
195. Vgl. dazu Bergen, 343, 351; Bönsch-Kauke, 54 und 213 ff.; Kauke, 50 f.; Levine, 262; Schreiner, 140 f.
196. Vgl. Bergen, 350 f.
197. Vgl. Bergen, 350 f.
198. Bönsch-Kauke, 35
199. Vgl. zu diesem Abschnitt: Bönsch-Kauke 34 ff. und Schreiner 157 ff. und 178 ff.
200. Vgl. Lisson, 135
201. Vgl. dazu Bergen, 332; Hofmann, J., 2015, 8; McGhee 1979, 46; Pien/Rothbart, 1 f., 8 und Schreiner, 107
202. Vgl. Ruch/Hofmann 2017, 94 und Wild 2016, 40
203. Vgl. Leufgen, 31 und Ruch/Zweyer, 5
204. Vgl. Bouissac, 209 und Levine, 277
205. Vgl. Martin, 47
206. Vgl. Martin, 17 und 47
207. Vgl. Levine, 277 und Martin, 5
208. Vgl. Lisson, 11
209. Vgl. Bergson in: Korp 2016, 32
210. Vgl. Hirsch 2017, 63
211. Vgl. Martin, 6
212. Vgl. Ruch/Hofmann, 92 und Wild 2016, 49 f.
213. Vgl. Martin, 147
214. Vgl. Wild 2016, 47 ff.
215. Vgl. zu diesem Abschnitt: Hirsch 2017, 63
216. Berger, 93 und vgl. ebd.

217. Vgl. Martin, 19
218. Vgl. Lisson, 8
219. Vgl. Höfner/Schachter, 54
220. Vgl. Schilling/Muderer, 53
221. Vgl. Martin, 211
222. Vgl. Kesselring in: Leufgen, 80 und Korp 2014, 38
223. Vgl. Gutmann, 62; Hain in Birkenbihl, 212; Lisson, 9 und Nusser in Buchholz, D., 56
224. Vgl. Hofmann, J., 2015, 8; Kindt, 3; Leufgen, 31; Martin, 82; Ruch/Hofmann, 95 und Schreiner, 100 f.
225. Vgl. Lisson, 9
226. Vgl. Martin, 211
227. Vgl. Aurnhammer/Kern, 4 ff.
228. Vgl. Bouissac, 202 und Korp 2014, 47
229. Vgl. Lisson, 16 f.
230. Vgl. Martin, 5 und 113; dazu auch: Bönsch-Kauke, 38 f. und 81; Fabian, 106; Birkenbihl, 47 f.; Lisson, 31 und Schreiner, 82
231. Vgl. Martin, 3
232. Vgl. Ruch, 9
233. Lisson, 28; vgl. auch ebd. 28 ff.; vgl. dazu auch: Korp 2014, 48 f.
234. Martin, 3
235. Vgl. Martin, 3 ff. und 15
236. Vgl. Hüther/Quarch, 10
237. Vgl. McGhee 2016, 212 f.
238. Vgl. Schilling/Muderer, 54
239. Vgl. Lisson, 133
240. Vgl. Martin, 282
241. Vgl. McGhee 2016, 211
242. Vgl. Leufgen, 43; Martin, 19, 305, 315
243. Vgl. Bouissac, 208; Hofmann, J., 2015, 9
244. Vgl. Wild 2017, 100; auch: Fabian, 105
245. Vgl. Hirsch 2009, 461; Prehm, 162; Ruch/Zweyer, 18
246. Vgl. Martin, 324
247. Vgl. Martin, 331
248. Vgl. McGhee 2016, 208 ff. und Hirsch 2017, 67
249. Vgl. McGhee 2016, 211 ff.
250. Vgl. Hirsch 2009, 461
251. Vgl. Buchholz, D., 57 f.
252. Vgl. Korp 2014, 49 und 67; Langmayr, 25; Ruch/Hofmann, 93
253. Vgl. Bouissac, 208; Martin, 7 und 315; Mobbs et al., 1045
254. Wild 2016, 39 und 50; Leufgen, 72
255. Vgl. Leufgen, 71; Mobbs et al., 1041 und Wild 2016, 43
256. Vgl. Wild 2016, 43
257. Vgl. Levine, 257
258. Vgl. Bönsch-Kauke, 36; Hirsch 2017, 57; Leufgen, 73 ff.; Ruch/Hofmann, 93; Ruch/Zweyer, 4 und Schreiner, 94 f.
259. Vgl. Martin, 160 und Ruch/Hofmann 2017, 90 f.
260. Vgl. zu diesem Abschnitt: Hirsch in: Korp 2014, 46 und Hirsch 2016, 254
261. Vgl. McGhee 2016, 212f und Ruch/Hofmann, 98
262. Vgl. Pohovski, 64
263. Vgl. Neumeyer, 57 ff., Renz/Döring, 24
264. Vgl. Bönsch-Kauke, 36
265. Vgl. Gespräch mit Christensen; Kalb, 166 und Renz/Döring, 22
266. Vgl. Barlowen, von, 2010, 131 f., Hofmann, Fu Li, 139 ff. und Hüther/Quarch, 121
267. Vgl. Fried/Keller, 210 f.
268. Vgl. D'Antonio, 161
269. Vgl. Kiphardt in: Meincke, 11
270. Vgl. Wickmann, 122 f.
271. leicht verändert aus: Kiefer-Beciri in: Meinecke, 59
272. Vgl. Renz/Döring, 28 und Gespräch mit Christensen
273. Yalom, 163
274. Vgl. dazu auch: Kalb, 166
275. Vgl. Watzlawick et al., 128 f.; vgl. auch: Neumeyer, 37 und Zürrer/Holthuizen, 37
276. Vgl. Westermann-Binnewies, 57 und 75 f.

277. Vgl. Adams 1999/2, 23 ff.
278. Vgl. Willeford, 69
279. Vgl. Geißler, 18
280. Vgl. Geißler, 254
281. Vgl. Kalb, 201
282. Vgl. Barlowen, von 2010, 95
283. Vgl. auch Kalb, 166 f.
284. Vgl. Warren 2008, 218
285. Vgl. Meincke, 23 f.
286. Vgl. Avellis, 36
287. leicht verändert aus: Renz/Döring, 89
288. Vgl. Yalom, 128
289. Vgl. Hofmann, Fu Li, 14
290. Watzlawick et al., 51
291. Vgl. Johnstone, 43 ff., Lovrek, 172 und Watzlawick et al., 116
292. Vgl. Standop/Bender, 28
293. Vgl. dazu auch Lovrek, 176
294. Vgl. auch: Kalb, 199 f.
295. Vgl. Lovrek, 172 f. und Pohovski, 91
296. Vgl. Pohovski, 99
297. Vgl. Pohovski, 137 ff.
298. Vgl. Kalb, 154 und Pohovski, 137
299. Vgl. dazu auch: Lisson, 16 f.
300. Vgl. Kalb, 154
301. Vgl. dazu auch: Warren, 226
302. Hofmann, Fu Li, 153
303. Vgl. dazu auch: Heine in Kalb, 228
304. Vgl. Hofmann, Fu Li, 157 f. und Kalb, 241
305. Vgl. Hofmann, Fu Li, 161
306. Vgl. Hofmann, Fu Li, 157 und Hüther/Quarch, 12
307. Vgl. Hofmann, Fu Li, 127 ff.; 157 f. und 164
308. Vgl. Johnstone, 49
309. Vgl. Hofmann, Fu Li, 129
310. Vgl. Hofmann, Fu Li, 176
311. Vgl. Hofmann, Fu Li, 161 f.
312. Vgl. Hofmann, Fu Li, 140 f.
313. Vgl. Hofmann, Fu Li, 137
314. Gorchakow in Johnstone, 253
315. Kalb, 199
316. Vgl. Hofmann, Fu Li, 141 f.
317. Vgl. Kalb, 107
318. Vgl. Gilmore, 70
319. Vgl. Csikszentmihályi in: Kalb, 193 und Hofmann, Fu Li, 143
320. Vgl. Hofmann, Fu Li, 179
321. Vgl. Kalb, 10
322. Vgl. Bartels, 48
323. Vgl. Hofmann, Fu Li, 179
324. Vgl. Bartels, 141 und Fey 2014, 107
325. Vgl. Schmidt in: Kalb, 105
326. Vgl. Gaulier in: Kalb, 100
327. Bartels, 140
328. Vgl. Striedters in: Kalb, 236, Pohovski, 58 ff. und Bartels, 48
329. Vgl. Kalb, 150
330. Vgl. Hofmann, Fu Li, 162
331. Vgl. auch: Pohovski, 133
332. Vgl. auch: Kalb, 91
333. Kalb, 120
334. Vgl. Kalb, 95
335. Vgl. Bartels, 67
336. Vgl. Bartels, 83 und Johnstone, 168
337. Vgl. auch Johnstone, 92
338. Vgl. Bartels, 146 ff.
339. Vgl. Johnstone, 59
340. Vgl. Kalb, 80 und Johnstone, 83
341. Vgl. dazu auch: Kalb, 58, 101 und 252
342. Vgl. dazu auch: Kalb, 220 f.
343. Vgl. Kalb, 100
344. Vgl. Fey 2014, 107
345. Vgl. zu diesem Absatz: Kalb, 107 ff.
346. Vgl. zu diesem Abschnitt auch: Kalb, 105 ff.
347. Vgl. Bartels, 82
348. Vgl. Kalb, 118 und 99
349. Vgl. Johnstone, 90
350. Vgl. Johnstone, 64
351. Vgl. zu diesem Kapitel: Ruks
352. Vgl. Crone, 96
353. Vgl. Bouissac, 22 f.
354. Vgl. Kalb, 214 f.
355. Vgl. Bouissac, 53
356. Vgl. dazu auch: Lovrek, 175
357. Vgl. dazu auch: Erbschwendtner, 624
358. Vgl. Bouissac, 181
359. Vgl. Bouissac, 182 f.

360. Vgl. dazu auch: Lovrek, 175
361. Vgl. Hüther/Quarch, 159
362. Vgl. Bauer 2011, 34 f.
363. Vgl. Hüther, 118 und vgl. Lehmann, 106 ff.
364. Vgl. Johnstone, 24 f.
365. ebd., 203
366. Vgl. Johnstone, 237
367. Johnstone, 36
368. Vgl. Johnstone, 160
369. Vgl. Fried/Keller, 95
370. Vgl. dazu auch: Pohovski, 60
371. In: Lindekrin, 7; vgl. dazu auch: Bartels, 134
372. Edwards, 69
373. Vgl. Johnstone, 88
374. Vgl. Avellis, 21 f.
375. Vgl. Gespräch mit Christensen
376. Vgl. dazu auch: Bouissac, 198 ff.
377. Vgl. Sittenthaler et al., 268
378. Vgl. Erbschwendtner, 15 ff.
379. Vgl. Warren 2008, 218 ff.
380. Vgl. Sittenthaler et al., 270 ff.
381. Vgl. Universitäts-Medizin Greifswald, 2016
382. Vgl. Sittenthaler et al., 273
383. Vgl. Universitäts-Medizin Greifswald, 2016
384. Vgl. Sittenthaler et al., 268 ff.
385. Vgl. Vagnoli et al., 2005
386. Vgl. Vagnoli et al., 2005
387. Vgl. Warren 2008, 219
388. Vgl. Sittenthaler et al., 269 und 278
389. Vgl. Linge in: Erbschwendtner, 28
390. Vgl. Linge in: Erbschwendtner, 621 f.; Sittenthaler et al., 277 und Warren 2008, 219
391. Vgl. Sittenthaler et al., 273 ff.
392. Vgl. Linge in: Erbschwendtner, 29; Sittenthaler et al., 278 und Universitäts-Medizin Greifswald, 2016
393. Vgl. Erbschwendtner, 29 und 621; Universitäts-Medizin Greifswald, 2016
394. Vgl. Sittenthaler et al., 267 f. und 278
395. Vgl. Warren 2008, 219
396. Vgl. Sittenthaler et al., 276
397. Vgl. Erbschwendtner, 624
398. Sittenthaler et al., 278
399. Erbschwendtner, 624
400. Universitäts-Medizin Greifswald, 2016
401. Vgl. Sittenthaler et al., 277
402. Vgl. Pschyrembel, 1322
403. Vgl. Glaeske 2017
404. Vgl. Schubert/Amberger, 9 f.
405. Schubert/Amberger, 9
406. Vgl. Erbschwendtner, 29
407. Vgl. Adams1999/1, 78
408. Vgl. www.lanacion.com.ar/1820454-por-ley-los-hospitales-bonaerenses-deberan-tener-un-payaso-en-pediatria
409. Vgl. Wickmann, 126 und Warren 2008, 214
410. Vgl. Meinecke, 38; Warren 2008, 219 und Wickmann, 125
411. Vgl. Bouissac, 181
412. Vgl. Bouissac, 1

Literaturverzeichnis

Adams, Patch (1) (mit Mylander, Maureen): Gesundheit!, Oberursel 1999

Adams, Patch (2): Hausbesuche: die etwas andere Art, Menschen zu heilen, München 1999

Arns, Inke (Hg.): Böse Clowns, Dortmund 2016

Aurnhammer, Klaus/Kern, Martina: Humor in der Sterbebegleitung – ist das möglich? In: Leidfaden, Fachmagazin für Krisen, Leid, Trauer, Göttingen, Heft 4, 2013

Avellis, Mirjam: Der Einsatz des Klinikclowns in Kinderkrankenhaus und Altenheim – eine vergleichende Studie mit Schwerpunkt auf dem Ausbildungsbereich des Clowns für Einsätze im Altenheim, Diplomarbeit im Studiengang Soziale Arbeit mit Schwerpunkt Musik und Bewegung, Regensburg, Juli 2002

Bach, Doris/Rathmaier, Birgit/Sünder, Wolfgang (Hg.): Wenn dir ein Clown ins Leben tanzt, Wien 2017

Bach, Doris: Heute schon gelacht?, in: Bach/Rathmaier/Sünder (Hg.), Wien 2017

Bach, Julia Magdalena: Wie aus Lächeln Humor wird, in: Bach/Rathmaier/Sünder (Hg.), Wien 2017

Barlowen, Constantin von: Clowns – Versuch über das Stolpern, München 2010 (das Buch ist eine gekürzte Fassung des Werkes von 1981: Clown – zur Phänomenologie des Stolperns, Königstein, bzw. als Taschenbuch, Frankfurt am Main 1984)

Barlowen, Constantin von: Der Clown als konstruktiver Anarch, in: Weihe, Richard (Hg.), Bielefeld 2015

Bartels, Dieter: Das Clowntheater-1-x-1 – zehn große Schritte Richtung Schauspiel und Komik, Planegg 2010

Bauer, Joachim: Warum ich fühle, was Du fühlst – intuitive Kommunikation und das Geheimnis der Spiegelneuronen, Hamburg 2011

Bergen, Doris: Development of the sense of humor, in: The sense of humor – Explorations of a personality characteristic, New York 1998

Berger, Peter L.: Erlösendes Lachen – das Komische in der menschlichen Erfahrung, 2. Auflage, Berlin/Boston 2014

Birkenbihl, Vera F.: Humor – an Ihrem Lachen soll man Sie erkennen, Heidelberg 2005

Bönsch-Kauke, Marion: Psychologie des Kinderhumors – Schulkinder unter sich, Opladen 2003

Bouissac, Paul: The semiotics of clowns and clowning, London/New York 2015

Brockhaus Enzyklopädie, Leipzig/Mannheim 2006

Brixius, Yvonne: Wachstum und Entwicklung in der Lebensspanne Kindheit und Jugend, in: Hoehl/Kullick (Hg.): Kinderkrankenpflege und Gesundheitsförderung, Stuttgart 2002

Brixius, Yvonne/Kullick, Petra/Köhlen, Christina: Erleben und Bewältigen von Gesundheitsstörungen im Kindes- und Jugendalter, in: Hoehl/Kullick (Hg.): Kinderkrankenpflege und Gesundheitsförderung, Stuttgart 2002

Brodzinsky, David M./Rightmyer, Jonathan: Individual Differences in Children's Humour Development, in: McGhee/Chapman (Hg.), Chichester 1980

Buchholz, Edwin H.: Patientenzufriedenheit in deutschen Krankenhäusern, Baden-Baden 2011

Buchholz, Dorothea: Schutz, Stressabbau, Stärkung – zur Funktion von Humor für Pflegekräfte auf Intensivstationen, in: Dr. med. Mabuse 227, Mai/Juni 2017

Byland, Pierre: Der Clown, in: Weihe, Richard (Hg.): Über den Clown – Künstlerische und theoretische Perspektiven, Bielefeld 2015

Calhoun, Lawrence G./Tedeschi, Richard G.: The posttraumatic growth inventory: Measuring the positive legacy of trauma. In: Journal of Traumatic Stress, 9, 1996, S. 455–471

Christensen, Michael: Wie der Humor in die Kinderklinik kam, Tuttlingen 2017

Christensen, Michael: Gespräch mit dem Autor in Easton, Pennsylvania, im Oktober 2017

Crone, Eveline: Das pubertierende Gehirn – wie Kinder erwachsen werden, München 2016

D'Antonio, Irma J.: The Use of Humor with Children in Hospital Settings, in: McGhee (Hg.), New York 1989

Davison, Jon: Clown – Readings in theatre practice, Basingstoke, Palgrave MacMillan 2013

Delfos, Martine F.: „Sag mir mal …" – Gesprächsführung mit Kindern, Weinheim 2015
Deppe, Hans-Ulrich (Hg.): Das Krankenhaus – Kosten, Technik oder humane Versorgung, Frankfurt/Main 1989
Dery, Marc: Zuckerwatte-Autopsie – Die Dekonstruktion der Psycho-Killer Clowns, in: Arns, Inke (Hg.): Böse Clowns, Dortmund 2016
Dobe, Michael/Zernikow, Boris (Hg.): Therapie von Schmerzstörungen im Kindes- und Jugendalter, Berlin 2013
Dobe, Michael/Zernikow, Boris: Rote Karte für den Schmerz, Heidelberg 2016
Ebinger, Friedrich (Hg.): Schmerzen bei Kindern und Jugendlichen, Stuttgart 2011
Edwards, Jango: Clown Theory, in: Held, Barbara (Hg.): Jango Edwards, Flensburg 1980
Erbschwendtner, Sabine: Clownvisiten bei Kindern und Erwachsenen – eine systematische Literaturübersicht, in: Pflegewissenschaft 12/2015, 17. Jahrgang
Erbschwendtner, Sabine: Clownvisiten bei Kindern und Erwachsenen – eine systematische Literaturübersicht, unveröffentlichtes Manuskript für KlinikClowns Bayern 2015
Fabian, Egon Edward: Humor und seine Bedeutung für die Psychotherapie, Gießen 2015
Falkenberg, Irina: Entwicklung von Lachen und Humor in den verschiedenen Lebensphasen, in: Zeitschrift für Gerontologie und Geriatrie, 1/2010
Fey, Ulrich: Clowns für Menschen mit Demenz, 3. Auflage, Frankfurt 2016
Fischer, Karin/Sobottka, Heidrun/Faas, Dirk: Klinikleitfaden Kinderkrankenpflege, München 2009
Flammer, August: Erfahrung der eigenen Wirksamkeit, Bern 1990
Frankfurter Allgemeine Zeitung: „Es" darf doch nicht wahr sein, Nr. 244, 19. Oktober 2016
Fried, Annette/Keller, Joachim: Faszination Clown, Düsseldorf 1996
Frosch, Michael/Wager, Julia/Mönter, Mira/Fusswinkel, Elisabeth/Zernikow, Boris: Chronische Schmerzen bei jungen Erwachsenen, in Zernikow (Hg.), 2015

Führer, Monika: Der Schmerz – Verbündeter und Verräter, in: Führer, Monika et al. (Hg.), München 2006

Führer, Monika/Duroux, Ayda/Borasio, Gian Domenico (Hg.): „Können Sie denn gar nichts mehr für mein Kind tun?“ – Therapiezieländerung und Palliativmedizin in der Pädiatrie, München 2006

Geißler, Karlheinz A.: Alles hat seine Zeit, nur ich hab keine. Wege in eine neue Zeitkultur, München 2014

Gilberg, Christoph: Das Clownsbuch, Moers 1988

Gilmore, David: Der Clown in uns – Humor und die Kraft des Lachens, München 2007

Glaeske, Gerd: E-Mail vom 14. September 2017.

Grahmann, Reinhard/Gutwetter, Alfred: Konflikte im Krankenhaus, Bern 2002

Grießmeier, Barbara/Bossinger, Wolfgang: Musiktherapie mit krebskranken Kindern, Stuttgart 1994

Grotensohn, Christine: Unser Kind im Krankenhaus – ein Ratgeber für Eltern und alle, die mit kranken Kindern zu tun haben, Hamburg 1999

Grotensohn, Christine: Was erwarten Familien im Kinderkrankenhaus?, Oberursel 1991

Grotensohn, Christine/Kullick, Petra/Krämer-Eder, Jenny: Pflege und Betreuung von Kindern und Jugendlichen im Krankenhaus, in: Hoehl/Kullick (Hg.): Kinderkrankenpflege und Gesundheitsförderung, Stuttgart 2002

Gutjahr, Peter (Hg.): Schmerz bei Kindern, Stuttgart 2000

Gutmann, Jonathan: Humor in der psychiatrischen Pflege, Bern 2016

Haug-Schnabel, Gabriele/Bensel, Joachim: Vom Säugling zum Schulkind – Beiträge zur Entwicklungspsychologie, Sonderheft von „Kindergarten heute“, 2000

Haug-Schnabel, Gabriele/Bensel, Joachim: Grundlagen der Entwicklungspsychologie: die ersten 10 Lebensjahre, Freiburg 2005

Hechler, Tanja/Zernikow, Boris: Psychologische Intervention bei akuten Schmerzen, in Zernikow (Hg.), 2015

Hein, Jakob/Witte, Jürgen: Deutsche und Humor – Geschichte einer Feindschaft, Berlin 2013

Held, Barbara (Hg.): Jango Edwards, Texte von Jango Edwards, Flensburg 1980

Hirsch, Rolf Dieter: Schmerz und Scherz – Humor als „Analgetikum"?, in: Psychotherapie im Alter 4, 6. Jg., 2009

Hirsch, Rolf Dieter/Ruch, Willibald: Heiterkeit und Humor im Alter – Ergebnisse aktueller Studien, in: Zeitschrift für Gerontologie und Geriatrie 1/2010

Hirsch, Rolf Dieter: Humor in der Behandlung von kranken alten Menschen, in: Wild, Stuttgart 2016

Hirsch, Rolf D.: Humor – ein unverzichtbares Medikament, in: Bach/Rathmaier/Sünder (Hg.), Wien 2017

Hockenberry, Marilyn J.: Handbuch der Kinderkrankenpflege, München 2005

Hoehl, Mechtild/Kullick, Petra (Hg.): Kinderkrankenpflege und Gesundheitsförderung, Stuttgart 2002

Hoehl, Mechtild/Kullick, Petra (Hg.): Gesundheits- und Kinderkrankenpflege, Stuttgart 2012

Höflich, Joachim R.: Kommunikation im Krankenhaus – Aspekte zwischenmenschlicher Beziehungen im pflegerischen Bereich, Augsburg 1984

Höfner, Eleonore/Schachtner, Hans-Ulrich: Das wäre doch gelacht! Humor und Provokation in der Therapie, Reinbek bei Hamburg, 1995

Hoffkamp, Ludger: Der Clown – das innere Kind im Spielraum des Lachens, Tuttlingen 2015

Hoffmann, Eva: Akutschmerztherapie im Kindesalter, in: Meißner (Hg.), 2015

Hofmann, Fu Li: Theaterpädagogisches Schauspieltraining – ein Versuch, Bielefeld 2015

Hofmann, Jennifer: Humor in der Schule – wo er nährt und wo er stört, in: Schulblatt Thurgau, Dezember 2015

Hoicka, Elena/Akhtar, Nameera: Early humour production, in: British Journal of Developmental Psychology, 2012, 30

Hüther, Gerald: Was wir sind, und was wir sein könnten, Frankfurt am Main 2011

Hüther, Gerald / Quarch, Christoph: Rettet das Spiel! – weil das Leben mehr als Funktionieren ist, München 2018

Hutter, Gardi: Weinen ist Natur, Lachen ist Kultur, in: Weihe, Richard (Hg.), Bielefeld 2016

Jaeger, Hartwig/Bovelet, Joachim (Hg.): Krankenhaus ohne Angst, Berlin 2007

Jensen, Frances E.: Teenager-Gehirn – was in der Pubertät im Kopf ihres Kindes los ist, München 2016

Jetter, Dieter: Grundzüge der Krankenhausgeschichte, Darmstadt 1977

Jetter, Dieter: Das europäische Hospital – von der Spätantike bis 1800, Köln 1986

Johnstone, Keith: Improvisation und Theater, Berlin 1998

Kalb, Elodie: Clownerie – Kommunikation zwischen Kontinuität und Verunsicherung, Paderborn 2017

Kauke, Marion: Humor in den verschiedenen Lebensphasen, in: Hirsch, Rolf D./Bruder, Jens/Radebold, Hartmut (Hg.): Heiterkeit und Humor im Alter, Schriftenreihe der Deutschen Gesellschaft für Gerontopsychiatrie und -psychotherapie, Band 2, Bonn/Hamburg/Kassel 2001

Kerckhoff, Annette: Heilende Frauen, Berlin 2014

Kiphard, Ernst Jonny: Geleitwort, in: Meincke, Joachim (Hg.), Bern 2000

Kiefer-Beciri, Doris: Die Clowns – Erfahrungsberichte, in: Meincke, Joachim (Hg.), Bern 2000

Kindt, Tom: Komik und Humor, in: Wirth (Hg.), Stuttgart 2017

Korp, Harald-Alexander: Am Ende ist nicht Schluss mit lustig – Humor angesichts von Sterben und Tod, Gütersloh 2014

Korp, Harald-Alexander: Lachen mit Buddha – Anleitung für mehr Humor & Lebensfreude, Freiburg 2016

Kotthoff, Helga: Humor und Geschlechterverhältnisse, in: Wirth (Hg.), Stuttgart 2017

Kullick, Petra: Strukturierte Aufnahme, Verlegung, Entlassung, in: Hoehl/Kullick (Hg.): Gesundheits- und Kinderkrankenpflege, Stuttgart 2012

Kreuels, Martin/Schneider, Isabel: Eine Clownin im Kinderhospiz – Manchmal ganz laut und manchmal unendlich leise, Eigenverlag 2015

Kreuels, Martin: Eine Clownin im Kinderhospiz, Norderstedt 2015

Langmayr, Arnold: Humor und seine unbewussten Wurzeln, in: Leidfaden, Fachmagazin für Krisen, Leid, Trauer, Göttingen, Heft 4, 2013

Lehmann, Konrad: Das schöpferische Gehirn, Berlin 2018

Leufgen, Matthias: Humor in der Medizin – Entwicklung eines theoretisch begründeten Humorinterventionsprogramms, Lage 2014

Lindekrin, Marina: Clown – Theorie von Jango Edwards, München 2009

Lempp, Reinhart: Psychotherapie mit Humor bei Kindern und Jugendlichen, in Wild (Hg.), Stuttgart 2016

Levine, Jacob: The Clinical Use of Humour in Work with Children, in: McGhee/Chapman (Hg.), Chichester 1980

Lisson, Frank: Humor – warum wie lachen, Springe 2014

Lohaus, Arnold, (Hg.): Chronische Erkrankungen im Kindes- und Jugendalter, Weinheim 2013

Lovrek, Valerie: Das Selbstbild von Cliniclowns, in: Bach/Rathmaier/Sünder (Hg.), Wien 2017

Marks, Stefan: „Das weiße Wiesel" – ein Vortrag über die Scham, in: Bach/Rathmaier/Sünder (Hg.), Wien 2017

Martin, Rod A.: The Psychology of Humor – an Integrative Approach, Burlington/San Diego/London 2007

McGhee, Paul E.: Humor – Its origin and development, San Francisco 1979

McGhee, Paul E./Chapman, Antony J. (Hg.): Children's Humour, Chichester 1980

McGhee, Paul E.: Development of the Sense of Humour in Childhood – A Longitudinal Study, in: McGhee/Chapman (Hg.), Chichester 1980

McGhee, Paul E. (Hg.): Humor and Children's Development – A Guide to Practical Applications, New York 1989

McGhee, Paul E. (Hg.): Introduction – Recent Developments in Humor Research, in: McGhee (Hg.) New York 1989

McGhee, Paul E.: Humor als Copingstrategie, in Wild (Hg.), Stuttgart 2016

Meincke, Joachim (Hg.): ClownSprechstunde – Lachen ist Leben, Bern 2000

Meincke, Joachim: Das Clown-Projekt, in: Meincke, Joachim (Hg.), Bern 2000

Meißner, Winfried (Hg.): Akutschmerz Taschenbuch – Konzepte, Methode, Praxis, Berlin 2015

Meißner, Winfried: Nichtmedikamentöse Verfahren, in: Meißner (Hg.), 2015

Michaelis, Richard: Die ersten fünf Jahre – wie sich Ihr Kind entwickelt, Stuttgart 2012

Mobbs, Dean / Greicius, Michael D. et al: Humor modulates the mesolimbic reward centers, in: Neuron 40, 2003

Mühlig, Stephan: Schmerz und Schmerzbehandlung bei Kindern und Jugendlichen, 1997

Müller, Rainer/Behrens, Johann: Krankenhausarbeit als Gegenstand von Medizinsoziologie und Arbeitswissenschaft, in: Deppe, H.-U. (Hg.): Das Krankenhaus, Frankfurt/Main 1989

Nehls, Michael: Die Alzheimer-Lüge – die Wahrheit über eine vermeidbare Krankheit, München 2014

Nestler, Nadja/Göttermann, Antje: Akutschmerztherapie: Aufgaben und Möglichkeiten der Pflege, in: Meißner (Hg.), 2015

Neumeyer, Anna-Elisabeth: Die Angst vergeht, der Zauber bleibt – therapeutisches Zaubern in Arztpraxen und Krankenhäusern, Frankfurt 2016

Niethammer, Dietrich: Wenn ein Kind schwer krank ist, Berlin 2010

Oelke, Uta (Hg.): In guten Händen – Gesundheits- und Kinderkrankenpflege, Band 3, Berlin 2008

Oelkers-Ax, Rieke: Schmerz bei Kindern und Jugendlichen – psychotherapeutische Verfahren, München 2006

Peter, Rita/Schultheiß, Martin/Scheppe, Christiane: Daniel – ein Kind besiegt den Krebs, München, 2007

Pohovski, Andrea Valentina: Die Clownsfigur im klinischen Bereich – zur ästhetischen und sozialen Praxis am Beispiel der „Clown Doktoren“, Abschlussarbeit zur Erlangung der Magistra Artium an der Goethe-Universität Frankfurt, Frankfurt 2001

Pien, Diana/Rothbart, Mary K.: Incongruity Humor, Play and Self-Regulation of Arousal in Young Children, in: McGhee/Chapman: Children's Humour, 1980

Prehm, Matthias: Humor im Klinikalltag, in: Fischer, Andrea (Hg.): Servicequalität und Patientenzufriedenheit im Krankenhaus, Berlin 2015

Pschyrembel, Klinisches Wörterbuch, Berlin 2014

Rachel, Bernd: Helfen und sich helfen lassen. Der Widerspruch am Beispiel Kinderkrankenhaus, in: Deppe, H.-U. (Hg.), Frankfurt/Main 1989

Renz, Ulrich/Doehring, Anja: Was ich mir wünsche ist ein Clown, Beltz Verlag, 2003

Richter, Miriam Tariba: Angst im Krankenhaus, Saarbrücken 2007

Rollins, Judy: Arts for children in hospitals – helping to put the art back in medicine, in: Warren, Bernie (Hg.), London 2008

Ruch, Willibald/Zweyer, Karen: Heiterkeit und Humor – Ergebnisse der Forschung. In: Hirsch, R. D. et al. (Hg.): Heiterkeit und Humor im Alter. Schriftenreihe der Deutschen Gesellschaft für Gerontopsychiatrie und -psychotherapie, Band 2, Bornheim-Sechtem 2001. https://www.uzh.ch/cmsssl/psychologie/dam/jcr:00000000-38b5-2dd4-0000-00000eaf0411/70_m_2001_Ruch_Zweyer.pdf

Ruch, Willibald: Humor und Charakter, in: Wild, Barbara (Hg), Stuttgart 2016

Ruch, Willibald/Hofmann, Jennifer: Psychologie, Medizin, Hirnforschung, in: Wirth (Hg.), Stuttgart 2017

Ruckgaber, Christel: Das Glück des Stolperns – professionelle Clowns und Humor in Kinderkliniken und Pflegeheimen, in: Wirth (Hg.), Stuttgart 2017

Ruks, Cornelia (Hygienebeauftragte des Bürgerhospitals Frankfurt am Main): Vorträge am 29. April 2016 und am 24. Februar 2017 für die Clown-Doktoren, Wiesbaden

Sandkühler, Jürgen/Benrath, Justus: Nozizeptives System von Früh- und Neugeborenen, in: Zernikow (Hg.), 2015

Satzinger, Walter/Trojan, Alf/Kellermann-Mühlhoff, Petra (Hg.): Patientenbefragungen in Krankenhäusern, St. Augustin 2001

Schamberger, Magdalena: Songlines – Developing innovative arts programs for use with children who are visually impaired or brain injured, in: Warren, Bernie (Hg.), London 2008

Schäfer, Michael: Pathophysiologie, in Zernikow (Hg.), 2015

Schaible, Hans-Georg: Physiologische Grundlagen von Nozizeption und Schmerz in: Meißner, 2015

Schilling, Johannes/Muderer, Corinna: Der Clown in der sozialen und pädagogischen Arbeit, 2., aktualisierte Auflage, München/Basel, 2016

Schreiner, Joachim: Humor bei Kindern und Jugendlichen, Berlin 2003

Schubert, Christian/Amberger, Madeleine: Was uns krank macht, was uns heilt, Munderfing 2016

Schwittai, Yvonne: Zur Geschichte der Frauenkliniken der Charité in Berlin von 1710 bis 1989 unter besonderer Berücksichtigung baulicher und struktureller Entwicklungen, Medizinische Fakultät Charité - Universitätsmedizin Berlin 2012

Siegenthaler, Marianne: Lachen ist gesund, in: Schweizer Familie 50/2016

Sittenthaler, Sandra/Schwaighofer, Moritz/Leister, Dominik: Auswirkungen von Clowns im Klinikalltag – eine Evaluationsstudie der Clowndoctors im Salzburger Landeskrankenhaus, in: Psychologie in Österreich, 3/4, 2013, S. 266–280

Spitzer, Peter: LaughterBoss – Introducing a new position in aged care, in: Warren, Bernie (Hg.), London 2008

Spitzer, Peter: A study of overseas-based clowndoctor programs and their impact on the health care system, in: Warren, Bernie (Hg.), London 2008

Standop, Eric/Bender, Anja: Gesichtslesen – intuitiv mit Empathie zur Menschenkenntnis, Darmstadt 2016

Steinberger, Astrid: Erleben und Bewältigen von Krankheit in den verschiedenen Entwicklungsphasen, in: Hoehl/Kullick (Hg.): Stuttgart 2012

Stucki, Regula: Tränen lachen – Erlebnisse eines Spitalclowns, Bern 2016

Stuhlmiller, Michael: Die Kunst des spielerischen Scheiterns – Wahres Selbstvertrauen gewinnen mit der Clown-Methode, München 2016

Vagnoli, Laura/Caprilli, Simona/Robiglio, Arianna/Messeri, Andrea: Clown Doctors as a Treatment for Preoperative Anxiety in Children: A Randomized, Prospective Study, in: Pediatrics, official Journal of the American Academy of Pediatrics, May 12, 2005, http://www.pediatricsdigest.mobi/content/116/4/e563.short (letzter Abruf: Februar 2014)

Wachter, Martin von: Chronische Schmerzen – Selbsthilfe und Therapieanleitung, Orientierung für Angehörige und konkrete Tipps und Fallbeispiele, Berlin 2014

Wager, Julia/Hechler, Tanja/ Hünseler, Christoph/Zernikow, Boris: Messen und Erfassen von Schmerz, in: Zernikow (Hg.), 2015

Wager, Julia/Rohr, Uta/Wamsler, Christine/Kriszio, Holger/Hasan, Carola/Zernikow, Boris: Gesprächsführung bei chronisch kranken Kindern und Jugendlichen, in Zernikow (Hg.), 2015

Wager, Julia/Zernikow, Boris: Was ist Schmerz?, in Zernikow (Hg.), 2015

Wagner, Eva-Maria (1): Sich beschäftigen, spielen und lernen, in: Hoehl/Kullick (Hg.), Stuttgart 2012

Wagner, Eva-Maria (2): Schmerz, in: Hoehl/Kullick (Hg.), Stuttgart 2012

Warren, Bernie (Hg.): Using the creative arts in therapy and healthcare – a practical introduction, London 2008

Warren, Bernie: Healing laughter – the role and benefits of clown-doctors working in hospitals and healthcare, in: Warren, Bernie (Hg.), London 2008

Watzlawick, Paul/Beavin Janet H./Jackson, Don D.: Menschliche Kommunikation – Formen Störungen, Paradoxien, Bern 1996

Weber, Alexander: Der Umgang mit Empfindungen von Kindern im Krankenhaus. Ein Modell zur Erfassung kindlicher Bedürfnisse, Berlin 2007

Weihe, Richard (Hg.): Über den Clown – Künstlerische und theoretische Perspektiven, Bielefeld 2015

Weihe, Richard (1): Das (Un-)Behagen am Clown, in: Weihe, Richard (Hg.), Bielefeld 2015

Weihe, Richard (2): Der Clown als poetische Existenz in: Weihe, Richard (Hg.), Bielefeld 2015

Weihe, Richard (3): Die Paradoxie des Clowns – sieben Spielformen, in: Weihe, Richard (Hg.), Bielefeld 2015

Westermann-Binnewies, Anneliese: Zeit und Macht im Krankenhaus – eine organisationspsychologische Studie in Krankenhäusern der Basis, Berlin 2004

Wicki, Werner: Entwicklungspsychologie, München 2015

Wickmann, Lutz: Schulmedizin und Clown-Projekt – Die moderne Klinikdimension, in: Meincke, Joachim (Hg.), Bern 2000

Wild, Barbara (Hg): Humor in Psychiatrie und Psychotherapie, Stuttgart 2016

Wild, Barbara: Humor im Gehirn oder: Wo ist denn das Humorzentrum?, in Wild (Hg.), Stuttgart 2016

Willeford, William: The Fool and his Scepter – a Study in Clowns and Jesters and Their Audience, Evanston 1969

Wirth, Uwe (Hg.): Komik – ein interdisziplinäres Handbuch, Stuttgart 2017

Yalom, Irvin D.: In die Sonne schauen – wie man die Angst vor dem Tod überwindet, München 2010, 7. Auflage

Zernikow, Boris (Hg.): Schmerztherapie bei Kindern, Jugendlichen und jungen Erwachsenen, Berlin 2015

Zernikow, Boris (Hg.): Palliativversorgung von Kindern, Jugendlichen und jungen Erwachsenen Berlin 2013

Zlotowicz, Michael: Warum haben Kinder Angst?, Stuttgart 1983

Zürrer, Johannes/Holthuizen, Anouk: Humor in Momenten der Trauer, in: Leidfaden, Fachmagazin für Krisen, Leid, Trauer, Göttingen, Heft 4, 2013

Zöllner, Tanja/Calhoun, Lawrence G./Tedeschi, Richard G.: Trauma und persönliches Wachstum. In: Maercker, Andreas/Rosner, Rita (Hg.): Psychotherapie der posttraumatischen Belastungsstörungen, Stuttgart 2006

Quellen im Internet:

www.uni-heidelberg.de/institute/fak5/sonstiges/timeline/frauen_baden.html, März 2017

de.wikipedia.org/wiki/Commedia_dell'arte#Geschichte, Januar 2017

de.wikipedia.org/wiki/Pepi_I., Januar 2017

de.wikipedia.org/wiki/Geschichte_der Psychiatrie, Januar 2017

www.lanacion.com.ar/1820454-por-ley-los-hospitales-bonaerenses-deberan-tener-un-payaso-en-pediatria, April 2018